Margarete Stöcker

Würde und Professionalität

In Pflege und Betreuung mit dem Sterben umgehen

Bibliografische Information der Deutschen Nationalbibliothek

Die Deutsche Bibliothek verzeichnet diese Publikation in der Deutschen Nationalbibliografie; detaillierte bibliografische Daten sind im Internet über http://dnb.d-nb.de abrufbar.

Besuchen Sie uns im Internet: www.www.altenpflege-online.net

Druck: Gutenberg Beuys Feindruckerei GmbH, Langenhagen

Foto Titelseite: AdobeStock, OcskayBence

ISBN 978-3-7486-0559-1

Margarete Stöcker

Würde und Professionalität

In Pflege und Betreuung mit dem Sterben umgehen

„Nicht dem Leben mehr Tage geben,
sondern den Tagen mehr Leben geben.“

(Cicely Saunders 1918–2005)

Für Sebastian

VINCENTZ
Wir entwickeln Fachwissen

Inhaltsverzeichnis

Einleitung

Dass Sie dieses Buch in Ihren Händen halten, zeigt, dass das Thema Sterben und die Begleitung von sterbenden Menschen für Sie ein wichtiges Thema ist. Sei es beruflich oder aus privaten Gründen.

Denn eins ist klar, sterben werden wir alle. Der gemeinsame Nenner von Lebewesen ist es, dass alle sterben werden. Die Endlichkeit zu erfahren, in den Berufen der Pflege und Betreuung, kann an Grenzen führen. Es kann jedoch auch eine wertvolle Begegnung sein.

Menschen haben schon immer Menschen gepflegt, auch in der letzten Phase des Lebens. Kulturelle Einflüsse sind entscheidend dafür, wie diese Begleitung aussieht. Vieles hat sich in den letzten Jahren verändert. So wurden durch Veränderungen des Hospiz- und Palliativgesetzes Weichen gestellt, ein würdevolles und individuelles Sterben zu ermöglichen. Jedoch gibt es noch zu wenig Palliativplätze in Hospizen. Menschen möchten zu Hause sterben und dann sterben sie im Krankenhaus oder werden in Pflegeeinrichtungen versorgt. Somit ist die palliative Pflege und Sterbebegleitung in den letzten Jahren zunehmend zum Versorgungsthema in den stationären Pflegeeinrichtungen und im ambulanten Dienst geworden.

Zu den bereits zu bewältigenden Aufgaben in der Pflege und Betreuung kommt der professionelle Anspruch, Menschen auf ihrem letzten Lebensweg würdevoll zu begleiten. Die Inhalte dieses Buches tragen dazu bei, diesem Anspruch gerecht zu werden. Die einzelnen Themenfelder beschreiben Angebote und Möglichkeiten im Kontakt mit den betroffenem Menschen, jedoch auch mit seinen Angehörigen und letztendlich auch mit Ihnen. Das Buch begleitet Sie dabei, sich dem Thema Sterben und Tod anzunähern, mit all den individuellen Bedürfnissen eines Menschen. Es möchte Sie darin unterstützen, einen würdevollen und individuellen Abschied für alle Beteiligten zu ermöglichen bzw. zu erfahren.

Dazu gehört theoretisches Wissen, wie Begriffsbestimmungen, ebenso wie ein Einblick in die Historie der Sterbebegleitung. Das Thema Physiologie des Sterbens hilft die Abläufe im Körper zu verstehen und gibt Ihnen gleichzeitig Erklärungsmöglichkeiten zu den immer wieder auftretenden Diskussionen, ob ein Mensch „verdurstet" oder „verhungert".

Aus den Bedürfnissen des Menschen lassen sich Konzepte und individuelle Angebote ableiten. Eine würdevolle Begleitung beinhaltet nicht allein die Begleitung des Lebens, sondern auch den Umgang mit der Situation nach Eintritt des Todes.

Zu den eingangs erwähnten kulturellen Unterschieden gehört es, sich der Einflüsse bewusst zu sein. Daher durfte das Thema der verschiedenen Rituale in den jeweiligen Weltreligionen nicht fehlen.

Die Themen Patientenverfügungen und Generalvollmachten sorgen immer wieder für Unsicherheiten, dieser Abschnitt kann keinen Juristen ersetzen, dennoch wird ein Gespräch mit einem Rechtsanwalt und Notar diesen Teil des Buches abrunden.

Weitere Gespräche mit Experten finden Sie in verschiedenen Kapiteln, so berichten eine Pflegende und eine Beschäftigungsassistentin von ihren Erfahrungen in der Begleitung der letzten Phase, eine Ärztin steht Ihnen zur Analgesie zur Verfügung und ein Physiotherapeut berichtet über Methoden der Berührung und den Einsatz von physiologischen Maßnahmen. Insgesamt haben sich zwanzig Experten zur Verfügung gestellt. Jeder Gesprächspartner ist für seine Inhalte selbst verantwortlich.

Dieses Buch ist nicht nur für Mitarbeiter der stationären Pflegeeinrichtungen und ambulanten Pflegedienste gedacht, sondern auch als Hilfe für Pflegende in Krankenhäusern zu verstehen. Jedoch werden Sie oft die Bezeichnung Bewohner lesen. Grundsätzlich ist immer der Pflegeempfänger gemeint, ob Klient, Patient, Sterbender oder Bewohner, es geht immer um den Menschen, der eine würdevolle Versorgung benötigt. Mitarbeiter der stationären Pflege in der Beschäftigung werden als Betreuende bezeichnet. Diese Bezeichnung wird entsprechend beibehalten. Damit ist nicht die gesetzliche Betreuung gemeint. Falls doch, dann wird dies zur Erklärung erwähnt.

Zur einfachen Lesbarkeit wird die maskuline/sachliche Form des Schreibens genutzt. Selbstverständlich sind Frauen/Männer/Diverse gleichberechtigt gemeint. Menschen haben Angehörige und Zugehörige. Als Angehörige werden in der Regel Menschen bezeichnet, die zur Familie gehören. Zugehörige sind Freunde und Bekannte. Jeder ist wichtig für den (sterbenden) Menschen. Jedoch wird, ebenfalls der einfachen Lesbarkeit geschuldet, nur von Angehörigen geschrieben. Gemeint sind immer Angehörige, Zugehörige und ggf. gesetzliche Betreuer. Bitte nicht verwechseln mit den Mitarbeitern der stationären Langzeitpflege, die als Betreuungs- bzw. Beschäftigungsmitarbeiter bezeichnet werden.

Die Familie Silberschmidt und deren Geschichte sind von der Autorin frei erfunden. Etwaige Ähnlichkeiten mit tatsächlichen Geschichten oder Personen sind rein zufällig. Bevor es jetzt losgeht, möchte ich Ihnen kurz Familie Silberschmidt vorstellen. Sie wird Sie in diesem Buch begleiten.

Darf ich mich vorstellen? Ich heiße Anton Silberschmidt und bin 1946 in Schwerte geboren. Mein Vater arbeitete bei einer großen stahlverarbeitenden Firma und meine Mutter war Hausfrau. Ich habe eine zwei Jahre jüngere Schwester, Lisa. Ich arbeitete über 50 Jahre in derselben Fabrik, in der mein Vater gearbeitet hat. Ich war viele Jahre im Betriebsrat und habe mich immer für meine Kollegen eingesetzt. Darauf bin ich sehr stolz. Meine Frau Trude lernte ich in einer Schwerter Tanzschule kennen. Für meine Familie habe ich immer gesorgt. Meine Frau musste nicht arbeiten gehen, manchmal war es finanziell eng. Wir brauchten aber auch nicht viel. Wir waren zufrieden und für unsere Kinder war immer gesorgt.

Darf ich mich vorstellen? Ich heiße Trude Silberschmidt und bin 1950 geboren. Ich komme aus Dortmund, ich bin gelernte Schuhfachverkäuferin. Nach der Hochzeit bzw. zur Geburt unserer ersten Tochter Helga 1973 hörte ich auf zu arbeiten, unser Sohn Peter wurde 1975 geboren und unser drittes Kind, meine kleine Tochter Stefanie, unsere Nachzüglerin, wurde 1982 geboren. Mein Mann hat viel gearbeitet und ich habe die Kinder und den Haushalt versorgt.

Danksagungen

Das Thema Palliative Care, mit dem Schwerpunkt der Sterbebegleitung, ist ein Thema, welches emotional bewegt. Es setzt eine Auseinandersetzung mit sich, mit anderen Menschen und den eigenen und deren Werten und Vorstellungen voraus. Daher war es praxisnah, mit Menschen aus verschiedenen Blickwinkeln das Gespräch zu suchen. Bei den meisten Anfragen hatte ich direkt positive Rückmeldungen und viel Bereitschaft, durch ein Gespräch an diesem wichtigen Thema mitzuwirken. Es gab auch keine Reaktionen auf Anfrage oder Absagen, wenn auch nur sehr selten.

Ich möchte mich bei den Menschen bedanken, die für ein Gespräch zur Verfügung standen, Zeit investierten und mich und somit Sie als Leser, an ihrem Wissen, Glauben, den Erfahrungen und ihrer Spiritualität teilnehmen ließen. Ohne sie wäre das Buch nicht das, was es geworden ist. Jedes einzelne Gespräch war interessant, inspirierend und ein Geschenk.

Dazu gehören im Einzelnen von A–Z:

- **Bellmund, Sylke**, Thema: Beschäftigung
- **Dr. med. Cermak M.Sc., Petra**, Thema: Medizinische Betreuung
- **Colombo, Ilse,** Thema: Sterbebegleitung
- **Damerow, Stefan**, Thema: Management
- **Dr. med. dent. Fiedler M.A., M.Sc., Sabine**, Thema: Mundgesundheit
- **Freund, Lisa,** Thema: Buddhismus
- **Kalayci**, **Tekin,** Thema: Islam
- **Kathirgamathampy, Kantharajah**, Thema: Hinduismus
- **Lamers, Marlis,** Thema: Trauerrede
- **Luther, Manuela,** Thema: Christentum, evangelischer Glauben
- **Mahlke**, **Kim-Christin,** Thema: Pflegende
- **Märtin, Oliver,** Thema: Bestattung
- **Mexner, Gerhald**, Thema: Physiotherapeut
- **Mozes, Ariel**, Thema: Judentum
- **Schimanski, Sylwia,** Thema: Menschen mit Demenz, Tiergestützte Begleitung
- **Schmitz, Ingar,** Thema: Ausbildung
- **Streit-Gallo, Heidrun,** Thema: Spiritualität
- **Dr. phil Vosberg, Barbara,** Thema: Christentum, katholischer Glaube
- **Wendholt**, **Hans-Albert,** Thema: Recht
- **Wengler, Meike,** Thema: Wandel

Weiterhin bedanke ich mich bei der Firma Nuby in Bad Schmiedeberg für die Genehmigung der Abbildung von Fotos.

Ein Dankeschön geht auch an Herrn Mencke – ohne seine Anfrage hätte ich nicht die Möglichkeit gehabt, das wertvolle Thema in dieser Form erarbeiten zu können – sowie an Frau Schäfer und das Team im Hintergrund.

Danke auch an meinen Mann und meinen Sohn für deren Unterstützungen.

Vergessen möchte ich nicht Familie Silberschmidt, die es nicht gibt und welche frei erfunden ist. Sie steht aber stellvertretend für viele betroffene Menschen.

Sie, liebe Leser, bekommen meinen besonderen Dank, denn kein Buch ist etwas wert, wenn es nicht gelesen wird.

Schwerte im Dezember 2021

Die Geschichte von den Wasserkäfern und der Libelle

„Am Boden eines kleinen ruhigen Teiches lebte eine Gemeinschaft von Wasserkäfern. Es war eine zufriedene Gemeinschaft, die dort im Halbdunkel lebte und damit beschäftigt war, über den Schlamm am Boden des Teiches hin und her zu laufen und nach etwas Nahrung zu suchen.

Immer wieder bemerkten die Wasserkäfer jedoch, dass der eine oder andere von ihnen anscheinend das Interesse daran verlor, bei ihnen zu bleiben. Er klammerte sich dann am Stängel einer Teichrose fest und kroch langsam daran empor, bis er verschwunden war. Dann wurde er nie wiedergesehen.

Eines Tages, als dies wieder geschah, sagten die Wasserkäfer zueinander: „Da klettert wieder einer unserer Freunde den Stängel empor. Wohin mag er wohl gehen?"

Aber obwohl sie genau zuschauten, entschwand auch dieses Mal der Freund schließlich aus ihren Augen. Die Zurückgebliebenen warteten noch eine lange Zeit, aber er kam nicht zurück.

„Ist das nicht merkwürdig?", sagte der erste Wasserkäfer.

„War er denn hier nicht glücklich bei uns?", fragte der zweite.

„Wo er jetzt wohl ist?", wunderte sich der dritte.

Keiner wusste eine Antwort. Sie standen vor einem Rätsel. Schließlich berief der älteste Käfer eine Versammlung ein. „Ich habe eine Idee", sagte der. „Der Nächste, der von uns den Teichrosenstängel emporklettert, muss versprechen, dass er zurückkommt und uns erzählt, wohin er gegangen ist und warum." „Wir versprechen es", sagten alle feierlich.

Nicht lange danach an einem Frühlingstag bemerkte genau der Wasserkäfer, der den Vorschlag gemacht hatte, dass er dabei war, den Teichrosenstängel emporzuklettern. Höher und immer höher kletterte er. Und dann, noch bevor er wusste, wie ihm geschah, durchbrach er die Wasseroberfläche und fiel auf ein großes grünes Teichrosenblatt.

Als der Wasserkäfer wieder zu sich kam, blickte er verwundert um sich. Er konnte nicht glauben, was er da sah. Alles war ganz anders und auch sein Körper schien auf merkwürdige Art verändert. Als er ihn neugierig zu betrachten begann, fiel sein Blick auf vier glitzernde Flügel und einen langen Hinterleib, die nun anscheinend zu ihm gehörten.

Noch während er sich über seine ungewohnte Form wunderte, spürte er ein Drängen, die Flügel zu bewegen. Er gab dem Drängen nach, bewegte seine Flügel – und plötzlich, ohne zu wissen wie, befand er sich in der Luft.

Der Wasserkäfer war eine Libelle geworden. Auf und ab, in engen und großen Kreisen, bewegte sich die neugeborene Libelle durch die Luft. Sie fühlte sich wunderbar in diesem so ganz andersartigen Element. Nach einiger Zeit ließ sie sich auf einem Blatt zum Ausruhen nieder.

In diesem Moment sah die Libelle hinunter ins Wasser. Und da waren ihre alten Freunde, die anderen Wasserkäfer, die hin und her liefen am Boden des Teiches. Jetzt erinnerte sich die Libelle an ihr Versprechen.

Ohne lange zu überlegen, stürzte sich die Libelle hinab, um ihren alten Freunden zu berichten. Aber sie prallte an der Oberfläche des Wassers ab.

„Ich kann nicht zurück", sagte sie traurig. „Zwar habe ich es versucht, aber ich kann mein Versprechen nicht halten. Und selbst wenn ich zurückkönnte, kein einziger meiner Freunde würde mich in meinem neuen Körper erkennen."

Und damit flog die Libelle glücklich empor in ihre wunderbare Welt aus Licht und Luft.

Quelle: Unbekannt

Sind Sie jetzt schon im Thema angekommen?

Ein schöner Gedanke. Jeder Mensch hat ein Recht auf seine Spiritualität.

Grundlagen zum Thema Sterben und Tod

Unsterblichkeit? Das ewige Leben, mit ewiger Jugend verbunden? Oder mit dem ewigen Leid, sich immer wieder von geliebten Menschen zu verabschieden. Einige Filme oder auch Serien im Fernsehen greifen diesen Gedanken immer wieder auf. Ist es erstrebenswert?

Wie sieht der Tod aus? Als Sensenmann, schwarz gekleidet, die Kapuze im Gesicht? Oder attraktiv, gut aussehend, charismatisch wie der Tod, dargestellt von Uwe Kröger im Musical Elisabeth?

„So ist also der Tod, das schrecklichste der Übel,
für uns ein Nichts:
Solange wir da sind, ist er nicht da,
und wenn er da ist, sind wir nicht mehr da."

Epikur 341–270 n. Chr.

Zu Beginn des 20. Jahrhunderts durfte zu Hause gestorben werden. Der sterbende Mensch lag in seinem Bett im eigenen Schlafzimmer, Kerzen wurden angesteckt, die Vorhänge wurden vorgezogen und die Familie, Freunde und Nachbarn konnten sich nach und nach verabschieden. Vielleicht wurde auch gleich ein langjähriger Nachbarschaftsstreit wegen eines Baumes verziehen und Abschied genommen. In der Trauerzeit bekam die Familie Unterstützung und wurde entlastet. Es wurde Schwarz getragen, um zu signalisieren, dass eine gewisse Vulnerabilität bestand. Doch im Laufe der Zeit vollzog sich ein Wandel: Zunehmend wurde der Tod aus deutschen Schlafzimmern in die Krankenhäuser verbannt und tabuisiert.

Auch in den öffentlichen Medien war ein Wandel zu beobachten. Ab den 1984ern zeigte die Schwarzwaldklinik sehr harmonisch die kleinen Höhen und Tiefen eines Krankenhauses und erfüllte so ziemlich alle Klischees. Gestorben wurde nur recht selten. Erst Emergency Room, ungefähr 10 Jahre später, ließ den Tod und das medizinische Drama in deutsche Wohnzimmer einziehen, gefolgt von vielen weiteren medizinischen Serien.

Wie sieht es heute aus? Darf wieder zu Hause gestorben werden? Welche Möglichkeiten stehen zur Verfügung? Das Thema Sterben und Tod erreicht den Menschen wieder mehr. Zweimal im Jahr findet die Messe „Sterben und Tod" statt, Bestattungsinstitute bieten zu Lebzeiten die Möglichkeit, die eigene Beerdigung zu planen, und Patientenverfügungen und Vorsorgevollmachten unterstützen dabei, den eigenen Willen zum Lebensende zu formulieren.

Anton und Trude Silberschmidt sitzen in ihrer kleinen Wohnung in der Küche. Herr Silberschmidt blättert in der Tageszeit, sein Blick fällt auf eine Todesanzeige. Er schaut seine Frau an und sagt: „Lies mal, Otto ist tot. Weißt du noch, er war mit uns in der Tanzschule. Wir haben ihn doch immer Gummiknie genannt, weil er so beweglich war. Und jetzt, ist er tot. Trude, das ist unsere Generation. Wenn es bei mir mal so weit ist, möchte ich zu Hause sterben. Trude, du darfst mich nicht im Krankenhaus sterben lassen." Trude Silberschmidt greift das Gespräch auf und würde gerne mit ihrem Mann darüber sprechen. Sie hat vor ein paar Tagen mit ihrer Tochter schon über eine Patientenverfügung sprechen wollen, aber sie hat nur abgewunken und gesagt: „Mutti, ihr seid gesund und noch jung. Mach dir nicht so viel Gedanken." Leider ist ihr Mann schon wieder in seine Zeitung vertieft.

Sterbealter

Das Statistische Bundesamt (2021) berichtete, dass im Jahr 2018 954.874 Menschen gestorben sind. Davon waren 37 Prozent über 85 Jahre. Das Durchschnittsalter lag bei 78,93 Jahre. In den letzten 50 Jahren erhöhte sich das Sterbealter um elf Jahre.

Menschen werden immer älter, medizinische Einflussfaktoren und umweltbedingte Veränderungen haben dazu geführt. Der Satz „er hatte auch schon sein Alter erreicht", drückt aus, dass um so älter der Mensch ist, er sterben darf? Oder ist es die eigene Suche nach Trost? In der stationären Pflege versorgen Sie zunehmend jüngere Menschen. Teilweise im eigenen Alter oder sogar im Alter der eigenen Kinder.

Die klassische Altenpflege verändert sich gerade. Zunehmend pflegen und begleiten Sie immer mehr jüngere Menschen, Menschen mit psychiatrischen Krankheitsbildern, Menschen mit Migrationshintergrund und auch Menschen, welche gezielt für die letzte Versorgung in Ihre Einrichtung kommen.

Sterben zu Zeiten von Covid-19

Gemäß dem Statistischen Bundesamt sind die beiden häufigsten Ursachen an erster Stelle Krankheiten des Kreislaufsystems und an zweiter Stelle stehen Neubildungen. Dem folgen Krankheiten des Atemsystems an der dritten Stelle. Diese Zahlen werden sich in der heutigen Zeit verschieben.

Sars-CoV-2, auch als Corona bekannt, veränderte die Welt. Einrichtungen wurden geschlossen, Bewohner isoliert und Körperkontakt auf ein Minimum reduziert. Sterben geschah auf einmal in Einsamkeit, ohne Begleitung, noch nicht einmal Angehörige konnten sich verabschieden.

Die Zahl der Todesfälle im Zusammenhang mit Covid-19 belief sich am 23. April 2021 auf 81.204 (2021).

In einigen Einrichtungen Deutschlands sind über dreißig Bewohner in einem Zeitraum von nur wenigen Wochen verstorben. Mitarbeiter der Einrichtungen, sofern nicht selbst erkrankt, konnten nur noch funktionieren. Reichte das eigene Personal nicht mehr aus, holte man sich Unterstützung von Zeitarbeitsfirmen – Pflegende, die für die Bewohner Unbekannte waren. Sie als bekannte Pflege- und/oder Betreuungskraft hingegen wurden trotz Maske erkannt, auch von demenziell Erkrankten, nur etwas anders.

Was haben Sie für sich, für Ihre eigene Selbstfürsorge getan? Haben Sie Menschen, mit denen Sie reden können? Wo laden Sie Ihren „Lebensakku" wieder auf?

Was auch immer es ist, es sollte Ihnen Spaß und Erholung bereiten. Ob es Spaziergänge sind, sportliche Aktivitäten oder Entspannungsverfahren: Finden Sie Ihre individuelle Möglichkeit (Stöcker).

Gespräch mit Meike Wengler

Das Gespräch mit Frau Wengler zeigt, welchen Wandel zurzeit das Thema Sterben und Tod in der Öffentlichkeit erlebt.

Stöcker: Können Sie sich und Ihre Tätigkeit bitte kurz vorstellen?

Wengler: *Ich bin studierte Germanistin und Politikwissenschaftlerin M.A.*

Bei der MESSE BREMEN bin ich seit 2003, zunächst als Referentin bei unserer Oldtimer-Messe, später dann habe ich die LEBEN UND TOD ins Leben gerufen und bin seit 2009 die Projektleiterin dieser Veranstaltung. Hier arbeite ich in Vollzeit das ganze Jahr an der Vorbereitung, Umsetzung und Nachbereitung der jährlichen Veranstaltungen.

Stöcker: Können Sie die Messe LEBEN UND TOD bitte kurz vorstellen?

Wengler: *Die LEBEN UND TOD ist eine Mischung aus einem Fachkongress für Haupt- und Ehrenamtliche aus den Bereichen Hospiz, Palliative Care, Trauerbegleitung, Spiritualität, Seelsorge und Bestattungskultur, einer begleitenden Messe sowie Vorträgen und Rahmenprogramm für Betroffene, aber auch interessierte Bürgerinnen und Bürger.*

Sie findet jährlich in der Messe Bremen statt, zukünftig soll sie auch jährlich in Freiburg stattfinden. Während der Coronapandemie ist sie eine reine Online-Veranstaltung.

Stöcker: Was ist der Grundgedanke und wie ist es dazu gekommen?

Wengler: *Meine Idee zur LEBEN UND TOD war es, zum einen ein Forum für diejenigen zu schaffen, die sich haupt- und ehrenamtlich mit dem Lebensende beschäftigen. Aber zum anderen wollte ich auch eine Veranstaltung gestalten, auf der sich Bürgerinnen und Bürger, Betroffene und ihre Angehörigen mit den Themen Tod, Abschied, Trauer auseinandersetzen können.*

Als Messefrau sehe ich ja, zu welchen Themen es alles Messen und Veranstaltungen gibt: Baby-Messen, Hochzeitsmessen, zu jedem Hobby und zu jedem Berufszweig gibt es Messen und Kongresse. Wir planen und organisieren alles – das Einzige, von dem wir wissen, dass es uns wirklich ALLEN irgendwann passiert, das verdrängen wir. Und irgendwann sonn-

tags habe ich im Fernsehen die Sendung „Willy wills wissen" gesehen und da ging es um den Tod. Ich war so berührt und das hat mich neugierig gemacht. Eine Freundin von mir arbeitete zufälligerweise damals auf einer Palliativstation. Und so ist dann das Konzept der LEBEN UND TOD entstanden.

Leben und Tod

Das hat sich natürlich im Laufe der Jahre verändert, es ist fachlicher geworden. Aber der Kerngedanke ist geblieben: Wir möchten die Menschen dazu bringen, sich in guten Zeiten mit den Themen am Ende des Lebens auseinanderzusetzen und wollen die Themen wieder in die Mitte der Gesellschaft holen.

Stöcker: Was erwartet der Besucher, wie wird die Messe angenommen?

Wengler: *Die LEBEN UND TOD ist über die Jahre zu einem wichtigen Treffpunkt und einer Fortbildungsveranstaltung für Haupt- und Ehrenamtliche geworden. Den Satz „Du auch hier?!" hören wir oft in den Gängen der Messehalle. Und anders als auf – ich sag mal – „klassischen" Pflege- oder Medizinerveranstaltungen reiht sich nicht ein Pharma-Stand an den nächsten. Wir sind sehr stolz darauf, dass unsere Ausstellung sehr bunt und vielfältig ist. Da steht der Bestatter neben dem Verein für Sternenkinder-Eltern, da präsentiert sich ein nationaler Verband neben einer Künstlerin, die Trauerkarten aus handgeschöpftem Papier anbietet, da zeigt ein Verlag seine Bücher und ein junges Start-up nutzt die Ausstellung, um mit „alten Hasen" in Kontakt zu treten.*

Der Kongress-Teil ist sehr bewusst professionenübergreifend. Von Anfang an haben wir uns Beratung und Fachwissen durch einen Beirat an die Seite geholt. Und von Anfang an sollte dieser alle Professionen abdecken, die auch das multiprofessionelle Team ausmachen, und die Schwerpunkte der LEBEN UND TOD widerspiegeln. Und so haben wir das Kongressprogramm sehr praxisorientiert und vielfältig aufgebaut. Da sitzen dann Ehrenamtliche neben Seelsorgenden neben Psychologen neben Palliative-Care-Fachkräften. Das wird sehr gut und sehr gerne angenommen.

Stöcker: Was möchten Sie noch bewirken? Was wünschen Sie sich für die Zukunft der Messe?

Wengler: *Ich würde mir sehr wünschen, dass wir noch mehr über die Themen Sterben, Tod und Trauer im Privaten sprechen. Es ist zwar kein eigentliches Tabuthema mehr, wie es das noch vor 15–20 Jahren war. Dafür ist es viel zu präsent in den Medien, da hat auch die Corona-pandemie sicherlich noch etwas zu beigetragen. Aber gerade im privaten Setting wird das Thema noch gerne völlig verdrängt. Das erlebe ich selbst immer wieder und ich werde auch oft angesprochen, wie man sich im Falle eines Trauerfalles z. B. eines Arbeitskollegen oder Nachbarn verhalten soll. Da brauchen wir noch viele gute Fürsprecher, viele Beratungs- und Anlaufstellen und noch viele Ausgaben der LEBEN UND TOD (das mit einem Lächeln gesagt 😉).*

Und für die Zukunft der Messe wünsche ich mir, dass uns die kreativen Ideen nie ausgehen mögen. Wir arbeiten ja immer nach dem Motto „Nach der Messe ist vor der Messe" und jedes Jahr kurz nach der Messe haben wir noch einen kleinen „Messe-Blues", indem wir ins Zweifeln kommen, ob das nächste Jahr dann wieder genauso gut wird wie das vergangene. Aber das ist natürlich wichtig, denn nur durch Selbstkritik und Reflexion können wir uns kontinuierlich verbessern. Und eigentlich bin ich sicher, dass uns die Ideen nicht ausgehen. Dafür ist das Leben viel zu bunt und das Lebensende so individuell wie die Menschen selbst.

Stöcker: Was möchten Sie Pflegenden und Betreuenden noch mitteilen?

Wengler: *Mein Wunsch wäre es, dass sich mehr Pflegende trauen, auch mal eine Veranstaltung wie die LEBEN UND TOD zu besuchen. Der Anteil der Pflegekräfte in unserem Kongressbereich ist zwar gewachsen, aber stellt noch immer eine Minderheit dar. Wir haben zwar keine expliziten Pflegethemen (dafür gibt es ja auch genug etablierte Veranstaltungen), aber wir haben Themen fürs „über den Tellerrand blicken", die oft auch mit Selbstsorge oder mit Burn-out-Prophylaxe zu tun haben. Ich bin sicher, das sind Themen, die auch oder gerade für Pflegende und Betreuende wichtige und wertvolle Impulse geben können.*

Stöcker: Herzlichen Dank für das interessante Gespräch.

Begriffsbestimmung – Grundlagen

Die Begriffe Palliative care und Sterbebegleitung werden teilweise gleichgesetzt, sind jedoch nicht als synonym zu verstehen. In diesem Buch liegt der Schwerpunkt im Bereich der Sterbebegleitung.

Palliative Care

Palliativ – von lat. palliare „mit einem Mantel bedecken", und engl. care, „Versorgung, Betreuung" – ist der Oberbegriff für alle Bereiche der Versorgung und Begleitung von unheilbar erkrankten und sterbenden Menschen.

Die Weltgesundheitsorganisation (WHO) definiert wie folgt: „Palliative Care ist ein Ansatz zur Verbesserung der Lebensqualität von Patienten und deren Familien, die mit Problemen konfrontiert sind, die mit einer lebensbedrohlichen Erkrankung einhergehen: durch Vorbeugen und Lindern von Leiden, durch frühzeitiges Erkennen, durch die zuverlässige Einschätzung und Behandlung von Schmerzen sowie anderen belastenden Beschwerden körperlicher, psychosozialer und spiritueller Art." (World Health Organization, 2021)

Palliative Care hat es sich zur Aufgabe gemacht, eine professionelle Betreuung und eine qualifizierte Begleitung von Menschen am Lebensende sowie deren Angehörigen zu gewähren.

Dieser Ansatz sollte sich in allen Bereichen bei der Versorgung wiederfinden, besonders bei onkologischen Patienten oder Menschen mit neurologischen Systemerkrankungen. Die Grundaussage gehört in den häuslichen Bereich ebenso wie in die Strukturen der Krankenhäuser, der stationären Langzeitpflege und der ambulanten Pflege.

Unterschieden werden die allgemeine Palliativversorgung sowie die spezialisierte Palliativversorgung. Die allgemeine Palliativversorgung hat die Aufgabe, durch eine gute Symptomkontrolle und Berücksichtigung individueller Präferenzen die Lebensqualität der Betroffenen in ihrem sozialen Umfeld zu verbessern. Reicht die allgemeine Versorgung nicht mehr aus, greift die Spezialisierung.

Das im Jahr 2015 verabschiedete Hospiz- und Palliativgesetz (HPG) schafft Voraussetzungen, die Palliativversorgung im stationären und ambulanten Bereich zu verbessern. (Gesundheit, 2021)

Seit dem 01. April 2007 gibt es einen in den §§37b und 132d des SGB V festgeschriebenen gesetzlichen Anspruch auf spezialisierte ambulante Palliativversorgung (SAPV). (dejure.de, 2021) (dejure.org, 2021)

Spezielle Palliative-Care-Teams (PCT) bestehen aus einem hoch qualifizierten multiprofessionellen Team, welches sich aus Ärzten, Pflegenden, Psychologen, Ehrenamtliche, und weiteren benötigten Berufsgruppen zusammensetzt und gewährleisten zu jeder Tages- und Nachtzeit eine palliativpflegerische, -medizinische Versorgung.

Vier Säulen der Palliativversorgung werden beschrieben:
1. ambulante Palliativbetreuung im häuslichen Bereich
2. ambulante palliative Betreuung von Menschen in Alten- und Pflegeeinrichtungen
3. stationäre palliative Versorgung
4. stationäre Behandlung

Folgende Versorgungsformen finden sich in Deutschland wieder:
- Stationäre Hospize für Erwachsene und Kinder
- Palliativstationen
- Pädiatrische Palliativstationen
- Teilstationäre Dienste (Tageshospize)
- Ambulante Hospizdienste
- Ambulante pädiatrische Hospizdienste
- Allgemeine ambulante Palliativversorgung (AAPV)
- Spezialisierte ambulante Palliativversorgung (SAPV)
- Spezialisierte ambulante Pädiatrische Palliativversorgung (SAPPV)

Grundlagen bieten u. a. gesetzliche Rahmenbedingungen:
- § 37 SGB V Häusliche Krankenpflege
- § 37b SGB V i. V. m. § 132d SGB V Spezialisierte ambulante Palliativversorgung
- § 39a SGB V Stationäre und ambulante Hospizleistungen
- Richtlinien nach § 92 SGB V (Leistungen SAPV)

Sterbebegleitung

In der Sterbebegleitung werden Menschen begleitet, die sich in der letzten Phase ihres Lebens befinden. In der professionellen Begegnung erfährt jedoch nicht ausschließlich der sterbende Menschen Beistand, sondern Sie begleiten auch immer dessen Angehörige.

Der Begriff Sterbebegleitung impliziert, dass der Mensch sterbend ist. Bedenken Sie bei allem, was Sie anbieten, dass Sie einen noch lebenden Menschen versorgen.

Charta für Sterbende

Die Charta ist ein gemeinsames Projekt der Deutschen Gesellschaft für Palliativmedizin (DGP), des Deutschen Hospiz- und Palliativverbundes (DHPV) und der Bundesärztekammer.

„Jeder Mensch hat ein Recht auf ein Sterben unter würdigen Bedingungen. Er muss darauf vertrauen können, dass er in seiner letzten Lebensphase mit seinen Vorstellungen, Wünschen und Werten respektiert wird und dass Entscheidungen unter Achtung seines Willens getroffen werden." (Palliativmedizin, 2012) Diese Haltung gilt grundsätzlich für jeden Pflegebedürftigen, egal ob in der stationären Pflegeeinrichtung, im ambulanten Dienst und Krankenhäusern.

Lesen Sie bitte diese Aussage noch mal. Warum muss ein Mensch erst sterbend sein, damit er auf das Beschriebene vertrauen kann?

Veränderte Version der Autorin:

Jeder Mensch hat ein Recht auf ein Leben in einer Einrichtung, ambulante Versorgung und Aufenthalt in einem Krankenhaus unter würdigen Bedingungen. Er muss darauf vertrauen können, dass er in jeder Lebensphase mit seinen Vorstellungen, Wünschen und Werten respektiert wird und dass Entscheidungen unter Achtung seines Willens mit ihm getroffen werden.

In der Präambel der Charta heißt es: „Die letzte Lebensphase und das Sterben eines Menschen zu begleiten und Trauernden zur Seite zu stehen ist eine anspruchsvolle Aufgabe. Dies stellt hohe Anforderungen an eine umfassende, multiprofessionelle und vernetzte ambulante und stationäre Hospiz- und Palliativversorgung."

Leitsätze der Charta (Palliativverrband, 2021)

1. Gesellschaftspolitische Herausforderungen – Ethik, Recht und öffentliche Kommunikation
2. Bedürfnisse der Betroffenen – Anforderungen an die Versorgungsstrukturen
3. Anforderungen an die Aus-, Weiter- und Fortbildung
4. Entwicklungsperspektiven und Forschung
5. Die europäische und internationale Dimension

Gesellschaftspolitischen Herausforderungen müssen sich die Einrichtungen stellen. Eine kontinuierliche Reflexion der Haltung ist erforderlich. So individuell wie das Leben, so individuell ist der Sterbeprozess. Um diesen Anforderungen gerecht zu werden, sind qualifizierte Aus- und Weiterbildungen gefordert.

Hospize

Cicely Saunders ist die Begründerin des St. Christopher´s Hospice in London und wird im Kapitel Theorien Palliative Care und Sterbebegleitung vorgestellt.

Hospize arbeiten nach dem Prinzip, dass der sterbende Mensch und seine Angehörigen im Zentrum der Begegnung stehen. Die Angst vor Schmerzen und die Angst davor, allein sterben zu müssen, sind zentrale Themen für Menschen in der letzten Phase ihres Lebens.

Die meisten Menschen haben am Ende des Lebens den Wunsch, noch unerledigte Dinge zu regeln und Sinnfragen zu klären. Dem Sterbenden steht im Hospiz ein interdisziplinäres Team zur Verfügung. Dazu gehören Ärzte, Kranken- und Gesundheitspfleger, Sozialarbeiter, Seelsorger sowie freiwillige Helfer. Das Team gewährleistet eine kontinuierliche Betreuung, diese Begleitung findet auch für Angehörige über den Tod hinaus statt.

„Die Prinzipien und Aufgaben von Palliative Care/Palliativmedizin und Hospizarbeit lassen sich folgendermaßen zusammenfassen:

- Sie bejahen das Leben und akzeptieren Sterben als einen normalen Prozess.
- Sie wollen den Tod weder beschleunigen noch hinauszögern.
- Sie sorgen für die Linderung von Schmerzen und anderen belastenden Symptomen.
- Sie integrieren die psychischen und spirituellen Bedürfnisse.
- Sie bieten Hilfe an, damit das Leben bis zum Tod so aktiv wie möglich gestaltet werden kann.
- Sie bieten den Angehörigen während der Erkrankung, aber auch in der Trauerphase Unterstützung an. (Müller-Busch)

Sterbehilfe

Unterschieden wird die passive, die aktive und die indirekte Sterbehilfe. Sterbehilfe jedweder Art wird immer wieder kontrovers diskutiert. Wie weit geht das Selbstbestimmungsrecht eines Menschen über sein Leben?

> Herr Silberschmidt spricht seinen Sohn an. „Peter, Peter, du musst mir helfen. Du bist jetzt der Mann im Haus. Ich kann nicht mehr. Ich halte die Schmerzen nicht mehr aus, bitte, du bist doch Krankenpfleger, du kannst mir doch etwas besorgen. Ich möchte nicht einfach dahinsiechen. Mit deiner Mutter und deinen Schwestern kann ich das nicht besprechen. Die weinen nur. Peter, bitte. Bring mir was mit."

Passive Sterbehilfe

Wird von der passiven Sterbehilfe gesprochen, ist die erlaubte Ablehnung von lebenserhaltenden Maßnahmen gemeint. Der Sterbeprozess hat bereits eingesetzt und der Tod ist unabwendbar. Jedoch besteht im Behandlungsteam nicht immer Einigkeit. Wenn sich Ärzte und Betreuer nicht einig werden können und Zuständigkeiten geregelt werden müssen, greift der § 1904 vom September 2009.

§ 1904 Genehmigung des Betreuungsgerichts bei ärztlichen Maßnahmen. (dejure.de, 2021)

(1) Die Einwilligung des Betreuers in eine Untersuchung des Gesundheitszustands, eine Heilbehandlung oder einen ärztlichen Eingriff bedarf der Genehmigung des Betreuungsgerichts, wenn die begründete Gefahr besteht, dass der Betreute auf Grund der Maßnahme stirbt oder einen schweren und länger dauernden gesundheitlichen Schaden erleidet. Ohne die Genehmigung darf die Maßnahme nur durchgeführt werden, wenn mit dem Aufschub Gefahr verbunden ist.

(2) Die Nichteinwilligung oder der Widerruf der Einwilligung des Betreuers in eine Untersuchung des Gesundheitszustands, eine Heilbehandlung oder einen ärztlichen Eingriff bedarf der Genehmigung des Betreuungsgerichts, wenn die Maßnahme medizinisch angezeigt ist und die begründete Gefahr besteht, dass der Betreute auf Grund des Unterbleibens oder des Abbruchs der Maßnahme stirbt oder einen schweren und länger dauernden gesundheitlichen Schaden erleidet.

(3) Die Genehmigung nach den Absätzen 1 und 2 ist zu erteilen, wenn die Einwilligung, die Nichteinwilligung oder der Widerruf der Einwilligung dem Willen des Betreuten entspricht.

(4) Eine Genehmigung nach den Absätzen 1 und 2 ist nicht erforderlich, wenn zwischen Betreuer und behandelndem Arzt Einvernehmen darüber besteht, dass die Erteilung, die Nichterteilung oder der Widerruf der Einwilligung dem nach § 1901a festgestellten Willen des Betreuten entspricht.

(5) Die Absätze 1 bis 4 gelten auch für einen Bevollmächtigten. Er kann in eine der in Absatz 1 Satz 1 oder Absatz 2 genannten Maßnahmen nur einwilligen, nicht einwilligen oder die Einwilligung widerrufen, wenn die Vollmacht diese Maßnahmen ausdrücklich umfasst und schriftlich erteilt ist.

Aktive Sterbehilfe

Aktive Sterbehilfe ist die Tötung eines anderen Menschen entsprechend seinem Willen. Das bedeutet, eine andere Person verabreicht ein Mittel, was zum Tod des Menschen führt. In Deutschland ist die aktive Sterbehilfe verboten.

StGB § 216 Tötung auf Verlangen (dejure.org, 2021)

(1) Ist jemand durch das ausdrückliche und ernstliche Verlangen des Getöteten zur Tötung bestimmt worden, so ist auf Freiheitsstrafe von sechs Monaten bis zu fünf Jahren zu erkennen.

(2) Der Versuch ist strafbar.

Indirekte Sterbehilfe

Die indirekte Sterbehilfe beschreibt eine Situation, in der Medikamente, die primär zur Linderung von z. B. Schmerzen oder Angst angeordnet werden, gleichzeitig einen vorzeitigen Tod bewirken können.

Theorien Palliative Care und Sterbebegleitung

Sie finden viele Theorien zu den Phasen des Sterbens und zu deren Begleitung. Stellvertretend finden Sie hier die der Begründerin des Christopher´s Hospice in London, Cicely Saunders, die fünf Sterbephasen nach Elisabeth Kübler-Ross und die Phasen nach Ingeborg Jonen-Thielemann.

Untersuchungen in den letzten Jahren zeigen, dass Sterbende in der letzten Phase des Lebens nicht von irgendjemandem begleitet werden möchten, sondern der Wunsch besteht, sich die begleitenden Personen auszusuchen. Ebenfalls existieren Aussagen, dass auch keine kontinuierliche Begleitung erwünscht ist, sondern Zeiten der Ruhe und des Alleinseins durchaus möglich sein dürfen. Lesen Sie dazu auch das Interview mit Lisa Freund.

Dass die Selbstbestimmung bis zum Ende des Lebens maßgeblich ist, sollte selbstverständlich sein. Doch immer wieder werden trotzdem über den sterbenden Menschen hinweg Entscheidungen getroffen.

Ebenso steht fest, dass Menschen nicht lange leiden möchten. Die Diskussion der Sterbehilfe nimmt in der letzten Zeit zu.

Was bedeutet also der Tod für jeden Einzelnen? Welche Aussage der unten aufgeführten Meinungen würden Sie für sich in Anspruch nehmen? Was ist für Sie der Tod?

- Der Tod ist etwas Natürliches und gehört zum Leben dazu
- Der Tod ist schrecklich, auch für andere.
- Ich habe Angst vor dem Sterben, aber nicht vor dem Tod zu haben.
- Ich verdränge den Tod.
- Jeder sollte sein Leben genießen und nicht über den Tod nachdenken.
- Der Tod ist wie ein Schlaf, aus dem wir nicht erwachen.
- Die Seele stirbt nicht.

Cicely Saunders

„Du zählst, weil du du bist. Und du wirst bis zum letzten Augenblick deines Lebens eine Bedeutung haben." Cicely Saunders

Cicely Saunders ist die Begründerin des St. Christopher´s Hospice in London. Dies gilt als Beginn der Entwicklung einer modernen Hospizbewegung. Als Sozialarbeiterin und Krankenschwester vertrat sie den Hospizgedanken, sterbende Menschen zu begleiten und ihnen beizustehen.

Sie erlebte in ihrer eigenen Beziehung mit dem sterbenden David Tasma, was es bedeutet, in einem Krankhaus begleitet von Ängsten, Schmerzen und Trauer einen Menschen zu verlieren. Sie nahm es als Auftrag an, etwas zu verändern. David Tasma vererbte ihr 500 Pfund, mit der Bitte, dass sie mit dem Geld eine Institution gründen sollte, in der ein würdevolles Sterben ermöglicht werden würde. Cicely Saunders studierte infolgedessen Medizin und sie suchte Möglichkeiten, eine optimale medizinische, pflegerische, spirituelle und würdevolle Begleitung und Betreuung zu erschaffen.

Elisabeth Kübler-Ross

Herr Silberschmidt ist jetzt bereits seit ein paar Wochen in der stationären Pflegeeinrichtung. Er ist als netter Mann bekannt und gehört noch zu den jüngeren Bewohnern. Der Bauchspeichelkrebs wurde vor ein paar Monaten im Krankenhaus diagnostiziert, er hat bereits metastasiert. Er erhielt eine Chemotherapie sowie eine Strahlentherapie. Zu Beginn lehnte er alle Behandlungen ab, er wollte gegen den ärztlichen Rat entlassen werden. Für ihn stand fest, dass die Ärzte sich irrten. „Hört man doch immer wieder, dass Befunde vertauscht werden", war eines seiner am meisten benutzen Argumente. „Ich habe nur ein wenig Gewicht verloren und esse nicht mehr so viel. Eigentlich steht es mir doch sehr gut, so ohne Bauch. Ab und zu hatte ich ein wenig Übelkeit und leichte Schmerzen. Aber das kann doch kein Krebs sein." Damit versuchte er sich und seine Familie zu beruhigen.

Nach erfolglosen Therapien wurde er immer schwächer und ging erst nach Hause zu seiner Frau. Jetzt ist er in einer stationären Pflegeeinrichtung und plant seine goldene Hochzeit im kommenden Jahr. Er erzählt gerne von seiner Frau Trude. Zu Beginn war er oft noch verärgert, dass es zu Hause mit seiner Versorgung nicht funktioniert hat. Aber die komplette Versorgung ist in der Einrichtung für ihn besser und Trude schafft es einfach nicht. Jetzt ist es für ihn in Ordnung. „Hauptsache, wir feiern im nächsten Jahr die goldene Hochzeit."

Er bekommt regelmäßig Besuch von seiner Familie. Kommt jedoch seine Stefanie, geht ihr das Personal lieber aus dem Weg. Egal, was für Herrn Silberschmidt getan wird, Pflege, Wunschkost, Beschäftigungsangebote, Thema Tanz, nichts macht das Personal gut genug für sie. Sie hat immer etwas auszusetzen.

Wie Sie sehen, können Sterbende und Angehörige unterschiedliche Phasen durchlaufen.

Die schweizerisch-amerikanische Psychiaterin Elisabeth Kübler-Ross (1926–2004) hat sich bereits in den 1960er-Jahren mit den Wünschen und Bedürfnissen sterbender Menschen befasst. Sie interviewte sterbende Menschen über ihre Bedürfnisse und beschrieb sie in dem bekannten Buch „Interviews mit Sterbenden" (Kübler-Ross, 1971). Die von ihr benannten Sterbephasen unterstützen Sie bei der Begleitung und beim Verstehen von sterbenden Menschen und ihren Angehörigen.

Diese Phasen verlaufen nicht chronologisch, sie können mehrmals auftreten, übersprungen werden oder ganz ausfallen.

Wieso ist es für Sie wichtig, diese Phasen zu erkennen? Was brauchen Menschen in den jeweiligen Phasen?

Sätze wie „So schlimm ist es nicht, das wird schon wieder", kommen in der **ersten Phase** immer wieder vor. „Mir kann so etwas doch nicht passieren", hören Sie und Angehörige immer wieder. Es ist für Betroffene, die vielleicht gerade erst erfahren haben, dass sie unheilbar krank sind, schwierig, Unterstützung und Hilfe anzunehmen.

In dieser Phase ist es entscheidend, dass Sie den Menschen aktiv zuhören. Eine grundsätzliche Haltung des aktiven Zuhörens bildete der Psychologe und Psychotherapeut Carl Rogers (1902– 1987) in seinen Grundlagen der Gesprächstherapie (Rogers C. , 1983) heraus. Das bedeutet, dass Sie das, was Ihnen der Bewohner erzählt, immer wieder sinngemäß zusammenfassen. Aktives Zuhören erfordert eine empathische, wohlwollende und offene Grundhaltung. Ihre Worte und Ihre Körpersprache sollten eine übereinstimmende Botschaft senden, glaubhaft und nicht gehetzt sein. Das ist die beste Voraussetzung für eine vertrauensvolle Beziehung. Fühlen Sie, was andere Menschen empfinden? Sehen Sie, was andere Menschen fühlen? Beides bedeutet, dass Sie empathisch sind. Empathie ist die Fähigkeit, bei Menschen zu erkennen, welche Emotionen sie fühlen und ob sie mit inneren Prozessen beschäftigt sind. Eine Emotion löst eine mimische Bewegung aus. Unsere Mimik ist schneller als unser Verstand. Selbst wenn ein sterbender Mensch eine Emotion nicht zeigen möchte oder sie ihm nicht bewusst ist, zeigt sie sich für 40–500 Millisekunden, sogenannte Mikroexpressionen. Mehr dazu erfahren Sie im Kapitel Kommunikation.

Fragen wie „Warum gerade ich?" werden Sie in der **zweiten Phase** verstärkt hören. In der Phase von Auflehnung, Wut und Zorn können Sie bei den Menschen erleben, wie sie über alles schimpfen. Über Sie, über die Behandlung, über Ärzte, über Gott und die Welt. Machen Sie sich bitte immer wieder bewusst, dass Sie nicht persönlich gemeint sind. Es ist nicht immer einfach und Sie müssen sich auch nicht ständig beschimpfen lassen, jedoch versuchen Sie zu verstehen. Hier kann Sie das Kommunikationsmodell von Schulz von Thun unterstützen. Die vier Ebenen einer Nachricht ermöglichen ein Verstehen der tieferen Ebenen einer Aussage. Hören Sie die Botschaft und Sie können mit dem Betroffenen und seinen Angehörigen gelingende Gespräche führen.

Sie kennen bestimmt Aussagen wie diese von Ihren Bewohnern: „Ich möchte noch einmal meine Tochter und/oder meinen Sohn und/oder meinen Enkel sehen." – „Ich möchte gerne noch einmal Weihnachten erleben." Es ist eine Art Verhandeln und kennzeichnend für die **dritte Phase**. Laut Kübler-Ross hält diese Phase lange an. Wichtig ist, dass diese geäußerten Wünsche nicht gewertet werden. Selbst wenn Sie erahnen, dass dies nicht mehr eintreten kann, versuchen Sie vielleicht gemeinsame Wege zu finden. Sie werden schon sehr oft erfahren haben, dass Sterbende lange aushalten und erst loslassen können, wenn ein wichtiger letzter Wunsch in Erfüllung gegangen ist.

Die **vierte Phase** ist geprägt von Traurigkeit und zunehmendem Rückzug. Der Betroffene bedauert, Dinge in seinem Leben nicht gemacht zu haben bzw. nicht mehr zu erleben. In dieser Phase steht das aktive Zuhören wieder im Vordergrund. Achten Sie auf die bereits beschriebenen mimischen Ausdrücke von Emotionen. Vielleicht möchte der Bewohner „besonders tapfer" sein, vielleicht seinen Angehörigen zuliebe sagt er, er käme schon klar, er habe keine Schmerzen oder er habe keine Angst. Achten Sie dann darauf, was Sie im Gesicht sehen. Erkennen Sie Angst, vermitteln Sie Sicherheit. Fragen Sie nach seinen Wünschen, nach seiner Spiritualität oder geben Sie einfach Nähe.

In der **fünften Phase** ist der sterbende Mensch oft müde, die Realität ist anerkannt worden. Er hört auf zu kämpfen. Jedoch beachten Sie bitte immer: Nur weil die Augen geschlossen sind, heißt das nicht, dass der Mensch schläft und von der Umgebung nichts mitbekommt. Im Gegenteil, immer wieder wird berichtet, dass in der letzten Phase des Lebens das Hören besser wird. Achten Sie daher, falls eine Versorgung zu zweit stattfindet, auf Ihre Gesprächsthemen. Informieren Sie diesbezüglich die Angehörige.

Zur Erinnerung: Diese Phasen werden nicht zwingend von eins nach fünf linear erlebt. Einzelne Phasen können übersprungen werden oder sich wiederholen. Das Wissen um die einzelnen Phasen unterstützt Sie dabei, bis zum Lebensende eine verstehende Begegnung zu gestalten.

Machen Sie sich diese Phasen daher nochmals bewusst. Wir kennen alle ähnliche Phasen in vielen Bereichen des Lebens, nicht alleine in der Sterbephase.

Stellen Sie sich bitte folgende Situation vor: Sie fahren schon seit vielen Jahren Ihr Lieblingsauto. Sie kennen es, es war immer zuverlässig und gefällt Ihnen einfach. Nun kommt der nächste TÜV- Termin und Sie erfahren, dass Ihr Auto keinen Stempel mehr bekommt.

- **Phase 1:** Nicht-wahrhaben-Wollen – „Das kann doch nicht sein. Der Prüfer hat sich bestimmt vertan." „Ich fahre doch die ganze Zeit zuverlässig damit."
- **Phase 2:** Wut, Zorn, Auflehnung – „Der Prüfer hat keine Ahnung." „Das ist eine Frechheit, der arbeitet bestimmt mit der Autoindustrie zusammen."
- **Phase 3:** Verhandeln – „Wenn ich die Bremsbeläge wechseln lasse, müsste es doch noch einmal gehen." „Vielleicht noch ein einziges Mal für zwei Jahre."
- **Phase 4:** Depression – „Ich fühle mich wie gelähmt." „Mein geliebtes Auto."
- **Phase 5:** Akzeptanz und Annahme – Besuch beim Autohändler!

Eine weitere Basis kann Ihnen das Modell in Gesprächen mit Angehörigen geben. Auch sie durchlaufen diese Phasen. Zu einem sterbenden Menschen gehören meist ein, zwei oder mehr trauernde Familien und Freunde. Die Reaktionen der Angehörigen können auseinandergehen, zwischen den Angehörigen, aber auch zum sterbenden Menschen. So kann die Ehefrau in einer anderen Phase sein. Der Ehemann hat seinen bevorstehenden Tod ggf. akzeptiert und die Frau leugnet es immer noch.

Ingeborg Jonen-Thielemann

Die Palliativmedizinerin ist die Begründerin der ersten Palliativstation in Deutschland. Sie beschreibt die folgenden Phasen:

- Rehabilitationsphase
- Präterminalphase
- Terminalphase
- Finalphase

In der **Rehabilitationsphase** steht eine selbstständige Lebensführung im Mittelpunkt. Trotz einer inkurablen Erkrankung steht die Lebensqualität im Vordergrund. Kennen Sie den Film „Knockin´on Heaven´s Door" mit Jan Josef Liefers und Til Schweiger oder den Film „Das Beste kommt zum Schluss" mit Jack Nicholson und Morgan Freeman? Die beiden Filme zeigen, wie wichtig es ist, seine Wünsche zu erfüllen und das Leben zu leben bzw. zu genießen. Bitte nicht erst, wenn eine infauste Diagnose ausgesprochen wurde.

Dieser Phase folgt die **präterminale Phase**. Diese Phase ist durch die Verbesserung der Lebensqualität ausgezeichnet. Je nach vorhandener Lebensenergie geht es darum, die Umgebung für den Menschen angenehm zu gestalten und eine stärkende Lebensqualität zu schaffen. Selbstverständlich immer individuell und mit Absprache aller Beteiligten.

Die **Terminalphase** geht der eigentlichen Sterbephase voraus. Es sind vielleicht nur noch ein paar Tage bis maximal Wochen vor Eintritt des Todes. In dieser Phase brauchen alle Beteiligten eine Trauerunterstützung.

Die eigentliche Sterbephase ist die **Finalphase**. In dieser Phase sollte das Sterben nicht mehr unnötig verzögert werden. Falls der sterbende Mensch weder essen und trinken möchte, ist dies zu akzeptieren. Das so gefürchtete Verhungern oder Verdursten ist in dieser Phase nicht mehr das erste Thema. Mehr dazu finden Sie im Kapitel Physiologie des Sterbens.

Gespräch mit Ilse Colombo

Stöcker: Können Sie sich und Ihre Tätigkeit kurz vorstellen?

Colombo: *Seit 9,5 Jahren bin ich im Ruhestand. Ich bin Altenpflegerin und war Einrichtungsleitung einer Einrichtung der stationären Langzeitpflege. Meine Ausbildung habe ich spät begonnen, und zwar an einer Ausbildungsstätte mit anthroposophischen Wurzeln. Weil ich schon älter war und keine Zeit verschenken wollte, habe ich nach der Ausbildung ziemlich schnell die Weiterbildung zur Leitung gemacht.*

Die Entscheidung, in die Leitungsfunktion zu gehen, resultierte aus dem Wunsch, Einfluss zu nehmen und etwas verändern zu können.

Nach Eintritt es Ruhezustandes absolvierte ich ein 2,5-jähriges Senioren-Studium und ging dann zur Brücke, Sterbe- und Trauerbegleitung in Schwerte, und bin als aktives Mitglied eingestiegen.

Ich habe Besuche in Pflegeeinrichtungen durchgeführt, z. B. bei Menschen, die wenig Besuch bekamen, und Sterbende begleitet. Im Vorstand der Brücke bin ich seit 2018, erst als Beisitzerin und jetzt als zweite Vorsitzende.

Stöcker: Was ist die „Brücke"?

Colombo: *Die Brücke ist ein eingetragener Verein zur Sterbe- und Trauerbegleitung. Der Verein besteht seit 2000, aber bereits 1986 bildete sich eine Gruppe, die die bestehenden Begleitungen bei sterbenden Menschen ändern wollte. Die Gruppe ist in den bundesweit tätigen Omega Verband eingetreten. Im Jahre 2000 fand dann eine Trennung statt und so bildete sich 2000 die Brücke. Der Verein hat hundertfünfzig Mitglieder, davon sind dreißig aktiv ehrenamtlich tätig, egal in welcher Funktion. Wir existieren ausschließlich von Spenden.*

Wir treffen uns, zurzeit wegen Corona nicht so möglich, zweimal im Monat zu öffentlichen Sitzungen, damit möchten wir erreichen, dass Thema Sterben und Tod in die Öffentlichkeit zu transportieren.

Wichtig ist uns, dass das Sterben wieder zum Leben gehört. Themen der öffentlichen Treffen sind Vorsorgemöglichkeiten, Patientenverfügungen, Organspende, Bestattungen, Umgang mit Krankheiten, Palliativmedizin und Sterben.

Unsere Begleiter werden in regelmäßigen Seminaren qualifiziert. Dazu gehören auch die Förderung von Empathie sowie die Auseinandersetzung mit dem eigenen Sterben. Die Brücke arbeitet eng mit dem Hospiz und im palliativen Netzwerk zusammen.

Stöcker: Kommen Tätige der Brücke auch in die stationäre Einrichtung?

Colombo: *Wir begleiten sterbende Menschen und deren Angehörige in Krankenhäusern, Pflegeeinrichtungen und zu Hause und führen Trauergespräche.*

Eine Gruppe der aktiven ehrenamtlichen Mitglieder besucht auf Wunsch Bewohner in Pflegeeinrichtungen. Wir ersetzen keine professionelle Pflege, sondern unsere Begleitung ist ein zusätzliches mitmenschliches Angebot.

Stöcker: Kann Sterben schön sein?

Colombo: *Ich glaube nicht, dass Sterben schön sein kann. Ich würde eher sagen, es kann gnädig sein. Es ist meine persönliche Meinung, dass der Tod gnädig sein kann. Schön kann eher der Ablauf sein. Dass gesagt wird, das hat gepasst, die Begleitung war für den Betroffenen gut und für mich zufriedenstellend. Dass der Mensch ruhig, leise und zufrieden unsere Welt verlassen hat.*

Stöcker: Wie sieht aus Ihrer Sicht eine gute Sterbebegleitung aus?

Colombo: *Ja, gute Sterbebegleitung, was bedeutet das? Aus meiner Sicht bedeutet das in erster Linie, dass die sterbenden Menschen eine gute Schmerzbehandlung erfahren. Eine Linderung und/oder Behandlung von Atemnot und Unruhe stattfindet. Dass eine Beziehung* *eingegangen werden kann, die nicht immer nur in Worten besteht, es findet ein Gefühlsaustausch statt.*

Die Brücke

Wichtig ist, dass nicht unnötige lebensverlängernde Maßnahmen stattfinden, z. B. am Ende des Lebens noch Sauerstoff verabreicht wird. Dass die Menschen keine Ernährungssonde haben, was sich in den letzten Jahren schon sehr reduziert hat, und damit durch eine Überwässerung Atemprobleme auftreten können.

Wichtig sind auch die Angehörigen. Sie gehören immer mit dazu. In manchen Fällen mehr als der sterbende Mensch. Da kommen Angehörige, die sagen: „Meine Mutter isst und trinkt nicht mehr. Sie verdurstet und verhungert doch. Da muss doch was gemacht werden!" Da kann ich ihr nur sagen, ein Mensch, der am Lebensende angelangt ist, der mag nicht mehr essen und trinken, es entlastet den Körper und macht das Sterben leichter.

Eine gute Sterbebegleitung beinhaltet zu erkennen, was der Mensch individuell braucht. Auch bezogen auf Körperkontakt ist das sehr unterschiedlich. Das bedeutet z. B., ich nehme meine Hand und lege sie unter die Hand des sterbenden Menschen und beobachte, ob er meine Hand nimmt. Es gibt auch Menschen, die ihre Hand wegziehen. Oder andere, die sich festhalten. Daraus kann abgeleitet werden, was sie zulassen. Oft erlebe ich die Menschen erst und nur in der letzten Zeit des Lebens. Teilweise können die Menschen nicht mehr sprechen. Es ist oft wichtig, da zu sein, ich versuche es mit Summen oder Singen oder Beten oder Vorlesen. Entlastend kann auch sein, den Mund zu befeuchten und mit einem schönen Öl eine Handmassage durchzuführen.

Manchmal kann es für die Begleiter schwierig sein, einfach dazusitzen und auszuhalten und zu akzeptieren, nichts mehr tun zu können.

Sterbende brauchen zwischendurch auch Zeit für sich. Also auch den sterbenden Menschen Ruhe geben.

Stöcker: Was möchten Sie Pflegenden und Betreuenden noch mitteilen?

Colombo: *Mir ist wichtig, dass der Mensch würdevoll und selbstbestimmt gepflegt wird. Dazu gehört auch, dass der Sterbende auch Angebote ablehnen darf. Wichtig ist viel Empathie, auch für die Selbstbestimmung, Autonomie und vielleicht Andersartigkeit. Für ein Verhalten, welches vielleicht fremd ist. Wichtig finde ich auch in der Pflegebegleitung einen humorvollen Umgang mit den Menschen.*

Stöcker: Herzlichen Dank für das interessante Gespräch.

Sterben als Prozess

Sterben bedeutet Loslassen und Abschied nehmen. Sterben bedeutet ein Durchleiden der letzten „Krise" des Lebens. Sterben bedeutet Angst haben (auch für Begleiter und Angehörige).

Was passiert jedoch auf der körperlichen Ebene in der Phase des nahenden Todes?

Körperliche Prozesse

So individuell wie der Mensch ist, so individuell findet auch sein Sterben statt. Der Sterbeprozess zeigt sich jedoch durch verschiedene Anzeichen und Symptome. Der sterbende Mensch wird immer schwächer, er nimmt immer weniger am Leben teil und liegt oft im Bett mit geschlossenen Augen. Das bedeutet nicht immer, dass er schläft, sondern er hat vielleicht keine Kraft mehr, die Augen länger zu öffnen.

An einigen körperlichen Zeichen ist zu erkennen, dass der Tod bald eintreten wird:

- rascher, schwacher, unregelmäßiger Puls
- Blutdruckabfall
- kalter, klebriger Schweiß
- kalte Extremitäten
- blasse und bläulich marmorierte Haut
- eingefallenes Gesicht mit hellem Nasen-Mund-Dreieck
- Augen sind offen und halb offen, der Blick geht in die Ferne
- oberflächliche, unregelmäßige, erschwerte Atmung
  (z. B. Cheyne-Stokes-Atmung) bei offenem Mund (Achtung! Mundtrockenheit)
- zunehmende Apathie, Somnolenz oder Bewusstlosigkeit
- motorische Unruhe und Angst

Schmerzen

Herr Silberschmidt hat starke Schmerzen (NRS 8). Er kann sich selbst auch nur noch eingeschränkt bewegen. Durch seinen Gewichtsverlust und den reduzierten Stoffwechsel ist er dekubitus-gefährdet. Bereits vor vierzehn Tagen hatte er eine Rötung an der rechten Ferse. Nach Ihrer fachlichen Einschätzung wird er jede Stunde mit leichten Bewegungsunterstützungen im Bett positioniert. Doch steigt jedes Mal sein Schmerz. Wie entscheiden Sie sich? Wird Herr Silberschmidt weiterhin positioniert oder riskieren Sie die Entstehung eines Dekubitus?

In der pflegerischen Praxis steht Ihnen der Expertenstandard Schmerzmanagement in der Pflege (Pflege, 2020) zur Verfügung. Dort finden Sie die Aussage: „lt. McCaffery ist

Schmerz das, was die Person darüber sagt, und er ist jedes Mal da, wenn sie es sagt." Juchli postulierte ebenfalls vor vielen Jahren, dass ein Schmerz das ist, was nach Aussagen des Betroffenen schmerzt. Von diesen Aussagen lässt sich ableiten, dass Schmerz nicht nur sehr individuell ist, sondern dass eine Aussage von dem sterbenden Menschen immer als Wahrheit anzuerkennen ist.

Haben Sie schon einmal Schmerzen gehabt? Ich hoffe es, denn ansonsten wären Sie lebensgefährlich erkrankt. Ein akuter Schmerz hat eine Warnfunktion und möchte ausdrücken: „Bitte hinschauen!. Hier stimmt etwas nicht!" Ein chronischer Schmerz kann jedoch zum Vernichter und Folterknecht werden. Schmerz ist eine Sinneswahrnehmung, die vielen Einflüssen unterliegt. Dazu gehört, welche Erfahrungen bereits beim Schmerzerleben und dessen Behandlung gemacht wurden. Des Weiteren ist das Schmerzerleben kulturell und biografisch geprägt. Darf ein Schmerz zugelassen werden? Die männlichen Bewohner im höheren Alter haben als Jungen oft genug gehört: „Ein Indianer kennt keinen Schmerz." Aushalten war die Devise.

Schmerz ist also „ein unangenehmes Sinnes- und Gefühlserlebnis, das mit aktueller oder potenzieller Gewebeschädigung verknüpft ist oder mit Begriffen einer solchen Schädigung beschrieben werden kann". (Thieme, 2015)

Es werden verschiedene Einflussfaktoren beschrieben, sie sind jedoch nicht einzeln zu betrachten, sondern wirken zusammen und beeinflussen sich gegenseitig. Dazu gehören **physische Faktoren**. Der sterbende Mensch fühlt sich kraftlos, muss eventuell wiederholend erbrechen, leidet unter einer Obstipation und/oder hat keinen Appetit mehr. Zu den **kulturellen Faktoren** gehören die individuelle Einstellung zum Schmerzerleben, d. h. darf er zugelassen werden oder wird er unterdrückt? Das Netzwerk um den betroffenen Menschen nimmt auf sein Wohlbefinden einen großen Einfluss, diese **sozialen Faktoren** bestimmen entscheidend den Schmerzpegel. Hat der Mensch das Gefühl, dass sein Schmerzerleben ernst genommen wird? Angst, depressive Verstimmungen oder zunehmende Wahrnehmungsstörungen gehören zu den **psychischen Faktoren**. Der Glaube, eigene Motivationen und die eigene Spiritualität gehören zu den **geistigen Faktoren** und beeinflussen das Schmerzgeschehen ebenfalls. Seien Sie sich als Pflegende dieses Zusammenspiels immer bewusst.

Weiterhin werden vier verschiedene Schmerzarten auf der Schmerzebene beschrieben (Thieme, 2015):

- somatischer Oberflächenschmerz
  - bei Verletzungen der Haut, wie Schnitte
  - ist i. d. R. begrenzt und gut lokalisierbar
- somatischer Tiefenschmerz
  - in der Tiefe begründet, wie z. B. Muskel- oder Gelenkschmerzen
  - ist i. d. R. begrenzt und gut lokalisierbar
- viszeraler Schmerz
  - organische Schmerzen
  - schwierig lokalisierbar
- neuropathischer Schmerz
  - Nerven sind betroffen

Nicht zu vergessen sind auf der psychischen Ebene der psychogene Schmerz, die somatoformen Störungen. Dazu zählt die anhaltende Schmerzstörung. Im Vordergrund dieser Form steht ein andauernder, schwerer und quälender Schmerz, der durch einen physiologischen Prozess oder eine körperliche Störung nicht vollständig erklärt werden kann. Der Schmerz tritt in Verbindung mit emotionalen oder psychosozialen Konflikten auf. (Stöcker, 2021)

Die Aufnahme, Weiterleitung und Verarbeitung von Schmerzreizen durch das Nervensystem wird als Nozizeption oder Sinnesfühler bezeichnet. Der menschliche Körper verfügt über verschiedene Formen von Nozizeptoren.

Dazu gehören:
- mechanische Reize
- thermische Reize
- chemische Reize
- elektrische Reize

Findet ein Reiz statt, schüttet der Körper Schmerzsubstanzen aus, dazu gehören Kinine, Serotonin und Prostaglandine. Nun wird der Schmerz über zwei verschiedene Nervenfasern, die schnellen A-delta-Fasern und die langsamen C-Fasern, zum Rückenmark geleitet. Erst dann kommt der Schmerz über aufsteigende Bahnen im Mittelhirn an. Dort nimmt er Einfluss auf die Atmung, den Blutdruck und die Herzfrequenz. Weiter geht es in drei verschiedene Bereiche des Gehirns zum Hypothalamus, zum limbischen System und zum Großhirn. Dort wird er bewusst erkannt und über das Kleinhirn werden weitere körpereigene Stoffe aktiviert und schmerzdämpfende Signale an das Rückenmark geschickt.

Zusammengefasst kann festgehalten werden, dass Schmerzen den ganzen Menschen in seinen elementaren Funktionen auf allen Ebenen beeinflussen. Daraus leitet sich ab, sofort Maßnahmen einzuleiten und das Schmerzgeschehen adäquat zu erfassen.

Zu erfassen und individuell zu planen ist also Folgendes (DNQP, Schmerzmanagement in der Pflege, 2020):
- die Schmerzintensität.
- welche schmerzbedingten Probleme treten auf?
- welche Fähigkeiten und Ressourcen sind vorhanden?
- medikamentöse Maßnahmen mit Wirkung und Nebenwirkung.
- nicht-medikamentöse Maßnahmen mit Wirkung und Nebenwirkung.
- Beratung und Schulungen des Betroffenen, seiner Angehörigen und ggf. Betreuer.

Grundsätzlich gilt es alles mit dem Menschen zu besprechen und nach seinen individuellen Wünschen zu planen. Sie müssen als Pflegefachkraft immer wieder Entscheidungen treffen und zunehmend fachlich beraten.

Zur Erinnerung: Führen Sie einen Bewohner durch Bewegung, die geschieht, um einen Dekubitus zu verhindern, in einen stärkeren Schmerz? Oder lassen Sie die Durchführung der Bewegung sein und riskieren dadurch beim sterbenden Menschen einen Dekubitus? Diese Fragen können nur Sie immer wieder neu beantworten. Auch kein Expertenstandard kann Ihnen diese Entscheidung und die Verantwortung dazu abnehmen. Aber Achtung! Bitte dokumentieren Sie Ihre Entscheidung fachlich und nachvollziehbar.

Im Expertenstandard Dekubitusprophylaxe wird daraufhin gewiesen, dass eine Entstehung eines Dekubitus in einer palliativen Situation kein Pflegefehler ist. (DNQP, 2017)

In der Sterbephase verändert sich oft die Körperwahrnehmung, daher sollten Sie nach Möglichkeit auf Wechseldruckmatratzen verzichten. Bevorzugen Sie Mikrolagerungen, die Wünsche des Sterbenden stehen im Vordergrund. Jeder Mensch hat bevorzugte Positionen. Ist der sterbende Mensch unruhig oder ängstlich, bieten sich körperwahrnehmende Begrenzungen an („Nestbau"). Bitte beachten Sie dabei die Körper- und Umgebungstemperatur. Der sterbende Mensch sollte nicht durch Lagerungshilfsmittel ins Schwitzen kommen oder bewegungsunfähig werden.

Zur Erfassung der Schmerzintensität stehen Ihnen verschiedene Erfassungssysteme, abhängig von den Möglichkeiten des Bewohners, zur Verfügung.

Ein **Schmerztagebuch** kann beispielsweise vom Betroffenen eigenständig geführt werden. Es unterstützt das Selbstmanagement des Menschen und zeigt seinen individuellen Schmerzverlauf sowie die Einflussfaktoren der Therapie.

Um Abstufungen des Schmerzerlebens zu erfassen, bieten sich **Schmerzskalen** an. Zur Verfügung stehen Ihnen die nummerische Rangskala (NRS), die visuelle Analogskala (VAS), verbale Rangskala (VRS) und Wong-Baker-Gesichtsskala (Smiley-Skala).

Die **nummerische Rangskala** findet häufig Anwendung. Die Skala besteht aus der Zahl 0 (kein Schmerz) bis 10 (maximal stärkster vorstellbarer Schmerz). Viele Bewohner haben Probleme, die „richtige" Zahl zu finden. Jedoch gibt es keine „richtige" Zahl. Ziel der Erfassung ist es, eine Basis zu finden. Stellen Sie sich jetzt bitte Folgendes vor. Vor Ihnen stehen zwei Personenwaagen. Sie stehen auf der ersten, die Ihnen ein Gewicht von 50 kg anzeigt, dann gehen Sie auf die zweite und erfahren ein Gewicht von 70 kg. Beide Gewichte stimmen nicht, jedoch wenn Sie sich für eine Waage entscheiden und diese zukünftig benutzen, können Sie den Verlauf des Gewichts sehen – Zu- oder Abnahme. So ist die Zahl der Skala zu übersetzen. Gibt Ihnen der Bewohner eine Schmerzzahl von 3 an und mit ihm ist vereinbart, dass er ab NRS 3 ein Analgetikum bekommt, ist es jetzt entscheidend, wie sich die Zahl verändert. Geht die Zahl runter, hat es also gewirkt? Oder bleibt sie konstant oder steigt sie sogar? Dann müssen andere Maßnahmen eingeleitet werden.

Die **visuelle Analogskala** stellt die beiden Pole „kein Schmerz" und „stärkster vorstellbarer Schmerz" als Linie zur Verfügung. Der betroffene Mensch kann nun seine empfundene Schmerzstärke einzeichnen.

Anders ist es bei der **verbalen Rangskala**, hier wird die Schmerzintensität verbalisiert und zwar mit den Worten:

- keine Schmerzen
- leichte Schmerzen
- mäßige Schmerzen
- starke Schmerzen
- sehr starke Schmerzen

Die Wong-Baker-Gesichtsskala ist ursprünglich für Kinder entwickelt worden, wird aber (leider) für Menschen mit kognitiven Einschränkungen benutzt. Bitte bedenken Sie jedoch, dass der Mensch dazu in der Lage sein muss, die Smileys zu erkennen bzw. überhaupt zu kennen. Menschen mit einer demenziellen Erkrankung können vielleicht mit den Smileys nichts anfangen. Oft sind auch die Abbildungen auf diversen Formularen viel zu klein und zu blass gedruckt, um sie überhaupt optisch zu erfassen. Des Weiteren berücksichtigen Sie bitte die beschriebenen Spiegelneuronen. Wird ein lächelndes Gesicht erkannt, kann es durchaus vorkommen, dass dies ein Lächeln auslöst. So kann ein Lächeln als ein Fehlen von Schmerzen fehlinterpretiert werden.

Daher wird, besonders bei Menschen mit einer Demenz, die **BESD** Erfassung empfohlen. BESD steht für **Be**urteilung von **S**chmerzen bei **D**emenz. Es gibt fünf Items, die bei Menschen mit einer Demenz beobachtet werden.

- Atmung
- negative Lautäußerung
- Gesichtsausdruck
- Körpersprache
- Trost (die Fähigkeit der Annahme von Trost)

Schmerzgesellschaft BESD

Die Items werden je nach Ausprägung mit Punkten bewertet und addiert.

Grundsätzlich ist eine gezielte Beobachtung des Menschen erforderlich. Dazu gehören die Vitalwerte, der Ernährungszustand, die komplette Körpersprache, Äußerungen, Verhalten und die Schlafqualität.

Medikamentöse Therapie

Ziel der Therapie ist nach Möglichkeit eine Schmerzbeseitigung, manchmal gelingt jedoch nur eine Schmerzreduktion. Dennoch gibt es Menschen, die bewusst jegliche Form von Schmerzmittel ablehnen, sie möchten den Tod entweder mit vollem Bewusstsein erleben oder ihr Glaube untersagt es ihnen.

Bekannt ist Ihnen das von der Weltgesundheitsorganisation (WHO) erarbeitete Stufenschema. Es dient dazu, Schmerzen systematisch zu behandeln (siehe Seite 34).

Das Prinzip des Stufenschemas besagt, dass von der ersten Stufe beginnend bei nicht ausreichender Schmerzreduktion die nächste Stufe einsetzt. Bei allen drei Stufen können Koanalgetika angeordnet werden. Bei der Stufe zwei und drei können zusätzlich Nichtopioide der Stufe eins angeordnet werden.

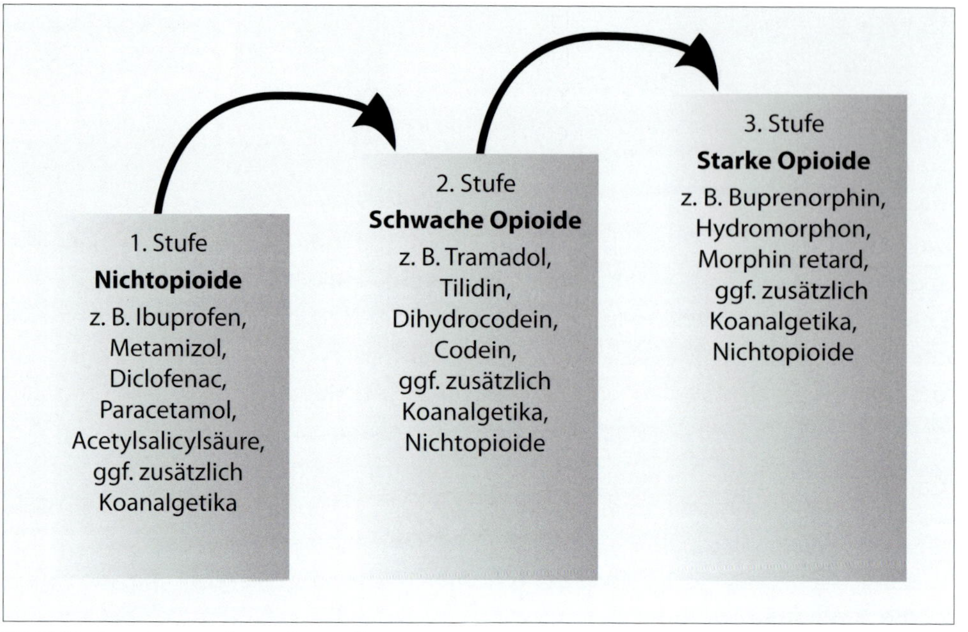

WHO-Stufenschema, eigene Darstellung

In der ersten. Stufe des Schemas sehen Sie nichtopioide Analgetika, sie wirken nicht zentral an den Opioidrezeptoren, sondern peripher an den Nozizeptoren. Die gängigsten Vertreter dieser Gruppe sind:

- Metamizol, z. B. Novalgin
- Diclofenac, z. B. Voltaren
- Paracetamol, z. B. Paracentamol
- Acetylsalicylsäure, z. B. Aspirin
- Ibuprofen, z. B. Ibuprofen

Je nach Wirkstoff wirken die Medikamente zusätzlich entzündungshemmend oder fiebersenkend. In erster Linie ist der Arzt für die korrekte Anordnung verantwortlich. Sie sind die Pflegende, die den sterbenden Menschen die Medikamente verabreicht. Somit befinden Sie sich in der Durchführungsverantwortung. Der sterbende Mensch ist in Ihrer Obhut und Sie erkennen und erleben mit ihm seine Schmerzen, die Wirkung der Medikamente, aber auch die Nebenwirkungen. Daher sollten Sie die von den Medikamenten, die Sie verabreichen, die unerwünschten Wirkungen (Nebenwirkungen) kennen.

Bei Analgetika dieser Gruppe können gastrointestinale Beschwerden auftreten, Übelkeit, Erbrechen, und Durchfälle. Beachten und differenzieren Sie, ob es ggf. Symptome des vorhandenen Krankheitsbildes sind, sich der Sterbeprozess auf diese Weise zeigt oder Nebenwirkungen der verabreichten Medikamente. Eine bekannte Nebenwirkung der Acetylsalicylsäure, ausgelöst durch die Thrombozytenaggregationshemmer, ist die Blutungsneigung. Bei bestehenden Geschwüren besteht daher eine erhöhte Blutungsgefahr.

Opioide sind zentralwirkende Analgetika und werden als schwache in der zweiten Stufe und als starke in der dritten Stufe des WHO-Schemas eingesetzt. Opioide wirken an verschiedenen Rezeptoren im zentralen Nervensystem (ZNS). Sie finden im WHO-Schema die Einteilung in schwache und starke Opioide. Eine gängige Verabreichungsform sind opioidhaltige Schmerzpflaster. Sie sind Ihnen als Fentanyl bzw. Buprenorphin unter den Handelsnamen Durogesic®, Fentanyl-ratiopharm®, Buprenorphin® oder weiteren bekannt. Wichtig sind die korrekte Anwendung der Pflaster, die Entsorgung sowie die Diskussionen um Missbrauch oder Abhängigkeit.

Die bevorzugten Stellen zum Aufbringen auf den Körper sind die Oberarme, rechts und links des Brustbereichs, die Schulter und der Oberschenkel. Entfernen Sie immer erst das alte Pflaster und kleben Sie das neue auf eine andere Stelle. Wenn Sie das Pflaster aufgeklebt haben, drücken Sie es noch ca. eine Minute mit der flachen Hand an.

Cave!

- Pflaster dürfen nicht zerschnitten werden!
- Pflaster vor MRT-Untersuchungen abnehmen!
- Bei erhöhten Temperaturen kann es zu Überdosierung kommen, z. B. erhöhte Körpertemperatur/Fieber, Wärmequellen wie Körnerkissen/Wärmelampen, Baden/Duschen

Immer wieder wird von Drogenabhängigen berichtet, die den Müll von Krankenhäusern und Pflegeeinrichtungen nach entsorgten Fentanyl-Pflastern absuchen. Die User kochen die Pflaster aus und injizieren den Sud oder sie werden wie Kaugummi gekaut. Somit wird der Reststoff über die Mundschleimhaut aufgenommen. Daher ist es wichtig, dass die Pflaster professionell entsorgt werden. Entweder leisten Sie das über einen Entsorgungsvertrag mit Ihrer Apotheke oder Sie kleben das entfernte Pflaster mit den Innenseiten zusammen und entsorgen es über den Spritzenabwurfbehälter.

Bekannte Nebenwirkungen sind:

- Obstipation
- Atemdepression
- Müdigkeit, Sedierung
- Übelkeit, Erbrechen
- Krampfanfälle

Opioide unterliegen dem Betäubungsmittelgesetz.

Koanalgetika werden auch adjuvante Analgetika genannt. Sie gehören nicht zu der Gruppe der Analgetika, sondern werden ergänzend verabreicht. Dazu gehören je nach erwünschten Wirkungen Antidepressiva, Antiemetika, Antikonvulsiva oder Glukokortikoide.

Herr Silberschmidt beschreibt unspezifische Schmerzen und Verdauungsstörungen, die sich als Obstipation und Übelkeit zeigen. Sind es Beschwerden des vorangeschrittenen Pankreas-CA oder Nebenwirkungen des Fentanyl-Pflasters?

Umgang mit Betäubungsmitteln

Der Umgang mit Betäubungsmitteln (BTM) wird im Betäubungsmittelgesetz (BtMG) geregelt.

Grundsätzlich ist Folgendes zu beachten:

- BTM müssen vor Zugriff Unberechtigter geschützt werden – also immer unter Verschluss gehalten werden, Schlüssel wird nachweislich und persönlich weitergereicht
- Sie dürfen nicht mit den anderen Medikamenten gelagert werden
- Es ist ein schriftlicher Nachweis zu führen (§ 13 BtMVV, drei Jahre Aufbewahrungspflicht)
- Rezepte sind bis zur Einlösung verschlossen aufzubewahren
- Bei Bruch einer Ampulle ist ein Zeuge hinzuziehen
- Rückgabe an die Apotheke

Atmung und Atemnot

Atmung ist Leben und Leben ist Atmung. Der erste Atemzug geschieht am Tag der Geburt und der letzte bei Eintritt des Todes. Wir halten vor Schreck den Atem an und bei Entspannung lassen wir den Atem fließen. Atmen Sie jetzt mal bewusst in Ihren Bauch ein. Zählen Sie beim Einatmen bis fünf (ein, 2, 3, 4, 5) und beim Ausatmen ebenfalls (aus, 2, 3, 4, 5). Stellen Sie sich vor, wie Sie beim Einatmen frische Energie aufnehmen und beim Ausatmen alles Belastende abgeben.

Jetzt laufen Sie, falls vorhanden, ganz schnell eine Treppe rauf und runter. Oder einfach mal ein paar Meter ganz schnell auf der Straße. Sind Sie außer Puste? Haben Sie Atemnot? Sie haben eine Dyspnoe, das heißt Ihre Atmung ist beschleunigt und erschwert. Atemnot entsteht, wenn nicht genug Sauerstoff (O2) oder zu viel Kohlendioxid (CO2) im Blut ist. Dieses Missverhältnis kann durch Körperaktivitäten, Krankheiten oder Notfälle entstehen.

Wie geht es dann dem betroffenen Menschen? Er hat Angst, ringt nach Luft, ist unruhig, seine Lippen, Finger- und Zehennägel können sich bläulich (Zyanose) verfärben.

Versuchen Sie diesen Zustand der Atemnot zu beenden. Hält dieser länger an, kann es zu Organschäden kommen. Bewahren Sie Ruhe und vermitteln Sie Ruhe. Öffnen Sie ein Fenster und lassen frische Luft in den Raum. Richten Sie nach Möglichkeit den Oberkörper des Bewohners auf und öffnen Sie einengende Kleidung. Versuchen Sie die Atemhilfsmuskulatur des Menschen zu unterstützen, entweder kann er sich selbst mit den flachen Händen auf z. B. der Matratze abstützen oder Sie reichen ihm Ihre flachen Hände. So können Sie gegen seine flachen Hände drücken und unterstützen somit seine Atmung.

Beruhigend kann es wirken, wenn der Bewohner seine flache Hand oberhalb der Brust unter das Schlüsselbein legt und langsam, aber bewusst in seine Hand atmet.

Machen Sie diese Übung mit dem Bewohner gemeinsam, wirken Sie als Vorbild beruhigend und vermitteln Sie Sicherheit.

Bildet sich vermehrt Schleim, kann Absaugen eine Erleichterung verschaffen, jedoch kann vermehrtes Absaugen im Rachenraum zu erhöhter Schleimbildung führen. Durch den Absaugkatheter können Schleimhäute verletzt werden und Blutungen entstehen. Sie sehen, Sie müssen immer wieder fachlich abwägen.

Um präventiv zu begleiten, versuchen Sie die Ursachen der Atemnot zu ergründen. Dazu können Grundkrankheiten gehören, Nebenwirkungen von Medikamenten, Aufregung und Ängste oder auch allergische Reaktion.

Übelkeit und Erbrechen

Übelkeit und Erbrechen müssen nicht immer etwas direkt mit der Grunderkrankung oder dem Sterbeprozess direkt zu tun haben. Viele andere Gründe können ebenfalls zu Übelkeit und Erbrechen führen.

Jedoch kann es die Angst vor dem Verhungern, gerade bei Angehörigen, fördern. Bieten Sie dem Erkrankten kleine Portionen zu essen oder zu trinken an und berücksichtigen Sie seine Wünsche. Vermeiden Sie unangenehme Gerüche. Manchmal können Düfte hilfreich sein.

Durchblutung – Kreislauf

Die Durchblutung des Körpers verändert sich, die Kraft der Gefäße nimmt ab. Der Puls wird schwächer und langsamer, er kann in der finalen Phase bereits aussetzen.

Die Körpertemperatur kann sinken. Die Extremitäten fühlen sich kalt an und das Kälteempfinden ist erhöht. Sorgen Sie dafür, dass der Bewohner nicht friert. Ziehen Sie ihm warme Socken an. Es gibt sogenannte „Hot-Socks", das sind Plüschsocken mit eingebrachten Körnern, die in der Mikrowelle erwärmt werden können. In den meisten Einrichtungen sind Wärmflaschen aus Sicherheitsgründen verboten. Jedoch stellen sie für viele Menschen eine Quelle des Wohlbefindens dar. Es muss kein kochendes Wasser in eine Wärmflasche (musste es noch nie!). Bauen Sie den sterbenden Menschen ein „Nest" des Wohlbefindens. Achten Sie jedoch bitte auf Bewegungsfreiheit.

Fieber

Einige Erkrankungen sind von erhöhter Temperatur und Fieber begleitet. Dazu gehören ebenso Begleiterkrankungen wie Pneumonien oder Wunden.

Vermeiden Sie einen Hitzestau bei Ihrem Bewohner. Achten Sie auf eine Flüssigkeitszufuhr, falls diese verweigert wird, finden Sie alternative Möglichkeiten, wie im Kapitel Ernährung beschrieben.

Entlastende kühlende Maßnahmen können Wadenwickel sein. Bitte nicht bei Durchblutungsstörungen sowie kalten Händen und Füßen anwenden. Eine weitere Möglichkeit sind Waschungen mit lauwarmem Wasser und Zusätzen wie Pfefferminztee.

Kühlmatten oder lokale Kühlelemente können ebenfalls eingesetzt werden. Achten Sie bei allen Angeboten darauf, dass der Mensch nicht unterkühlt.

Obstipation

Wie Sie im Kapitel Schmerzen bereits gelesen haben, kann eine Obstipation eine Nebenwirkung der Opioide darstellen. Prüfen Sie bitte auch die möglichen Nebenwirkungen der anderen angeordneten Medikamente. Eine Obstipation kann mehrere Ursachen haben und stellt für den betroffenen Menschen oft eine zusätzliche Belastung dar.

Zu der medikamentösen Behandlung stehen Ihnen eine Reihe von nicht-medikamentösen Angeboten zur Verfügung. Dazu gehören:

- Kolonmassage (Uhrzeigersinn!)
- ausreichende Flüssigkeit
- Buttermilch
- Sauerkrautsaft
- ein Glas kaltes Wasser vor der ersten Mahlzeit
- Kaffee
- (eine Zigarette rauchen)

Veränderungen des Bewusstseins – Unruhe

Nestelbewegungen – was führt dazu?

Ihre Hände arbeiten Ihr Leben lang und sind dann im Alter, in der Pflegebedürftigkeit, zum Nichtstun verdammt. Was machen die Hände? Sie bewegen sich, sie nesteln. Vielleicht braucht der Mensch etwas für seine Hände zum Greifen, zum Bewegen. In der letzten Phase des Lebens kann es auch das Beten bedeuten. Katholiken beten vielleicht im Gedanken den Rosenkranz, Moslime die Gebetskette, Hindus haben ebenfalls eine Gebetskette und Buddhisten die Mala. Unterstützen Sie den Menschen, indem Sie Angehörige ansprechen, damit sie diese besorgen können, bzw. falls etwas vorhanden ist, achten Sie darauf, dass der Mensch die Ketten bekommt.

In der letzten Phase des Lebens können Ängste und Unruhezustände zunehmen. Geben Sie den Menschen bei Ängsten Sicherheit, durch Anwesenheit, durch etwas zum Festhalten und körperwahrnehmende Berührungen. Zum Lebensende spricht der sterbende Mensch symbolhaft: „Ich werde erwartet" oder „Meine Mutter steht schon auf der anderen Seite" oder „Meine Koffer sind gepackt".

In der Praxis werden Sie immer wieder beobachtet haben, dass der Sterbende zum Ende des Lebens noch mal „aufblüht".

Essen und Trinken – Verhungern und Verdursten

Herr Silberschmidt kam bereits mit einem reduzierten BMI und Appetitverlust in die Einrichtung. Er verliert in der letzten Zeit weiterhin an Gewicht. Er kann normale Portionsgrößen nicht mehr essen. Er bekommt mehrmals täglich verschiedene kleine Portionen angeboten.

Im Artikel 1 des Grundgesetzes steht: „Die Würde des Menschen ist unantastbar." Ebenso steht im Artikel 2, dass die Befriedigung menschlicher Grundbedürfnisse, dazu gehört auch die Nahrungsaufnahme, gesichert sein muss. Das bedeutet, jeder Mensch hat ein Recht auf lebensnotwendige Nahrungsaufnahme. Aber um jeden Preis?

Wie Sie gelesen haben, zeigt sich das Sterben durch viele Anzeichen und Symptome. Eine natürliche Reaktion des Körpers ist es, das Essen und Trinken einzustellen. Diese natürliche Reaktion hat die Wirkung, dass der Körper eigene Morphine und Endomorphine ausschüttet. Diese Stoffe bewirken eine Schmerzreduktion, leichte Euphorisierung und ein angenehmes, dämpfendes Gefühl. Dadurch kann eine gelöste, leicht schläfrige Stimmung entstehen.

Die zunehmende Schwäche führt dazu, dass der sterbende Mensch oft mit offen stehendem Mund atmet. Dadurch entsteht Mundtrockenheit. Probieren Sie es einmal selbst aus. Öffnen Sie Ihren Mund und atmen Sie über eine längere Zeit durch Ihren Mund. Wie fühlt es sich nach einiger Zeit an? Was brauchen Sie jetzt? Flüssigkeit, verabreicht über eine subkutan angelegte Infusion, weil Sie in 24 Std. unter der Summe X getrunken haben? Oder eine gute Mundpflege und Befeuchtung des Mundraumes?

Der Mensch verdurstet nicht und er verhungert nicht!

Wenn nichts mehr gegessen und somit keine Kalorien zugefügt werden, stellt sich nach wenigen Tagen das Hungergefühl ab. Auch hier werden körpereigene Morphine und Endorphine ausgeschüttet – mit den oben beschriebenen Effekten.

Zusätzlich baut der Körper Fettreserven ab. Dies hat zufolge, dass aus der Aufspaltung von Fettsäuren Ketone entstehen, die wiederum schmerzreduzierend wirken. Daraus können Sie ableiten, dass der Verzicht auf Trinken und Essen für den Sterbenden kein Leiden bedeutet. Die Aufnahme, Spaltung sowie der Stoffwechsel erfordern Energie, die der Körper nicht mehr hat. Wichtig ist, dass Ihre pflegerische Versorgung gut geplant und umgesetzt wird. Wenn Sie den Willen des sterbenden Menschen akzeptieren, verlängern Sie nicht unnötig diesen Prozess.

Was als sehr unangenehm empfunden wird, ist Mundtrockenheit. Dagegen hilft Flüssigkeit – feuchten Sie den Mund und die Lippen regelmäßig an. Dieses wertvolle Angebot kann auch von Angehörigen übernommen werden. Es kann vorkommen, dass Angehörige sich unsicher fühlen, zeigen Sie ihnen, wie sie den sterbenden Menschen unterstützen können. Des Weiteren bieten sich Fruchtsauger an. Vielleicht kennen Sie diese aus dem Kinderbereich. Ja, dort kommen sie her. Jedoch geht es immer um einen Menschen. Der Mensch durchläuft unterschiedliche Lebensphasen. Wir werden geboren und verfügen über wenige Fähigkeiten, die entsprechend der Entwicklung zunehmen. Im Alter, bei Krankheit, in der letzten Phase des Lebens verlieren wir wieder Fähigkeiten. Jedoch wird KEIN Mensch wieder zum Kind. Erwachsenwerden ist und bleibt eine Einbahnstraße. Sie als professionell Pflegende haben den Auftrag, zu erkennen, welche Fähigkeiten ein Mensch in der Pflege- und Betreuungssituation hat bzw. nicht mehr hat. Das primäre Ziel ist es, Fähigkeiten zu erhalten, zu erlangen oder wiederzuerlangen (Krohwinkel, 2013).

Wenn Sie beim sterbenden Menschen erkennen, dass er nicht mehr trinken möchte, aber noch schlucken kann, sorgen Sie dafür, dass sein Mund weiterhin feucht bleibt und er noch seine Lieblingsgeschmacksrichtungen erhält.

Dazu bieten sich Fruchtsauger an.

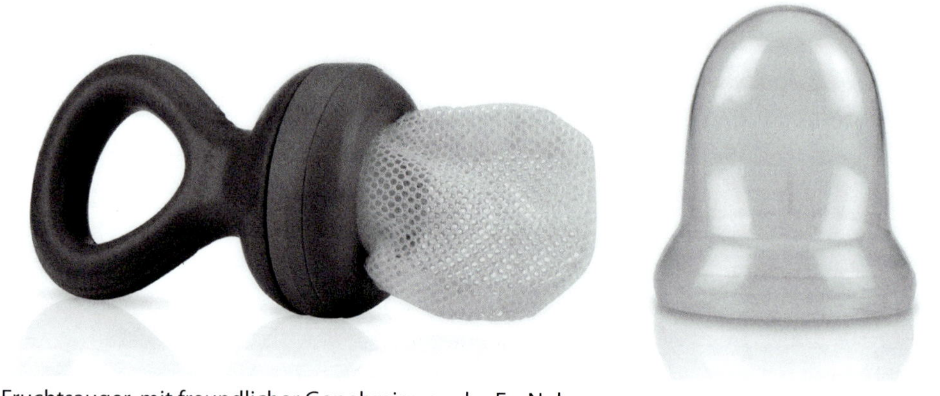

Fruchtsauger, mit freundlicher Genehmigung der Fa. Nuby

Das Netz kann mit Früchten, aber auch mit Fleisch oder Gemüse gefüllt werden. Sie können auch Getränke wie Säfte, Cola, Bier oder Schnaps einfrieren und die Eiswürfel in das Netz bringen. Der sterbende Mensch kann somit auf dem Netz kauen und er erhält damit den Geschmack, den er sich wünscht. Der angeregte Speichelfluss und die Flüssigkeit führen zu einer physiologischen Mundflora und verhindern die unangenehme Mundtrockenheit.

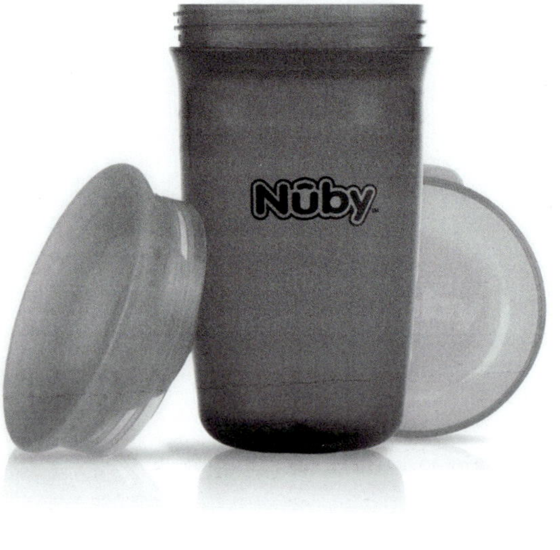

Wonder Cup, mit freundlicher Genehmigung der Fa. Nuby

Für Menschen, die sich nicht mehr vollständig aufrichten können oder einen Tremor haben, bieten sich Becher mit Nasenausschnitt oder Wonder Cups an.

Das Trinken muss ein wenig geübt werden, doch der Becher ist so konzipiert, dass nichts verschüttet werden kann.

Wie bereits beschrieben, wird kein erwachsener Mensch wieder zum Kind, jedoch können viele Fähigkeiten verloren gehen. Als Säugling können wir nur saugen und lernen erst dann vom Löffel zu essen. Wenn der sterbende Mensch nicht mehr vom Löffel essen kann, dürfen Sie Alternativen finden.

Dazu kann eine Saugflasche gehören. Richtig, eine Babyflasche! Manchmal brauchen Sie nicht nur gute Ideen, sondern auch Mut – und zwar für Ihren Bewohner. Denn wenn der sterbende Mensch noch saugen kann, was spricht dagegen? Sie können über die Saugflasche außer Milchprodukten auch dünne Suppen oder Smoothies anbieten. Ganz nach den Wünschen des Bewohners.

Übrigens, die meisten Fahrradfahrer haben eine Saugflasche am Fahrrad!

Bei Schluckstörungen ist bei den beschriebenen Möglichkeiten besondere Vorsicht geboten.

Schluckstörungen und Anreichen von Nahrung und Flüssigkeit

Prävention ist immer besser als heilen. Haben Sie sich schon einmal verschluckt? Wie viel Angst kann das auslösen und wie viel Kraft benötigen Sie zum Abhusten?

Achten Sie bei Ihren Bewohnern darauf, ob ihre Nase läuft. Sie kennen die Situation, ein Bewohner sitzt am Tisch, der Kopf ist leicht nach vorne gebeugt und es tropft aus seiner Nase. Das können die ersten Anzeichen einer Schluckstörung sein. Weitere Zeichen sind:

- Verschlucken, Räuspern, Husten
- Gefühl, dass die Nahrung „im Hals stecken" bleibt
- Herausfließen von Nahrung aus dem Mund
- Speisereste in den Wangentaschen
- Nahrungsverweigerung
- Schmerzen im Hals

Schalten Sie einen Logopäden ein. Gezielte Übungen können den Bewohner entlasten. Viele Muskeln sind am Schluckakt beteiligt, diese Muskeln können an Kraft verlieren, wie andere Muskeln auch. Ebenso können sie trainiert werden. Lassen Sie sich bitte auf eine kleine Übung ein.

1. Sprechen Sie ein paarmal die Buchstaben: ppppppppppppppppp
   Welche Muskeln/Bereiche des Mundes sind beteiligt? Richtig, die Lippen!

2. Sprechen Sie jetzt ein paarmal die Buchstaben: ttttttttttttttttttt
   Welche Muskeln/Bereiche des Mundes sind beteiligt? Richtig, die Zunge und der Gaumen!

3. Sprechen Sie ein paarmal die Buchstaben: kkkkkkkkkkkkkkk
   Welche Muskeln/Bereiche sind beteiligt? Richtig, der Rachen!

Wenn Sie diese kleinen Übungen, die übrigens sehr humorvoll sein können, regelmäßig mit Ihren Bewohnern durchführen, leisten Sie für das Muskeltraining zum erfolgreichen Schlucken einen wichtigen Betrag.

Bedenken Sie bitte, nicht jede Nahrungsverweigerung ist ein Sterbewunsch, vielleicht ist es auch manchmal ein Protest. Manche Darreichungsformen von Nahrungsmitteln dürfen überprüft und verändert werden. Unterschieden werden:

- weich gekochte oder mit der Gabel zerdrückte Kost
- pürierte Kost
- passierte Kost
- Sondenkost

Mittlerweile stehen viele Möglichkeiten zur Verfügung, das Essen appetitlich anzubieten. Für passierte Kost gibt es Formen, die die Konsistenz optisch wieder (fast) in die Ursprungsform bringen.

Zum Anreichen der Nahrung ist der Bewohner in eine aufrechte Körperhaltung zu bringen. Vermeiden Sie es, halb liegenden, fast schlafenden Menschen Essen oder Trinken anzureichen. Sie sollten für sich selbst ebenfalls eine bequeme Körperhaltung einnehmen, achten Sie auf Ihren Kontakt. Bitte kein Anreichen von oben herab. So kommt der Löffel auch nicht von oben zum Mund. Wie essen wir? Der Löffel kommt von unten!

Vor dem Anreichen sollte der Bewohner die Möglichkeit haben, seine Hände zu waschen. Das gehörte zu der Erziehung dieser Generation. Damit der Mensch das Essen riechen und somit besser schmecken kann, unterstützen Sie ihn auch dabei, sich **vor dem Essen die Nase** zu putzen.

Erinnern Sie sich an eine Situation in Ihrem Leben, als Sie Schnupfen hatten? Was haben Sie wahrscheinlich vor dem Essen gemacht? Die Nase geputzt. Denn sonst schmeckt das Essen nicht, es ist fad. Nach dem Anreichen sollte zum Abschluss die Nase wieder geputzt werden sowie eine individuelle Mundpflege durchgeführt werden.

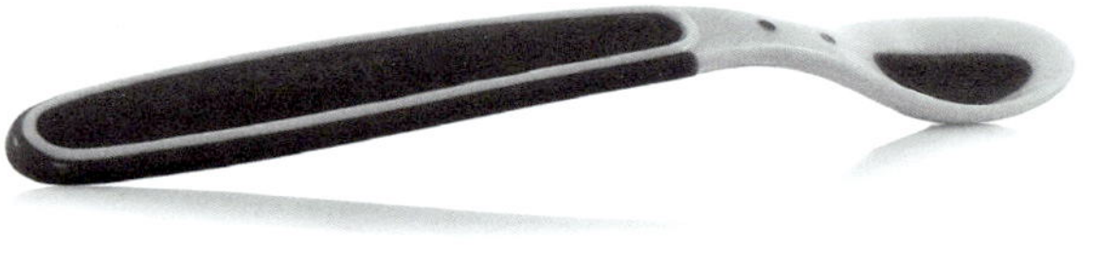

Nuby Wärmesensorlöffel

Viele Menschen reagieren beim Anreichen von Nahrung mit einem Metalllöffel, vor allem mit einem Esslöffel, mit Abwehr bzw. öffnen nicht den Mund. Auch dies muss nicht immer eine gewollte Ablehnung sein, sondern oft ist es ein Reflex. Wenn etwas Hartes kommt, wird der Mund zusammengepresst. Benutzen Sie lieber einen kleinen Plastiklöffel, wie z. B. einen Eierlöffel. Zusätzlich besteht der Vorteil in der kleinen Fläche des Löffels. Esslöffel verführen dazu, zu große Mengen in den Mund des Bewohners zu befördern. Eine sehr gute Lösung, um gleichzeitig zu erkennen, ob die Nahrung zu heiß ist, bieten Wärmesensorlöffel. Sie verfärben sich bei zu heißer Speise.

Der sterbende Mensch erhält nach Möglichkeit die Speisen, die er sich wünscht.

Versorgung mit einer PEG

Immer wieder wird die Frage gestellt, ob bei Bewohnern, bei denen das Essen und Trinken nicht mehr in der gewohnten und gewünschten Form möglich ist, eine perkutane endoskopische Gastrostomie, kurz PEG, gelegt werden soll. Diese Frage kann niemand eindeutig mit „Ja" oder „Nein" beantworten. Es ist immer eine individuelle Einzelfallentscheidung. Beachten Sie dazu bitte das Kapitel Rechtliche Aspekte.

Hat der sterbende Mensch eine PEG, ist eine besondere Mundpflege vonnöten. Schnell kann bei einer fehlenden Kautätigkeit eine Parotitis (Ohrspeicheldrüsenentzündung) entstehen und Soorbelag auf der Zunge entstehen. Unterstützen Sie Kaubewegungen, beachten Sie dazu das Kausäckchen im Kapitel Essen und Trinken.

Wenn Sie an der PEG Verrichtungen durchführen müssen, sprechen Sie bitte immer erst den Menschen an, bevor Sie sich dem Gerät widmen.

Gespräch mit Dr. med. dent. Sabine Fiedler, M.A. M.Sc.

Stöcker: Können Sie sich und Ihre Tätigkeit kurz vorstellen?

Fiedler: *Ich bin seit mehr als 20 Jahren als Zahnärztin tätig. Einer meiner Schwerpunkte ist die Prävention. Gerne bin ich neben meiner zahnärztlichen Tätigkeit als Dozentin und Lehrbeauftragte u. a. auch im gesundheitspsychologischen Bereich tätig. Mich faszinieren seit vielen Jahren vor allem die Zusammenhänge zwischen Mund- und Allgemeingesundheit.*

Stöcker: Das klingt interessant, könnten Sie das etwas ausführen?

Fiedler: *Gerne. Es ist allseits bekannt, dass man regelmäßig seine Zähne putzen sollte, aber nur wenige Menschen wissen, wie eng Mundgesundheit und Allgemeingesundheit verzahnt sind.*

Als ein Beispiel möchte ich die Parodontitis (im Volksmund oft Parodontose genannt) erwähnen, die unbehandelt z. B. mit einem erhöhten Risiko für Herzerkrankungen und Diabetes einhergeht.

Die Mundgesundheitsstudie V (Jordan, 2021) hat gezeigt, dass bereits 52 % der jüngeren Erwachsenen und 65 % der jüngeren Senioren eine parodontale Erkrankung haben. Bei den Menschen über 75 Jahren sind neun von zehn betroffen.

Das bedeutet, sehr viele Menschen haben – oft ohne es zu wissen – ein erhöhtes Risiko, an Allgemeinerkrankungen zu erkranken.

Daher liegt hier großes Potenzial, denn das Auftreten und Fortschreiten solcher Erkrankungen kann durch eine adäquate Parodontitistherapie und Präventionsmaßnahmen gesenkt werden.

Die richtige Zahn- und Mundpflege wirkt also gesundheitsfördernd und kann die Lebensqualität positiv beeinflussen.

Stöcker: Menschen am Lebensende haben oft keine Kraft mehr, den Mund zu öffnen, oder die Möglichkeit, ihre Mundpflege selbst durchzuführen, fehlt. Was ist wichtig und wie sollte eine Mundpflege stattfinden?

Fiedler: *Auch in der palliativen Begleitung bleibt eine gute Mundhygiene wichtig. In unserer Mundhöhle können sich Bakterien, Viren und Pilze ansiedeln. Diese können zu verschiedenen Problemen führen. Deshalb ist eine Keimzahlreduktion auch in dieser Phase wünschenswert. Besonders Palliativpatienten leiden an Mundtrockenheit, Borken und Belägen, entzündlichen Prozessen oder generell schmerzenden Mundverhältnissen. Wir müssen jedoch auch immer bedenken, dass unsere Mundhöhle eine Intimzone darstellt. Die Wünsche und Gewohnheiten des zu begleitenden Menschen sind deshalb besonders zu berücksichtigen.*

Immer wieder höre ich, dass Mundtrockenheit bei sterbenden Menschen ein großes Problem ist. Diese kann mehrere Gründe haben. Zum einen essen und trinken sie nicht mehr genug, sodass keine ausreichende Flüssigkeits- und Nahrungsaufnahme mehr erfolgt. Zum anderen sehen wir in dieser Phase häufig statt der normalen Atmung durch die Nase eine Mundatmung, wodurch keine Anfeuchtung der Einatemluft mehr erfolgt. Mundtrockenheit ist die Konsequenz. Aber auch diverse Medikamente oder Therapien können die Schleimhäute austrocknen und rissig machen. Dies ist nicht nur sehr schmerzhaft, über solche kleinen Verletzungen können Bakterien, aber auch Viren in den Körper eindringen und den Zustand zusätzlich verschlechtern.

Sterbenden kann hier beispielsweise durch ein Befeuchten der Mundschleimhaut geholfen werden. Hierfür eignen sich u. a. Sprühflüssigkeiten mit Wasser oder Lieblingsgetränken, wobei immer darauf geachtet werden muss, dass die Patienten nichts aspirieren können. Auch spezielle Mundpflegelösungen (z. B. mit Panthenol) können die Mundtrockenheit lindern. Eine weitere Möglichkeit bietet der Einsatz von Zitrusfrüchten, allein das Riechen an solchen wird den Speichelfluss anregen und eine Verbesserung herbeiführen. Ebenso kann eine sanfte Massage der Speicheldrüsen durch die Betroffenen selbst oder durch die Pflegenden eine Linderung schaffen. Die Vermeidung eines trockenen Raumklimas kann ebenfalls sehr hilfreich sein.

Stöcker: Sterbende leiden häufig an Mundgeruch, was Nähe besonders für Angehörige, aber auch Pflegende unangenehm machen kann. Woher kommt das und gibt es Möglichkeiten der Abhilfe?

Fiedler: *Es können mehrere Ursachen zugrunde liegen. Zum einen sind es manchmal schlicht die Bakterien im Zahnbelag. Dieser kann durch Zahnpflege häufig noch gut entfernt werden. Aber es können auch andere Erkrankungen wie beispielsweise Tumore, Entzündungen oder Pilzerkrankungen dafür verantwortlich sein.*

Zur Bekämpfung des Mundgeruchs empfiehlt es sich, wenn möglich mit einer weichen Zahnbürste und einer milden Zahncreme zu arbeiten, um den Zahnbelag zu entfernen. Auch Spülungen mit antiseptischen Lösungen oder z. B. Salbei- oder Kamillentee können helfen. Mundgeruch kann allerdings auch andere Ursachen haben und sollte ggf. weiter abgeklärt werden.

Stöcker: Manchmal schmerzt die Bewohner das Zähneputzen, haben Sie hierfür auch eine Erklärung und Ideen zur Unterstützung?

Fiedler: *Klagen die Palliativpatienten über Schmerzen im Mund, liegt das oft an entzündlichen Prozessen, an Bläschen, Aphthen oder manchmal auch an Tumoren.*

Der Leidensdruck durch solche Veränderungen ist häufig besonders hoch, da unser Mund mit zu den wahrnehmungsstärksten Bereichen unseres Körpers gehört.

Eventuell kann man hier mit betäubenden Salben oder Lutschtabletten Abhilfe schaffen. Es gibt auch Patienten, denen das Lutschen von Eiswürfeln Erleichterung bringt, wobei auch hier wieder darauf geachtet werden muss, dass es zu keiner Aspiration kommen kann. Bei starken Schmerzen kann auch eine systemische Schmerztherapie in Betracht kommen. Wenn möglich sollte der Zahnbelag schonend entfernt werden. Sonst begibt man sich in eine Art Teufelskreis, der Zahnbelag führt zu Entzündungsreaktionen des Zahnfleisches, welche wiederum das Putzen schmerzhaft werden lassen.

Stöcker: Gibt es noch etwas, was Sie Pflegenden mitteilen möchten?

Fiedler: *Aus meiner Sicht muss bei der Mundpflege von Schwerstkranken und Sterbenden häufig ein Kompromiss gefunden werden, der die Wünsche und Bedürfnisse dieser Menschen berücksichtigt und gleichzeitig so effektiv sein sollte, dass es zu einer Linderung der Beschwerden innerhalb der Mundhöhle kommen kann.*

Hierbei helfen die bestehenden Leitlinien und der Expertenstandard Mundgesundheit gut weiter, um eine wissenschaftlich fundierte, bedürfnisgerechte Versorgung auf hohem Qualitätsniveau anbieten zu können.

Stöcker: Herzlichen Dank für das interessante Gespräch.

Physiologie des Sterbens

Es kann bis zu mehreren Stunden dauern, Atmung und Kreislauf sind noch schwer zu erkennen, es können Unruhe, röchelnde oder brodelnde Atmung, Beklemmung und Krämpfe auftreten.

Beim klinischen Tod kommt es zum Kreislaufstillstand (Blässe), Atemstillstand (Dyspnoe), Irreversibler Areflexie, Abfall der Körperkerntemperatur (Algor mortis).

Beim Hirntod kommt es zum Ausfall der Gesamtfunktion des Menschen. Ein isolierter Hirntod bedeutet, dass die Hirnfunktionen vor dem Ausfall des Herzens ausfallen. Diese Phasen sind keine festen Gesetze, auch sie verlaufen individuell.

Ein Bewohner ist tot, wenn er aufhört zu atmen und sein Kreislauf stillsteht. Falls Angehörige bei Ihnen sind, geben Sie den Angehörigen einen Hinweis. Sie können es meistens nicht einschätzen. Oft sagen Pflegende den Satz: „Jetzt hat er es geschafft." Achten Sie bitte darauf, ob der Satz wirklich passt. Vielleicht finden Sie etwas Passenderes aus der Zeit der Begleitung. Wenn der sterbende Mensch z. B. sagte, „dass er bald bei seiner Frau sei", wäre es vielleicht passend zu sagen, dass er „jetzt bei seiner Frau ist". Falls Sie das nicht so direkt sagen möchten, hilft auch der Satz: „Er ist jetzt da, wo er sein möchte."

Informieren Sie Angehörige darüber, dass auch nach Eintritt des Todes der Verstorbene noch Atemgeräusche von sich geben kann. Es ist die letzte Luft, die entweichen kann.

Feststellung des Todes

„Thanatologie ist die Wissenschaft, die sich mit den Ursachen und Umständen des Todes befasst. Die Thanatologie ist ein interdisziplinäres Forschungsgebiet, auf dem Mediziner, Psychologen, Philosophen, Theologen, Ethnologen, Soziologen und Pflegewissenschaftler arbeiten." (Köther, 2011)

Unsichere Todeszeichen
- Pulslosigkeit
- tiefes Koma ohne Reaktionen
- Fehlen zentraler Reflexe
- Muskelerschlaffung
- totaler Atemstillstand (Apnoe)
- Pupillenerweiterung
- Abkühlung

Sichere Todeszeichen
- Totenflecke (Livores)
- Totenstarre (Rigor mortis)
- Fäulnis- und Auflösungsprozesse

Nach dem Bestattungsgesetz muss ein Arzt den Tod feststellen und einen Totenschein ausstellen. Dies ist erforderlich, um einen Scheintod auszuschließen, und dient zur Klärung der Todesursache.

Der Arzt bescheinigt:
- Feststellung des Todes
- Feststellung des Todeszeitpunktes

- Feststellung der Todesart
- Feststellung der Todesursache
- Feststellung der Personalien

Wird der Verstorbene eingeäschert, muss durch einen Amtsarzt oder Rechtsmediziner eine zweite Leichenschau stattfinden.

Gespräch mit Dr. med. Petra Cermak, M.Sc.

Stöcker: Können Sie sich und Ihre Tätigkeit kurz vorstellen?

Cermak: *Ich bin Ärztin für Allgemeinmedizin, M.Sc. Prävention und Gesundheitspsychologie und habe eine eigene Praxis.*

Stöcker: Verhungern und/oder verdursten? Oft werden bis zum Eintritt des Todes subkutane Infusionen zur Flüssigkeitsversorgung verabreicht. Wenn der sterbende Mensch nicht mehr essen und trinken möchte und eine gute Mundpflege stattfindet, sind die Infusionen in der finalen Phase noch gerechtfertigt?

Cermak: *Es ist nicht nötig, Patienten in der Sterbephase Infusionen zu geben. Es gibt unterschiedliche wissenschaftliche Studien dazu, die nicht einheitliche Ergebnisse liefern. Daher kann man nach den Wünschen des Patienten handeln. Wenn der Sterbende nicht mehr essen und/oder trinken möchte, sollte man dies respektieren.*

Stöcker: Sterbende Menschen haben oft Angst davor, mit Schmerzen zu sterben. Zum Einsatz kommen Opioide. Jedoch gibt es dazu viele Diskussionen. Das Thema Abhängigkeitspotenzial sollte bei der Begleitung Sterbender kein Thema sein, dennoch kommt es immer wieder vor. Wie sind Ihre Erfahrungen?

Cermak: *Zum Thema Abhängigkeit bei Schmerzpflastern kann ich guten Gewissens sagen, dass Schmerzpflaster sehr sinnvoll und unersetzlich sind bei Schmerzen. Sie werden nicht nur bei Sterbenden, sondern auch bei anderen Schmerzpatienten eingesetzt. Sie sind heutzutage sehr sicher.*

Stöcker: Ärztliche Anordnungen, wie z. B. „ein halbes Pflaster", finden sich immer wieder im Pflegealltag. Was ist am besten zu tun? Vor allem, wenn der Arzt darauf besteht?

Cermak: *Halbe Pflaster sind nicht bei allen Anbietern möglich. Es gibt unterschiedliche Pflaster, bei denen man auf die Herstellerangaben achten muss.*

Stöcker: Wie wird mittlerweile das medizinische Cannabis eingesetzt?

Cermak: *Cannabis wird bei unterschiedlichen Schmerzen und neurologischen Erkrankungen eingesetzt. Es wird noch kontrovers diskutiert. Der Einsatz von Cannabis wird durch* *hohe Bürokratie erschwert, weshalb es momentan relativ wenig Arztpraxen in unserer Umgebung gibt, die es einsetzen.*

Petra Cermak

Stöcker: Welche Bereiche würden Sie aus dem „Nicht-medikamentösen Bereich" zur Schmerzbehandlung empfehlen?

Cermak: *Nicht-medikamentöse Schmerztherapie besteht beispielsweise aus Akupunktur, Wärmetherapie, TENS-Geräten, Massage, Homöopathie und anderen Verfahren.*

Stöcker: Wie sind Ihre Empfehlungen in Richtung Akupunktur und wie realistisch sind solche Maßnahmen für Bewohner einer Pflegeeinrichtung?

Cermak: *Akupunktur ist auch im Pflegeheim möglich. Der Arzt setzt die Nadeln, das Pflegepersonal nadelt nach 20–25 min ab. Eine sehr gute und wirksame Methode in der Schmerztherapie.*

Stöcker: Der Tod darf nur von einem Arzt festgestellt werden. Pflegende haben oft das Dilemma, die Angehörigen informieren zu müssen, es aber noch nicht zu dürfen, weil der Arzt noch nicht in die Einrichtung kommen kann. Was empfehlen Sie in so einer Situation?

Cermak: *Der Tod kann tatsächlich nur vom Arzt festgestellt werden. Jedoch spricht nichts dagegen, wenn Angehörige vor Ort sind. Sinnvoll wäre es für alle, dass das Pflegepersonal schon vorher die Angehörigen informiert. Für den Sterbenden ist es angenehmer, im Kreise seiner Liebsten noch Abschied nehmen zu können.*

Verstorbene Menschen versorgen

Fragen Sie anwesende Angehörige, ob sie sich an der Versorgung beteiligen möchten. Die beste Voraussetzung ist, wenn dies vorher schon alles besprochen wurde.

Bevor Sie mit den letzten Pflegeverrichtungen beginnen, atmen Sie selbst einmal durch oder sprechen Sie ein Gebet. Führen Sie die Versorgung mit Würde, Ruhe und vielleicht mit guten Gedanken an den Verstorbenen durch, es ist auch Ihre Zeit und Möglichkeit, sich vom verstorbenen Bewohner zu verabschieden.

Pflegen Sie den verstorbenen Menschen. Da viele Menschen zum Eintritt des Todes noch einmal unter sich lassen, achten Sie besonders auf den Intimbereich. Legen Sie den Menschen gerade und flach ins Bett, unter den Kopf können Sie ein kleines Kissen legen. Alle weiteren Lagerungshilfsmittel sowie Zugänge wie Katheter werden entfernt.

Schließen Sie sanft die Augenlider, vielleicht möchte dies auch ein Angehöriger tun. Nach Möglichkeit setzen Sie eine vorhandene Zahnprothese ein. Kleiden Sie den Verstorbenen noch nicht mit der gewünschten Kleidung der Beerdigung, sondern legen Sie diese für das Beerdigungsinstitut bereit. Achten Sie auf die Haare und ggf. Rasur. Legen Sie die Hände flach übereinander auf den Oberkörper oder seitlich neben den Körper. Falten der Hände nur nach Absprache. Um zu verhindern, dass der Unterkiefer herunterhängt, können Sie eine Stoffrolle (kleines Handtuch oder Waschlappen) unter den Kiefer legen. Bitte nicht mit einer Binde nach oben binden. Es gibt auch spezielle Kinnstützen.

Schmuck wird nach Rücksprache entfernt und den Angehörigen gegen Quittung ausgehändigt. Beachten Sie die Absprachen. Anschließend wird der verstorbene Mensch mit einem Leinentuch bis zum Hals zugedeckt. So können Angehörige, Mitarbeiter und Bewohner sich verabschieden. Achten Sie darauf, dass der Raum entsprechend gestaltet ist. Dazu gehören die religiösen und spirituellen Symbole ein Duft, eine Kerze oder Blume.

Bevor Sie den Raum verlassen und die Verabschiedung stattfindet, atmen Sie für einen Moment tief durch, schauen Sie sich noch einmal um, verabschieden Sie sich zum letzten Mal persönlich von Ihrem verstorbenen Bewohner. Beten Sie, wenn Sie es möchten. Es ist keine Schande zu weinen und Trauer zu zeigen.

Alle Abläufe und der Zeitpunkt des Todes sind zu dokumentieren.

Sterbende Menschen pflegen und beschäftigen

Wenn wir Menschen geboren werden, sind wir reduziert auf unsere Grundbedürfnisse. Unsere Fähigkeiten sind sehr eingeschränkt und wir sind komplett auf Unterstützung, Nähe und Zuwendung von außen angewiesen. Umso älter wir Menschen werden, desto mehr lernen wir, eignen uns Wissen und Fähigkeiten an und stehen unseren Mann und unsere Frau. Im Alter verlieren wir wieder unsere Fähigkeiten und sind zunehmend auf Hilfe und Unterstützung, Nähe und Zuwendung angewiesen. So schließt sich der Kreis wieder. In jeder Phase des Lebens verändern sich unsere Fähigkeiten.
Entscheidend ist, dass Sie erkennen, in welcher Phase der pflegebedürftige Mensch sich befindet. Er benötigt genau dort Ihre Unterstützung, Nähe und Zuwendung.

Es gibt verschiedene Sichtweisen. Wir können uns kein Bild davon machen, denn Menschen und Begegnungen mit Menschen sind nicht zweidimensional. Sondern es ist eher eine Skulptur und je nach Blickwinkel zeigt sich ein anderer Teil des Menschen.

So haben der sterbende Mensch, die Angehörigen, Ärzte, Therapeuten, Pflegenden, Beschäftigungsassistenten, weiteren Versorger, Kostenträger, die Gesundheitspolitik und die Gesellschaft andere Blickwinkel und sehen einen anderen Ausschnitt des Menschen und seiner Situation. Maßgeblich ist der Wunsch des sterbenden Menschen. Er steht mit seinen Bedürfnissen im Mittelpunkt. Er hat keine Zeit mehr, keine Zeit zum Warten, ein „Gleich", ein „Später", ein „Wir schauen mal" kann zu spät für ihn sein.

Es kann sein, dass der sterbende Mensch von zwei Pflegepersonen versorgt werden muss. Schnell kommt es vor, dass sich die beiden Pflegenden miteinander beschäftigen, ohne es bewusst zu merken. Vor allem wenn der Mensch sehr zurückgezogen ist. Achten Sie zusätzlich darauf, dass nicht unnötige „On-off"-Berührungen stattfinden. Also anfassen, loslassen, anfassen, loslassen. Bitte lassen Sie nach Möglichkeit eine Hand am Körper des Menschen, das gibt ihm Orientierung und Sicherheit.

Menschen in der Sterbephase haben einen veränderten Stoffwechsel, daher kann es sein, dass der Mensch verstärkt schwitzt.

Der Körpergeruch kann sich verändern, seien Sie sich selbst gegenüber offen und erlauben Sie sich ggf., sich eine Abneigung einzugestehen. Ein übler Geruch kann dazu führen, sich abzuwenden. Mehr dazu finden Sie beim Thema Emotionen/Mimik. Die Abneigung, vom Körpergeruch ausgelöst, evtl. auch von Wunden, richtet sich nicht gegen den ganzen Menschen. Sie können mit Düften die Gerüche binden. Falls Sie mit einem Mund-Nase-Schutz arbeiten, können Sie mit ein paar Tropfen Ihres Lieblingsdufts die Maske beträufeln.

Wann ist ein Mensch sterbend? Wie Sie gelesen haben, verläuft das Sterben prozesshaft. Woran erkennen Sie, wann der Sterbeprozess einsetzt? Der Bewohner wird sich mehr und mehr zurückziehen. Sein Interesse für seine Umgebung, Beschäftigungsangebote und für andere Menschen reduziert sich zunehmend. Sein Allgemeinstand verändert sich, seine Bewegungen werden langsam, schwächer. Das Interesse am Essen und Trinken nimmt ebenfalls ab.

Gestaltung des Umfeldes

Alle Maßnahmen orientieren sich an der Biografie, den Bedürfnissen und Wünschen des Betroffenen. Dinge, die den Betroffenen wichtig sind, werden so in seine Nähe gestellt, dass er sie sieht und danach greifen kann. Das Zimmer sollte hell und freundlich sein. Auf Wunsch können Sie das Bett zum Fenster rollen und die Sonne im Gesicht spüren lassen. Der Raum sollte nicht direkt verdunkelt werden, also nicht sofort die Gardinen zuziehen und nur noch flüstern. Der Bewohner lebt und sollte nach seinen Wünschen und Fähigkeiten versorgt werden.

Bequeme Sitzgelegenheiten für Angehörige sind selbstverständlich. Mehr dazu finden Sie im Kapitel Begleitung von Angehörigen. Die religiösen Hintergründe sind im dazugehörigen Kapitel beschrieben.

Stellen Sie sich bitte kurz Folgendes vor: Sie können nur noch im Bett liegen. Sie sehen stundenlang, für Wochen bis Monate die Decke Ihres Schlafzimmers, die rechte Wandseite sowie die linke Wandseite. Was würden Sie sich wünschen?

Das menschliche Auge reagiert auf Bewegung. Schaffen Sie für Ihren Bewohner Möglichkeiten, etwas mit den Augen zu erfassen. Sprechen Sie mit Angehörigen, ob sie die Möglichkeit haben, einen **digitalen Bilderrahmen** mitzubringen. Angehörige können die Speicherkarte mit Fotos aus dem Leben des sterbenden Menschen bestücken. So kann er für ihn wichtige und emotionale Erinnerungen sehen. Weiter eignen sich als visuelle Reize **Wassersäulen** und **Lavalampen**. Bitte immer erst ausprobieren, wie der Mensch darauf reagiert, und die Reize immer wieder wechseln.

Bitte achten Sie darauf, dass nicht einfach der Fernseher oder das Radio eingeschaltet wird. Vor allem dann nicht, wenn der betroffene Mensch wenig bis keine Möglichkeit mehr hat, sie regulieren zu können. Als auditive Reize bieten sich **Lieblingsmusik** an, Hörbücher und/oder **MP3-Player** mit Texten, die Angehörige aufgesprochen haben. Lesen Sie den sterbenden Menschen **Geschichten** vor, die Angebote sind vielfältig. Religiöse Texte, spirituelle Geschichten, aber auch Märchen oder Romane bieten sich an.

Geschmacksreize und verschiedene Angebote der Umsetzung wurden bereits im Kapitel „Essen und Trinken" beschrieben, **olfaktorische Reize** im Kapitel „Essen anreichen".

Wie bereits beschrieben brauchen Menschen etwas für ihre Hände. Weitere Möglichkeiten, unabhängig von den religiösen und spirituellen Angeboten, bieten auch **Stofftiere** oder **Handpuppen.** Zur Erinnerung, grundsätzlich bekommt der erwachsene Mensch Angebote mit dem Ziel, Wohlbefinden und Lebensqualität zu stärken. Wenn dieses Ziel durch Stofftiere und Handpuppen erreicht wird, ist dieses Angebot genau richtig. Mehr im Kapitel „Einsatz von Handpuppen, Puppen und Stofftieren".

Essen und Trinken anreichen

Herr Silberschmidt verliert zunehmend an Kraft und an Appetit. Er hat zunehmend Mühe, vom Löffel zu essen. Teilweise verweigert er die Nahrungsaufnahme. Seine Frau berichtet, dass er früher immer sehr gerne Erbseneintopf gegessen hat. Die Bockwürstchen mussten in der Suppe gekocht werden und er schnitt sie sich dann immer klein. Mit Frau Silberschmidt wurde besprochen, bei ihrem Mann den Fruchtsauger und eine Saugflasche einzusetzen. Sie möchte dies erst mit ihren Kindern besprechen. Seine Kinder haben erst Probleme, sich vorzustellen, dass ihr Vater aus einer Saugflasche ernährt wird. Durch die guten Informationen und bezogen auf das gemeinsame Ziel, dass es Herrn Silberschmidt gut gehen soll, lassen sie sich überzeugen.

Herr Silberschmidt bekommt eine sehr dünne Erbsensuppe gekocht und mit einer Saugflasche gereicht. Anfänglich musste Herr Silberschmidt sich etwas daran gewöhnen, jedoch setzt sehr schnell der Reflex ein. In den Fruchtsauger wurde ein Stückchen Bockwurst gelegt und auch hier konnte Herr Silberschmidt schnell wahrnehmen, wie angenehm es für ihn ist. Der zufriedene Gesichtsausdruck überzeugte die ganze Familie.

Lehnt der sterbende Mensch Essen und Trinken ab, ist dies zu akzeptieren. In der finalen Phase des Lebens hat es die Natur eingerichtet, dass keine unnötige Energie zugeführt werden soll. Jedoch suchen Sie erst noch nach Alternativen.

Wenn Essen nur angereicht wird, um einen BMI stabil zu halten oder wieder zu erhöhen, und Flüssigkeit nur angereicht wird, damit bei der nächsten Überprüfung des Medizinischen Dienstes (MD) und der Heimaufsicht ein Nachweis vorliegt, stellt dies keine würdevolle Versorgung dar. Die Mitarbeiter des MD und der Heimaufsicht sind ebenfalls Profis und werden die Sterbephasen kennen. Zur Erinnerung achten Sie auf eine zielorientierte, handlungsleitende Dokumentation (Stöcker M. , 2020).

Bringen Sie den Menschen in eine für ihn bequeme Position. Vielleicht braucht er längere Pausen, weil die Kraft nicht mehr ausreicht.

Dass der sterbende Mensch auf Wunsch seine Lieblingsspeisen bekommt, ist selbstverständlich. Nehmen Sie es aber nicht persönlich, wenn der Bewohner es vielleicht doch nicht essen kann. Was ist mit der letzten Flasche Bier oder Schnaps? Mit einer Zigarette?

Gespräch mit Sylke Bellmund

Stöcker: Können Sie sich und Ihre Tätigkeit bitte kurz vorstellen?

Bellmund: *Ich habe eine Ausbildung zur Ergotherapeutin, seit nun dreizehn Jahren arbeite ich in einer Senioreneinrichtung, während den Jahren mit verschiedenen Aufgaben. Ich bin in Bereichen der Beschäftigung tätig. Die Angebote umfassen jedoch auch motorisch-funk-*

tionelle Angebote, Kraft-Balance-Übungen zur Sturzprophylaxe sowie tiergestützte Begleitung. Weitere Angebote sind Bewegungsspiele, Gymnastik, Entspannungsrunden als Gruppen- oder Einzelangebote. Selbstverständlich auch Sterbebegleitung.

Stöcker: Was ist Ihnen bei der Begleitung sterbender Menschen wichtig?

Bellmund: *An erster Stelle steht, den Menschen das Gefühl zu vermitteln, nicht allein zu sein. Es kommt immer wieder vor, dass Angehörige eine Begleitung nicht leisten können. Oder auch, dass sterbende Menschen keine Angehörigen mehr haben. Es ist mir sehr wichtig, dass wir den Mensch auf seinen letzten Weg begleiten. Dass Wünsche, Bedürfnisse erfüllt werden und eine würdevolle Begleitung stattfindet.*

Häufig kommt es vor, dass Sterbende nicht loslassen können. Wir haben oft das Gefühl, dass noch etwas offen ist. Wir haben auch schon Kontakt zu Angehörigen hergestellt. Da wo lange kein Kontakt mehr zwischen den Sterbenden und Angehörigen stattfand und Streit dazwischen stand. Da waren wir auch schon sehr erfolgreich und konnten so unterstützen, dass der Weg gemeinsam zu Ende gegangen werden konnte. Es war nicht immer einfach, aber wenn die Angehörigen doch noch gekommen sind, konnte der Sterbende dann gehen.

Das gehört dazu, dafür benötigt man viel Empathie. Viele Bewohner können sich nicht mehr äußern. Es ist wichtig, sich die Frage zu stellen, woran liegt das jetzt? Weshalb können sie jetzt nicht loslassen? Wir suchen dann Hinweise in der Biografie. Welche Kontakte gab es, welche nicht mehr? Das kann sehr hilfreich sein.

Stöcker: Wie findet die Begleitung sterbender Menschen direkt statt? Wie wird im Team damit umgegangen?

Bellmund: *Es ist jederzeit möglich zu sagen, wenn eine Pause benötigt wird. Wir wechseln uns selbstverständlich ab. Manchmal muss man mal an die Luft und durchatmen. Es kann auch schon einmal sehr anstrengend sein. Selbst wenn man „nur" bei dem Sterbenden sitzt, kann es sehr kraftraubend sein. Wir sind im Team gut aufgestellt. Es sind wenige, die sagen, dass sie nicht begleiten möchten, aber auch das gehört dazu und wird akzeptiert. Wir wechseln uns meistens nach einer Stunde ab. Es ist auch schon vorgekommen, dass wir eine Begleitung zu zweit gemacht haben. Wir hatten auch schon Begleitungen, die uns sehr viel abverlangt haben. Dass die Krankheitsbilder sehr extrem waren, der Anblick auch nicht mehr schön war oder Reaktionen nicht mehr entsprechend waren. In solch extremer Situation kann es hilfreich sein, zu zweit zu begleiten. Dadurch können wir uns austauschen und uns reflektieren.*

Stöcker: Wie begleiten Sie die Angehörigen? Wie werden sie versorgt?

Bellmund: *Angehörige können bei uns übernachten. Wir verfügen über ein Zusatzbett, selbstverständlich werden sie verpflegt. Es ist alles sehr unterschiedlich. Manche Angehörigen begrüßen es auch, wenn wir mit bei der Begleitung dabei bleiben. Andere wiederum möchten lieber mit der Mutter oder dem Vater allein sein. Es ist ein wichtiger Punkt, manche sehen die Realität in dem Moment nicht so. Sie wollen es vielleicht nicht wahrhaben, manche steigern sich immer noch rein, sodass man den Angehörigen auch mal aus der Situa-*

tion rausholen muss. Vielleicht an die frische Luft gehen und mal ein Gespräch führen, vielleicht erst mal einen Kaffee trinken.

Stöcker: Welche Angebote sind wichtig und finden noch statt?

Bellmund: *Ein ganz wichtiger Punkt ist, wenn es gewünscht ist, dass wir den Pastor dazu holen, dass eine Aussegnung stattfindet. Für viele Sterbende ist es ein wichtiger Abschluss zum Loslassen. Weitere Angebote sind Elemente der Basalen Stimulation, denn das Körpergefühl lässt kontinuierlich nach. Berührungen sind wichtig, nicht bei jedem Menschen, aber es verändert sich manchmal. Wenn wir aus der Biografiearbeit wissen, dass keine Berührungen gewünscht sind, dann wird dies selbstverständlich akzeptiert. Aber auch da kann es sich verändern. Denn wenn man dem Sterbenden doch mal vorsichtig über die Schulter streicht, kann es sein, dass sich der Kopf in Richtung Hand bewegt. Dann merkt man, dass derjenige es genießt.*

Viele genießen das Vorlesen. Ich habe eine Dame begleitet, im Hintergrund habe ich ihre klassische Musik mit ein wenig Sprache vorgespielt, und als die CD zu Ende war, hat sie ihren letzten Atemzug getan – Gänsehaut pur.

Es ist wichtig zu schauen, was der Mensch gerne um sich gehabt hat. Das sollte man ihm bieten. Einer Bewohnerin haben wir Mundstäbchen mit Bier angefeuchtet, die Reaktion war unglaublich. Sie wollte die Stäbchen nicht mehr loslassen.

Man kann auch aus Sterbebegleitungen mit einem guten Gefühl herausgehen. Es fehlen für viele Situationen die richtigen Worte.

Stöcker: Gibt es Teambesprechungen nach einer Sterbebegleitung?

Bellmund: *In unserem Team ist das möglich und sehr wichtig. Es ist immer wieder Verlust. Natürlich hat man verschiedene Bindungen zu den einzelnen Bewohnern. Bei jedem ist ein wenig Trauer dabei.*

Stöcker: Was möchten Sie Pflegenden und Betreuenden noch mitteilen?

Bellmund: *Ich habe häufig erlebt, dass sowohl Angehörige als auch Mitarbeiter bei der Begleitung Ängste haben. Da versuche ich entgegenzuwirken, zu vermitteln, dass es auch tatsächlich etwas Schönes sein kann. Wenn ein Mensch friedlich und in Ruhe einschlafen kann, und man ist bei ihm.*

Es ist oft ein Tabuthema und sollte sich öffnen. Wichtig ist auch ein gutes Team.

Stöcker: Herzlichen Dank für das interessante Gespräch.

Menschen mit Demenz

Um den Menschen mit einer Demenz zu verstehen, ist es zunächst einmal wichtig, sich kurz des Krankheitsbildes zu erinnern.

Die Grundbedürfnisse und körperlichen Probleme unterscheiden sich bei einem Menschen mit Demenz nicht von denen anderer sterbender Menschen. Lediglich seine Wahrnehmung und seine Orientierung sind verändert. „Und draußen spielt die Welt verrückt und mich hält man für dumm" heißt es im Lied Fragezeichen von Purple Schulz. Die ganze Welt verändert sich.

Das Wort Demenz stammt aus den Lateinischen und bedeutet „De" = weg und „Mens" = Geist und soll den Verlust der kognitiven Fähigkeit zum Ausdruck bringen.

Stellen Sie sich bitte ein Wollknäuel vor. Wenn ein Wollknäuel aufgerollt wird, haben Sie zu Beginn nur etwas „geknüllte" Wolle und müssen erst die Möglichkeit schaffen, dass sich etwas Rundes entwickelt.

Erst dann wird das Wollknäuel beim Wickeln größer und größer und rund.

Wenn ein Mensch geboren wird und das Leben als „Wollknäuel" betrachtet wird, so wird dieses Wollknäuel von Tag zu Tag größer und größer. An jedem Tag lernt der Mensch, macht Erfahrungen und vieles mehr. Mal ist der Faden des Lebens schön bunt, mal dick, mal dünn, mal schwarz, mal weiß und vielleicht auch mal sehr dünn, manchmal haben Menschen Angst, der Faden könnte reißen. So wächst das „Wollknäuel" des Lebens und wird größer und größer, je älter ein Mensch ist. Dann kommt das Krankheitsbild der Demenz, fasst an den hinteren Faden und rollt das Wollknäuel wieder ab, je nach demenzieller Form mal schneller oder mal langsamer – das „Wollknäuel" wird kleiner und kleiner. So kann der Betroffene nicht wissen, was oben lag, jedoch das in der Tiefe Liegende wirkt und zeigt sich in der jetzigen Zeit. Aus der Vergangenheit wird für den Betroffenen die Gegenwart, durchwoben mit all seinen Geschichten, Erfahrungen und Gefühlen, und auch eine mögliche Zukunft ist nicht mehr fühl- oder erlebbar. Das bedeutet, die kognitiven Fähigkeiten verändern sich. Das Erfassen von Komplexität, Verknüpfungen herzustellen und die Steuerung der Emotionen sind nicht mehr so möglich, wie er es gewohnt war. Was bleibt, sind Gefühle, die sich zeigen, in der Mimik, im Ausdruck der Stimme sowie in der Körpersprache, oft direkt und unmittelbar. (Hindrichs, 2017)

Entscheidend in der Begegnung ist die Haltung – und Haltung kostet keine Zeit.

Kommunikationswege für Menschen mit Demenz

Grundsätzlich ist eine gelingende Kommunikation von Empathie geprägt. Menschen mit einer demenziellen Erkrankung benötigen ein Verstehen ihrer Welten. Sie brauchen niemanden, der sie ständig belügt, und auch niemanden, der ihnen ständig die Realität versucht nahezubringen.

Viele Techniken stehen zur Verfügung. Das Problem einer Technik ist dieses: Wenn sie nicht als Haltung verinnerlicht ist, bleibt es eine Technik. Erinnern Sie sich kurz an Begegnungen, die Sie wahrscheinlich gehäuft aus Ihrem pflegerischen oder betreuenden Alltag kennen. Ein Bewohner steht vor Ihnen: „Ich muss jetzt nach Hause! Bitte, meine Kinder müssen versorgt werden, und ich gehe jetzt!" Vieles kann helfen, evtl. versuchen Sie den Bewohner abzulenken, Sie gehen mit ihm eine kleine Runde, Sie geben den Bewohner an eine Kollegin ab, weil sie einen „besseren Draht" hat, oder vieles mehr. Jedoch, hilft das wirklich? Oder kommt der Bewohner doch gleich wieder?

Die dringenden Bedürfnisse werden meist übersehen oder nicht befriedigt. Der betroffene Mensch befindet sich in einer Art Schleife und kann ohne Unterstützung nicht aus diesem emotionalen Labyrinth heraus.

Umso mehr ist der Mensch in seiner letzten Phase des Lebens darauf angewiesen dass seine dringenden Wünsche und Bedürfnisse erkannt werden. Er hat nicht mehr viel Zeit seine eingesperrten Gefühle loszulassen, um in Frieden zu sterben.

Validation nach Feil

Validation bedeutet etwas für gültig zu erklären, Emotionen, Befindlichkeiten anzuerkennen.

Naomi Feil wurde 1932 in München geboren. Sie ist Gerontologin und Sozialarbeiterin und arbeitete im Montefiore-Altersheim Cleveland mit sehr alten Menschen. Sie vertrat, wie viele andere auch, die damals gängige Auffassung, dass es wichtig sei, Menschen mit verwirrten Zuständen in die Realität zu führen. Sie erkannte jedoch, dass Menschen in ihrer Verwirrtheit, um zu überleben, in ihre Vergangenheit zurückkehrten. So entwickelte sie eine Methode, um die Welt der erkrankten Menschen für gültig zu erklären. Dazu wird Empathie und Einfühlungsvermögen benötigt.

„Validation ist eine Kombination aus:

- eine grundlegenden, einfühlsamen Einstellung,
- einer Entwicklungstheorie für alte, mangelhaft/unglücklich orientierte und desorientierte Menschen, die uns hilft, ihr Verhalten zu verstehen, und
- einer spezifischen Technik, die diesen Menschen hilft, ihre Würde wieder zu erlangen." (Feil, 2005)

Der von Naomi Feil entwickelte Ansatz versucht nicht die kognitive, sondern die emotionale Ebene des Menschen zu erreichen.

Menschen haben das dringende Bedürfnis, in Frieden zu sterben. Sie möchten mit sich im Reinen sein. Alle eingesperrten, nicht verarbeiteten Gefühle möchten raus und validiert werden. Menschen möchten aufarbeiten. Die vier Phasen der Aufarbeitung beschreibt Naomi Feil wie folgt:

1. mangelhafte/unglückliche Orientierung
2. Zeitverwirrtheit
3. Sich wiederholende Bewegungen
4. Vegetieren – Rückzug nach innen

In jeder Phase setzt der Mensch Strategien ein, Symbole, die für etwas stehen. Für Dinge, die Verknüpfungen zum inneren Erleben herstellen.

Stellen Sie sich Folgendes vor: Sie sind über 80 Jahre alt und spüren, dass das Leben langsam zu Ende gehen wird. Sie haben eine jüngere Schwester, mit der Sie seit Jahren keinen Kontakt mehr haben. Bereits in der Kindheit war Ihr Verhältnis schwierig. Ihre

Schwester wurde von allen vorgezogen, von Ihren Eltern, in der Schule hat sie Ihnen die Freunde weggenommen und weitere unschöne Dinge getan. Kurzum: Sie mögen sich nicht. Nun haben Sie zum Lebensende drei Möglichkeiten:

1. Es bleibt, wie es ist. Sie haben kein Problem damit und können, bezogen auf Ihre Schwester, in Frieden sterben.

2. Nach dem Motto „Blut ist dicker als Wasser" möchten Sie den Streit mit Ihrer Schwester besprechen und sich zum Lebensende versöhnen. Sie haben jetzt viele Möglichkeiten, das zu steuern und Kontakt aufzunehmen.

3. Sie möchten die eingesperrten Gefühle endlich aufarbeiten, jedoch sind Sie verwirrt und können dies nicht mehr steuern. Aber die Gefühle melden sich immer wieder und „klopfen an die Tür".

Jetzt benötigen Sie Validation. Denn nun kann es sein, dass sich die eingesperrten Gefühle symbolhaft zeigen, vielleicht auch durch eine Verknüpfung zu der Schwester, einen Namen, das Aussehen, ein Lied oder vieles mehr.

Validationsanwender brauchen Fantasie, um solche Verbindungen zu erkennen. Eine validierende Grundhaltung besteht aus dem Akzeptieren der Situation, aus einer empathischen Grundhaltung und einem Grundverständnis des Phänomens Demenz.

Je nach Phase, in der sich der Mensch befindet, wird die Begegnung anders stattfinden müssen. Grundsätzlich sollte sich der Pflegebedürftige und Betreuende erst selbst zentrieren. Atmen Sie tief durch.

In der **ersten Phase** werden sachliche Fragen gestellt und das bevorzugte Sinnesorgan angesprochen. Beispielhaft das Sehen. In dieser Phase mag der erkrankte Mensch keine Berührung und er hat Angst, über seine Gefühle zu sprechen.

Durch das Vorstellen des Gegenteils können Erinnerungen ausgelöst werden. Wann war etwas besser? Wann war etwas schlimmer?

Beispiel: Herr XY hat vor fünf Jahren seine Frau Gisela verloren, er ist demenziell erkrankt und seit zwei Jahren in Ihrer Einrichtung. Am Mittag stellen Sie ihm sein Mittagessen, einen Eintopf, hin und in dem Moment schreit er und schmeißt den Teller vom Tisch. „Was für ein Schweinefraß hier!"

Mögliche Rektionen:

Nicht verstehende Reaktionen: „Schreien Sie bitte nicht so, andere Bewohner haben Angst!" oder „Möchten Sie etwas anderes essen?"

Verstehende Frage: „Was ist denn mit dem Eintopf?" – „Wann war der Eintopf denn besser?"

Mögliche Antwort: „Wenn meine Frau den gekocht hat."
Verstehende Frage: „Wie hat ihre Frau den Eintopf gekocht?"
Mögliche Antwort: „Mit ganz viel Liebe!"
Fazit: „Sie vermissen Ihre Frau sehr."
Mögliche Antwort: „Ja …"

Vermutlich gibt es bei Herrn XY eingesperrte Gefühle, die raus müssen. Sprechen Sie mit ihm über seine Frau, schauen Sie sich Bilder von Gisela mit ihm an und lassen Sie ihn weinen. Eingesperrte Gefühle müssen raus.

In der **zweiten Phase** ist jedoch schon Berührung möglich, achten Sie auf Gefühle und versuchen Sie die Bedürfnisse dahinter zu erkennen. Halten Sie Blickkontakt und gehen Sie einfühlsam ins Gespräch.

In der **dritten Phase** zeigen Ihnen wiederholende Handlungen, mit welchen Grundbedürfnissen sie in Verbindung stehen.

In der **vierten Phase** ist der Mensch in sich zurückgezogen und benötigt sensorische Stimulation. Setzen Sie verstärkt Musik und Berührung ein. Zu den basalen Berührungen finden Sie mehr im Kapitel „Ergänzende Angebote".

Integrative Validation nach Richard

Nicole Richard (1957–2014) entwickelte in den 1990er-Jahren die Integrative Validation®. In ihrer Methode steht nicht die Aufarbeitung eingesperrter Gefühle im Vordergrund, sondern die Bestätigung der gerade erlebten Gefühle. (Richard, 2014)

Folgende Ausgangspunkte beschreiben die integrative Validation:

1. personenzentrierte und wertschätzende Grundhaltung
2. Wahrnehmungskompetenz der Pflegenden
3. validierende Umgangsfertigkeiten

Zentral ist die Verknüpfung von Aspekten wie Körpersprache, Biografiearbeit, basale Stimulation, Hospizarbeit und Milieutherapie.

Stellen Sie sich Folgendes vor: Sie haben einen siebenjährigen Sohn. Wir nennen ihn Anton. Sie wohnen mitten in Dortmund an einer viel befahrenen, mehrspurigen Straße. Sie sind unterwegs und verspäten sich. Anton kommt von einem Freund zurück und niemand ist zu Hause. Sie beeilen sich, damit Anton nicht auf dem Bürgersteig warten muss. Vor ein paar Wochen fand ganz in der Nähe ein schwerer Unfall statt. Aber alle Ampeln sind auf Rot. Wie geht es Ihnen gerade? In der Ferne hören Sie auch gerade noch ein Martinshorn. Was brauchen Sie jetzt?

Jemanden, der Ihnen sagt „Ist nicht so schlimm", „Wird schon nichts passieren", „Anton ist doch so vernünftig"? Was passiert dann mit Ihren Gefühlen?

Oder brauchen Sie jemanden, der Sie versteht? Der Ihnen sagt, dass „Sie wie auf heißen Kohlen sind", „Sie sich Sorgen machen"? Was geschieht jetzt? Richtig, der paradoxe Effekt ist, dass dadurch Gefühle fließen können.

Mimikresonanz für Menschen mit Demenz

Ein demenziell erkrankter Mensch in der präfinalen Sterbephase liegt im Bett, der Blick ist in die Ferne gerichtet. Sie betreten das Zimmer und möchten den Bewohner versorgen. Vieles kann jetzt geschehen, der Bewohner fühlt sich angesprochen, lächelt vielleicht und lässt sich für den Abend versorgen. Es kann aber auch sein, dass der sterbende Mensch die Situation nicht erfasst und mit Angst, Ärger oder Trauer reagiert. Allen diesen Emotionen ist gemeinsam, dass sie rechtzeitig erkannt werden sollten. Denn dadurch können Situationen wertschätzend verändert werden. Die oben aufgeführten Emotionen zeigen sich im Gesicht. Die genaue Beschreibung der einzelnen mimischen Ausdrücke finden Sie im Kapitel Emotionen.

Unangenehme Emotionen entstehen oft, wenn Grundbedürfnisse nicht befriedigt werden, zum Beispiel nach ausreichend Schlaf, Ruhe, Nahrungsaufnahme (zu viel oder zu wenig) oder sozialen Kontakten.

Die Art und Weise, wie ein Mensch seine Bedürfnisse mitteilt, ist ganz unterschiedlich. Ob er verärgert etwas einfordert, andere gar angreift, sich leidend oder resignativ äußert, ist geprägt von den erlernten Lebensmustern und individuellen Erfahrungen. Zur Erinnerung lesen Sie sich noch mal die Phasen nach Kübler-Ross durch.

„Mimikresonanz für Menschen mit Demenz" (MRMD) ist ein Konzept für in der Pflege und Betreuung Tätige. Ziel des Konzeptes ist es, Denken, Fühlen und Verhalten des Menschen zu erkennen, es zu beschreiben und zu reagieren. So können Weichen für eine gelingende Kommunikation gestellt werden. Da die Kognition bei Menschen mit Demenz immer weiter abgebaut wird, nehmen Emotionen einen größeren Stellenwert ein. Für Pflegende ist es wichtig, diese Emotionen richtig zu deuten. Hierbei kann das Erkennen der Mimik enorm hilfreich sein. Dieses Wissen unterstützt Sie, den Bedürfnissen von Menschen mit Demenz adäquat zu begegnen und Gespräche situativ anzupassen. Darüber können Sicherheit, Halt, Verständnis und Mitgefühl vermittelt werden – das Wichtigste, was Menschen brauchen.

Gespräch mit Sylwia Schimanski

Stöcker: Können Sie sich und Ihre Tätigkeit bitte kurz vorstellen?

Schimanski: *Ich habe eine Praxis für Emotions- und Leistungscoaching in Hamburg, arbeite mit verschiedenen Methoden und Techniken. Da ich mit Tieren aufgewachsen bin, hatte ich schon immer den Wunsch, wieder einen Hund zu haben. Und weil ich sehr gerne arbeite und viel Zeit in meiner Praxis verbringe, lag die Überlegung nahe, inwieweit ich einen Hund auch in meine therapeutische Arbeit einbinden kann.*

Im ersten Moment dachte ich aufgrund der handlichen Größe über einen Mops nach. Nachdem ich mich aber intensiv mit den unterschiedlichen Hunderassen und deren Charakteren beschäftigt hatte, fiel meine Wahl ganz eindeutig auf den überfreundlichen und immer gut gelaunten Golden Retriever.

Dann ging auf einmal alles sehr schnell und mein Hund Odin kam zu mir. Er wurde dann schon sehr bald als Therapiehund ausgebildet und war von klein auf mit mir in der Praxis. Unsere ersten gemeinsamen, therapeutischen Erfahrungen haben wir in Pflegeeinrichtungen sammeln dürfen, wo wir zum Thema Kinesiologie und tiergestützte Therapie gearbeitet haben.

Stöcker: Wie findet eine Begleitung mit Hunden in einer Pflegeeinrichtung statt?

Schimanski: *Odin ist, wie bestimmt viele Hunde, ganz besonders sensibel, und ich konnte immer wieder beobachten, dass er sich insbesondere zu denjenigen Bewohnern hingezogen fühlte, denen es nicht besonders gut ging. Ganz großartige und außergewöhnliche Erfahrungen haben Odin und ich bei der Arbeit mit Menschen mit Demenz gemacht.*

Interessanterweise hat Odin auch zu Menschen, die eigentlich keinen besonderen Bezug zu Tieren haben, einen großartigen Zugang gefunden. Er erobert ihre Herzen, indem er sich zum Beispiel einfach ganz ruhig zu ihren Füßen legt. Er spürt ganz offensichtlich, wenn ein Mensch besonders traurig ist.

Odin ist grundsätzlich sehr temperamentvoll, spielt sehr gerne und zeigt sich von seiner besten Seite. Ganz nach dem Motto: „Fans, ich bin da!" Bei Menschen jedoch, die sich in der Sterbephase befinden, ist er sehr ruhig, bleibt einfach liegen und lässt sich berühren.

Häufig arbeite ich mit Senioren in einer Kombination aus Kinesiologie und dem Einsatz von Odin. Diese Verknüpfung ist besonders geeignet für Menschen mit Demenz, emotionalen Blockaden, Depressionen, Einsamkeit, Einschränkungen der Beweglichkeit, Unruhe oder herausforderndem Verhalten. Immer, wenn Odin dabei ist, läuft fast alles von allein. Die meisten Senioren reagieren sofort auf ihn und vor allem bei Menschen mit einer Demenz, sind wir immer wieder erstaunt, wie sie sich jedes kleinste Detail merken, aufblühen und sich mit leuchtenden Augen auch Tage später immer wieder an Odin und die Begegnung mit ihm erinnern.

Stöcker: Sterben Menschen mit einer Demenz anders?

Schimanski: *Nein. Die Menschen sterben grundsätzlich alle gleich. Atmung ist unser Leben. Babys kommen mit dem ersten Einatmen auf die Welt. Und wenn Menschen sterben, ich nenne es einschlafen, atmen sie das Leben einfach aus. Wenn man ihnen die Hand hält oder ihre Hand auf dem weichen Hundefell liegt, scheinen sie sich deutlich zu entspannen.*

Stöcker: Wie reagieren Menschen in der letzten Phase ihres Lebens auf Ihren Hund Odin?

Schimanski: *In allen Pflegeeinrichtungen, in denen wir bisher gearbeitet haben, gab es bis jetzt nur eine einzige Schwester, die keine Hunde mochte. Die Bewohner reagieren nur ganz selten mit anfänglicher Zurückhaltung, und spätestens wenn sie Odin gesehen und erlebt haben, ist alles in Ordnung. Gerade mit Menschen mit Demenz haben wir großartige Erfahrungen gemacht.*

Ich erinnere mich an diese eindrucksvolle Geschichte: Wir hatten eine demente Bewohnerin, die sehr schwach war und ihr Essen nicht selbstständig einnehmen konnte. Nachdem wir vier Wochen mit ihr gearbeitet hatten, also kinesiologisch aktiviert und Odin selbstverständlich die meiste Arbeit gemacht hatte, konnte sie tatsächlich wieder selbstständig essen und war wieder aktiv, mit einem Lächeln, wenn sie den Hund sah.

Oft erleben wir auch sehr ruhige, in sich gekehrte demenziell Erkrankte, die plötzlich aufblühen und wieder sprechen, sobald sie mit Odin in Kontakt sind. Ja, oftmals gelingt mir selbst der Zugang zu den Menschen über Odin. Die Pflegekräfte haben uns oft erzählt, dass die Stimmung im Wohnbereich sich positiv veränderte und die Atmosphäre sich verbesserte, wenn Odin da war.

Sylwia Schimanski

Noch ein Beispiel: Einmal mussten wir die ganze Einrichtung absuchen, weil Odin plötzlich verschwunden war. Schließlich fanden wir ihn bei einer dementen Bewohnerin unter dem Tisch. Sie hatte ihn mit einer Tischdecke verdeckt und während ihres Frühstücks unter dem Tisch gefüttert. Sie sagte: „Aber der Hund darf doch nicht verhungern, er muss doch gefüttert werden."

Egal, in welchem Stadium der Demenz die Bewohner waren, an Odin konnten sie sich erinnern. Es ist immer wieder erstaunlich, wie der Mensch noch zu erreichen ist. Auch Menschen kurz vor dem Sterben reagieren offen und mit voller Freude auf den Hund. Es spielt irgendwie keine Rolle, ob man grundsätzlich Tiere mag oder nicht.

Stöcker: Was ist für Odin wichtig?

Schimanski: *Ich achte darauf, Odin nicht zu überfordern. Er kann nicht stundenlang kuscheln, er ist kein Stofftier und braucht Pausen. Nachdem er Aufgaben erfüllt hat oder auch nach Ballspielen braucht er seine Ruhe. Zum Glück signalisiert er sehr eindeutig, wenn er sich kurz zurückziehen möchte. Das ist eine gute Angewohnheit, mit der wir bestens zurechtkommen.*

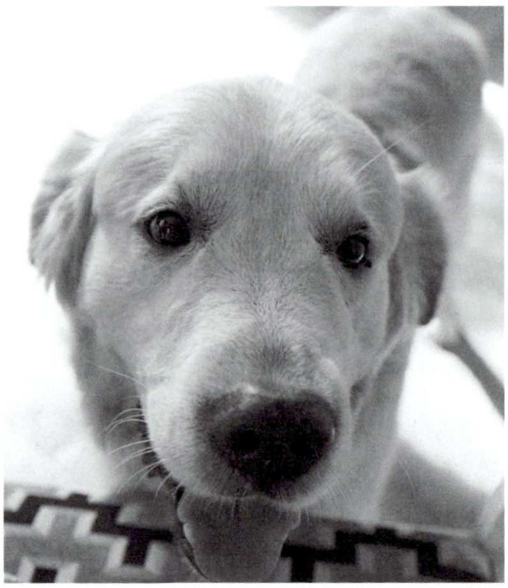
Odin

Stöcker: Gibt es noch etwas, was Sie Pflegenden und Betreuenden mitteilen möchten?

Schimanski: *Ich weiß nicht, ob es hier passt, aber ich finde, Pflegekräfte sind die Engel auf Erden. Ich würde mich freuen, wenn Tiere mehr in die Einrichtungen dürften und dort vielleicht auch ein Zuhause finden könnten. Auch die Pflegekräfte fühlen sich dann offensichtlich anders, sie lächeln mehr.*

Schmerzen bei Menschen mit Demenz

Nehmen Sie sich bitte einen Spiegel und erinnern Sie sich kurz an einen Schmerz. Was passiert im Gesicht? An welche Emotion erinnert Sie dieser Gesichtsausdruck? Richtig: Ekel. Ekel und Schmerz werden im Gehirn im gleichen Zentrum verarbeitet und können sich im Gesicht ähnlich zeigen. So kann es in der pflegerischen Versorgung leicht zu Verwechslungen der beiden Emotionen kommen. Der Mensch bekommt sein Essen, die Nase wird gekräuselt, die Oberlippe wird hochgezogen. Dies sind die Zeichen für Ekel, es kann wie beschrieben auch einen Schmerz darstellen.

Wie äußert ein Mensch, wenn es verbal nicht mehr möglich ist, seine Schmerzen?

- das Gesicht wirkt verzerrt
- die Hautfarbe verändert sich
- Körperteile werden festgehalten oder gerieben

- Schonhaltungen werden eingenommen
- Bewegungen sind verlangsamt, ungeschickt, steif
- der Muskeltonus ist erhöht
- Unruhe, Hyperaktivität, Nesteln
- Gereiztheit
- zunehmende Verwirrtheit
- zunehmende Zurückgezogenheit
- Stöhnen, Weinen, Jammern
- Vitalwerte verändern sich
- Übelkeit, Erbrechen
- Schwitzen
- gestörter Schlaf

Zum weiteren Assessment der BESD finden Sie im Kapitel „Schmerzen" Hinweise.

Bedürfnisse von Menschen am Lebensende

Erinnern Sie sich: Herr Silberschmidt wollte unbedingt zu Hause sterben.

Herr Silberschmidt wurde vom Krankenhaus nach Hause entlassen. Mit Port und mit Dauerkatheter, mit Schmerzen (NRS 10), ausgeprägter Aszitis, ständigem Erbrechen und Durchfällen. Frau Silberschmidt und auch der ambulante Dienst versorgten ihn gut. Seine Kinder kamen regelmäßig zu Besuch. Herr Silberschmidt sah aber, dass seine Frau litt, sie war mit der Situation überfordert und verlor täglich an Kraft. Sie verlor Gewicht und konnte kaum noch schlafen. Er wollte seine Frau nicht verlieren und wünschte sich den Einzug in eine Pflegeeinrichtung. Herr Silberschmidt besprach dies mit seiner Familie, die seinem Plan gegenüber erst nicht sehr wohlwollend war. Für ihn stand es jedoch fest und so konnte er sich selbst die Einrichtung aussuchen.

Das Ankommen war nicht einfach. Aber er merkte, dass die Entscheidung richtig war. Seiner Frau ging es besser, sie kommt täglich in die Einrichtung, seine Kinder wechseln sich ab. Die Einrichtung ersetzt sein Zuhause. Schön ist es auch, dass er nochmals andere Menschen kennenlernen konnte. Das wäre zu Hause nicht mehr möglich gewesen.

Die meisten Menschen möchten ihre Lebenstage in einer vertrauten Umgebung verbringen bzw. zu Hause sterben. Bewohner in der stationären Langzeitpflege erleben die Einrichtung meist als ihr Zuhause.

Dennoch sterben die meisten Menschen im Krankenhaus (Grote-Westrick, 2015). Viele Angehörige betreuen ihre sterbenden Menschen lange zu Hause, so wird ein Krankenhausaufenthalt erst zum Schluss nötig. Verstirbt der Mensch nicht im Krankenhaus und kann er nicht mehr nach Hause zurück, versuchen viele Betroffene, einen Platz in einem Hospiz zu bekommen. Gelingt dies nicht, ziehen die Menschen zum Sterben in eine Einrichtung.

Gespräche führen

Herr Silberschmidt liegt im Bett und wartet auf seine Frau. Er stellt sich vor, wie es ihr wohl gehen wird, wenn er gestorben ist. Er fühlt, dass es nicht mehr lange dauert. Wie geht es wohl Helga, Peter und Stefanie? Seine Gedanken gehen in die Vergangenheit zurück, zu der Zeit, als sie sich kennenlernten, seine Trude und er. Was konnte sie tanzen bei der Hochzeit. Die Geburten der Kinder und deren Hochzeiten sind ihm auch noch gut in Erinnerung. Leider hat er nur ein Enkelkind. Er hört Schritte und Stimmen im Flur, die ihn aus seinen Gedanken reißen. Sie wird bestimmt viel weinen. Er würde gerne mit ihr darüber sprechen, aber irgendwie geht es nicht. Er wünscht sich einen Menschen, der mit ihm über seine Ängste spricht, und weiß nicht, wie er diesen Wunsch erfüllt bekommt.

Wie bereits beschrieben möchten die meisten Menschen über ihr nahendes Sterben reden, nur wenige reagieren mit Abwehr auf ein Gesprächsangebot. Bevor Sie sich diesen Gesprächen stellen, reflektieren Sie Ihre eigenen Einstellungen.

Fazit: Sterbende brauchen die Möglichkeit, Gespräche zu führen, aber auch professionell Tätige haben oft Bedenken und Angst vor Gesprächen über den Tod. Sie wünschen sich oft Rezepte, die gibt es jedoch nicht. Seien Sie einfach empathisch und offen. Sie müssen oft nicht viel reden, sondern einfach nur da sein. Falls der sterbende Mensch dies wünscht, halten Sie seine Hand.

Bedürfnisse des Menschen

Der Psychologe Abraham Maslow entwickelte eine Theorie über menschliche Bedürfnisse und brachte somit fünf grundlegende Bedürfnisse in eine Rangordnung. Die Basis besteht aus physiologischen Motiven. Dazu gehören Essen, Trinken, Schlafen. Er geht in den ersten vier Ebenen von einem Defizitbedürfnis aus. Das bedeutet: Erst wenn die erste Ebene erfüllt ist, wird die nächste Ebene angestrebt, das Bedürfnis nach Sicherheit. Wenn Sie sich sicher fühlen, streben Sie nach sozialen Kontakten, gefolgt von der Ebene nach Wertschätzung und Anerkennung. Erst wenn diese vier Grundbedürfnisse erfüllt sind, entsteht das Bedürfnis nach Selbstverwirklichung. Da dieses Bedürfnis nicht automatisch auftritt, bezeichnet es Maslow als Wachstumsbedürfnis. (Maslow A. , 1981)

Der sterbende Mensch hat die **physiologischen** Bedürfnisse nach Schmerzfreiheit, unbeschwerter Atmung, keinen Durst zu spüren und genügend Ruhephasen zu bekommen. Wenn es die Kraft noch zulässt, verspürt er Appetit nach der Lieblingskost.

Seinem Bedürfnis nach **Sicherheit** können Sie nachkommen, indem Sie dem Menschen Hilfe und Unterstützung anbieten. Dazu gehört, dass er, falls er noch klingeln kann, nicht zu lange warten muss, bis Hilfe kommt. Falls er nicht mehr klingeln kann, ist wichtig, dass regelmäßig nach ihm geschaut wird, falls keine Begleitung bei ihm sitzt. Sicherheit bedeutet aber auch, fachkompetente und individuelle Betreuung zu erfahren. Wenn Sicherheit verloren geht, zeigt sich die Basisemotion Angst – Angst vor dem, was kommt. Entlastende Gespräche können dem Bewohner helfen.

Soziale **Bedürfnisse** zeigen sich in dem Wunsch nach Zuwendung, nach Nähe und einem empathischen Umgang. Dazu kann das Halten der Hand gehören. Legen Sie nach Möglichkeit Ihre Hand nicht auf die Hand des sterbenden Menschen, sondern schieben Sie Ihre Hand unter seine. Es vermittelt ein anderes Gefühl von Zuwendung – ohne Macht.

Bis ein Mensch die Augen für immer schließt, hat er das Bedürfnis nach **Wertschätzung**. Erkennen Sie die Individualität an und berücksichtigen Sie die Biografie. Bedenken Sie jedoch, jeder Mensch hat das Recht, seine Bedürfnisse und Vorlieben zu ändern, bis zum Schluss!

Bedürfnis nach **Selbstverwirklichung**: Wunsch nach Ruhe und Rückzug, nach Sinnfindung, Harmonie und Integrität, spirituelle Aspekte, letzte Angelegenheiten regeln.

Bedürfnisse, Werte und Emotionen sind miteinander verbunden bzw. resultieren daraus. Überlegen Sie kurz: Sie haben ein soziales Bedürfnis, Sie verabreden sich mit einer Freundin = Bedürfnisbefriedigung. Sie haben den Wert der Pünktlichkeit, doch Ihre Freundin kommt zu spät = Werteverletzung. Daraus resultiert die Emotion Ärger!

Kommunikation

Der wohl bekannteste Kommunikationswissenschaftler **Paul Watzlawick** postulierte fünf Grundannahmen (Watzlawick, 1971).

1. Man kann nicht nicht kommunizieren.
2. Jede Kommunikation hat einen Inhalts- und Beziehungsaspekt.
3. Kommunikation ist immer Ursache und Wirkung.
4. Menschliche Kommunikation bedient sich analoger und digitaler Modalitäten.
5. Kommunikation ist symmetrisch oder komplementär.

Stellen Sie sich bitte beispielhaft vor, am Bett des sterbenden Menschen sitzt eine pflegende Person. Sie sagt: „Ich habe jetzt Zeit für Sie." Sie schaut dabei aber immer wieder auf ihre Uhr und dann zur Tür. Was hat sie wirklich gesagt?

Kommunikation kann verbal-direkt stattfinden. Der Bewohner sagt, was er sich wünscht. Sie kann auch wie beschrieben verbal-symbolisch stattfinden. Dazu gehören Aussagen wie: „Ich habe meine Koffer schon gepackt" oder „Mein Sohn wartet schon auf mich".

Ebenso kann Kommunikation nonverbal-symbolisch stattfinden, das leichte rhythmische Bewegen der Finger, kann ein Beten des Rosenkranzes sein.

Das bereits erwähnte aktive Zuhören wurde von den Psychologen und Psychotherapeut **Carl Rogers** beschrieben. In seinen Grundlagen der Psychotherapie beschreibt er die folgenden Elemente des empathischen, kongruenten und stimmigen Gesprächs (Rogers C. , 1983):

- Aktives Zuhören – mit allen Sinnen
- Bestätigen – mit Worten und Gesten
- Ermutigen – zum Verbalisieren von Gefühlen
- Paraphrasieren – die Worte des Gegenübers mit eigenen Worten wiederholen
- Spiegeln – mit eigenen Worten das zurückgeben, was in den nonverbalen Ausdrucksformen des anderen an Inhalten und Gefühlen verstanden wurde
- Zusammenfassen des Gesprochenen

Herr Silberschmidt liegt im Krankenhaus, seine Frau kommt jeden Tag zur selben Zeit. Heute ist sie etwas zu spät Sie begrüßt ihren Mann, der allerdings ohne Grußwort erwidert: „Wie spät ist es eigentlich?" Frau Silberschmidt reagiert darauf mit den Worten: „Jeden Tag komme ich und bin pünktlich, jetzt komme ich einmal zu spät und du machst mir gleich Vorwürfe."

Was ist hier passiert? Überlegen Sie kurz, was könnte Herr Silberschmidt gemeint haben und wie hat es Frau Silberschmidt verstanden?

Der Kommunikationspsychologe Friedemann Schulz von Thun entwickelt das „Vier-Ohren-Modell". In diesem Modell beschreibt er, dass jede Nachricht vier Botschaften sendet (Schulz von Thun, 1998).

- Sachinhaltaussage: Worüber der Sender informiert
- Selbstoffenbarung: Was der Sender über sich vermittelt
- Beziehungsaussage: Was der Sender vom Empfänger hält und in welcher Beziehung er zu ihm steht
- Appellaussage: Wozu der Sender den Empfänger veranlassen möchte

Was sagte also Herr Silberschmidt?

Beispielhaft:

- Sachinhalt: Ich habe keine Uhr, bitte sage mir, wie spät es ist.
- Selbstoffenbarung: Ich habe mir Sorgen gemacht, sonst bist du immer pünktlich. Oder: Ich ärgere mich, Pünktlichkeit ist mir wichtig.
- Beziehungsaussage: Dir ist es egal, wie lange ich auf dich warte. Oder: Du bist meine Frau und hast dich sonst auch um mich gekümmert.
- Appellaussage: Sei pünktlich!

Wie hat Frau Silberschmidt die Aussage verstanden? Richtig, auf der Beziehungsebene, als Vorwurf. Verbale Aussagen werden nonverbal begleitet. Die Körpersprache zeigt sich durch Gesten und mimische Ausdrücke.

Der sterbende Mensch kann sich vielleicht nicht mehr verbal ausdrücken, die Worte sind nicht mehr vorhanden oder die Kraft fehlt. Auch Körperbewegungen reduzieren sich, vielleicht liegt der Mensch gerade in einer für ihn schmerzarmen, bequemen Körperhaltung, und andere Gründe führen zu einer Einschränkung. Dennoch kann es sein, dass kurze Bewegungen im Gesicht sichtbar werden. Es sind die sogenannten Mikroexpressionen, die Sie im nächsten Kapitel kennenlernen.

Emotionen in der Mimik

Der Umgang mit Emotionen und gerade der Umgang mit Ärger, Angst und Trauer gehört zu den elementaren Aufgaben in der Begleitung von Menschen und ihren Angehörigen. Das erfordert Empathie, also die Wahrnehmung von Emotionen, und kommunikative Kompetenzen. Erinnern Sie sich kurz an die Phasen von Kübler-Ross, die weiter vorne vorgestellt wurden.

Der Psychologe Paul Ekman entwickelte jahrelang mit seinem Team das Facial Action Coding System (FACS).

Die von ihm erforschten sieben Basisemotionen sind kulturübergreifend gleich (Ekman, 2010). Das bedeutet, unabhängig von der Herkunft und/oder dem Habitus zeigen sich Emotionen für 40–500 Millisekunden im Gesicht. Sie sind limbisch gesteuert und daher nicht zu beeinflussen. Erst wenn sie dem Bewusstsein zugänglich sind, können sie beeinflusst werden.

Im Folgenden finden Sie die sieben Basisemotion in ihrem Aussehen, die universellen Auslöser, beispielhafte individuelle Auslöser und mögliche Reaktionen darauf. Primär beziehen sich die Beispiele auf den sterbenden Menschen. Sie begleiten darüber hinaus jedoch fast immer auch deren Angehörige. So können Sie die Beispiele auch auf Angehörige übertragen.

Auf dem Bild links sehen Sie einen neutralen Gesichtsausdruck. Die Muskulatur zeigt keine Spannung.

Der neutrale Gesichtsausdruck wird auch als Baseline bezeichnet und stellt die Grundlage dar, von der Veränderungen ausgehen.

Auf dem Bild rechts sehen Sie Angst.

Sie erkennen, dass die Augenbrauen nach oben und zusammengezogen sind. Das obere Augenlied ist angehoben und das untere Augenlied ist angespannt. Die Lippen sind nach außen gespannt.

Überlegen Sie kurz, was kann alles passiert sein, dass Sie Angst bekommen? Oder etwas abgeschwächter gesagt Sorge haben, bange sind?

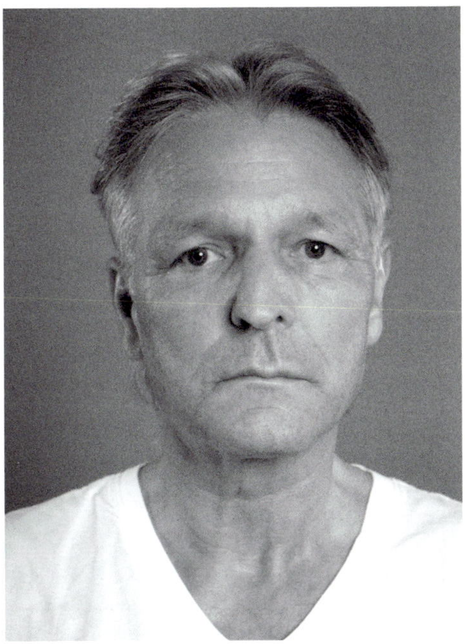

Neutral

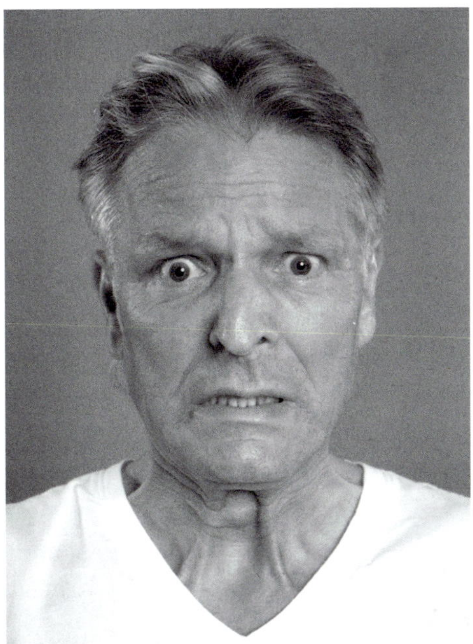

Angst

Richtig, Sie haben Ihre Sicherheit verloren, fühlen sich physisch oder psychisch bedroht. Das ist der übergeordnete Auslöser.

Was im Einzelnen dazu geführt hat, ist individuell.

Wovor kann der sterbende Mensch Angst haben? Vor dem Sterben an sich, davor, Schmerzen zu bekommen, vor Eingriffen, vor dem Alleinsein, Angst davor, dass Angehörige leiden und vieles mehr. Was braucht der Mensch von Ihnen? Sprechen Sie mit dem Menschen über seine Angst. Sprechen Sie sie stellvertretend aus. „Sie sind gerade sehr besorgt." Oder fragen Sie direkt, was Sie tun können. Bitte bedenken sie jedoch, dass nicht jeder Mensch über seine Gefühle sprechen möchte.

Die basale Stimulation, das heißt den Körper zu spüren und wahrzunehmen, kann auch sehr beruhigend wirken. Ebenso geben Dinge zum Festhalten, wie Handpuppen, das Gefühl des Gehaltenwerdens. Mehr dazu erfahren Sie in den jeweiligen Kapiteln.

Es ist jedoch auch nicht immer allein die Angst vor dem eigenen Tod. Es kann auch die Angst, davor sein, wie es weitergeht, z. B. mit der eigenen Familie. Kommt die Tochter, der Sohn klar? Religiöse Themen können ebenfalls eine Rolle spielen. Ist es vielleicht eine Angst, ins Fegefeuer zu kommen?

Geben Sie dem sterbenden Menschen die Möglichkeit, über seine Gefühle zu sprechen.

Herbert Grönemeyer besingt in seinem Lied „Angst" treffend, was Angst mit einem Mensch machen kann, u. a. „Angst stellt ruhig, Angst kricht klein" (Genius, 2021). Angst sorgt für Rückzug. Für sterbende Menschen gibt es aber keine weitere Chance, etwas zu regeln. Hinzu kommen physiologische Veränderungen, diese zeigen sich u. a. in einer erhöhten Anspannung.

Haben Sie daher Mut, äußern Sie Ihre Beobachtung und stehen Sie dem Menschen auch für seine Ängste und Sorgen zur Verfügung.

Auf dem linken Bild auf Seite 71 sehen Sie Ärger.

Sie erkennen, dass die Augenbrauen nach unten und zusammen-gezogen sind. Das untere Augenlid ist angespannt. Die Lippen sind gepresst.

Überlegen Sie wieder: Unter welchen Bedingungen wird bei Ihnen Ärger ausgelöst?

Sie ärgern sich, wenn Sie gehindert werden, ein bestimmtes Ergebnis zu erreichen, oder wenn Ihre Werte nicht akzeptiert und verletzt werden.

Was kann bei dem sterbenden Menschen Ärger auslösen? Zum Beispiel, wenn er wird nicht in Ruhe gelassen wird, obwohl er schon mehrmals darum gebeten hat. Berücksichtigen Sie bei Ihren Überlegungen die Phase zwei nach Kübler-Ross.

Ermöglichen Sie daher dem Menschen, seinem Ärger freien Lauf zu lassen. Das heißt jetzt nicht, dass Sie sich beschimpfen lassen müssen. Vielleicht erkennen Sie auch unterdrückten Ärger, so braucht der Bewohner eine Erlaubnis, sich ärgern zu dürfen. Reden Sie also über die Emotion, über die Verletzung.

Auf dem rechten Bild auf Seite 71 sehen Sie Überraschung.

Sie erkennen, dass die Augenbrauen hochgezogen sind, sie behalten ihre ursprüngliche Form. Der Mund ist entspannt geöffnet.

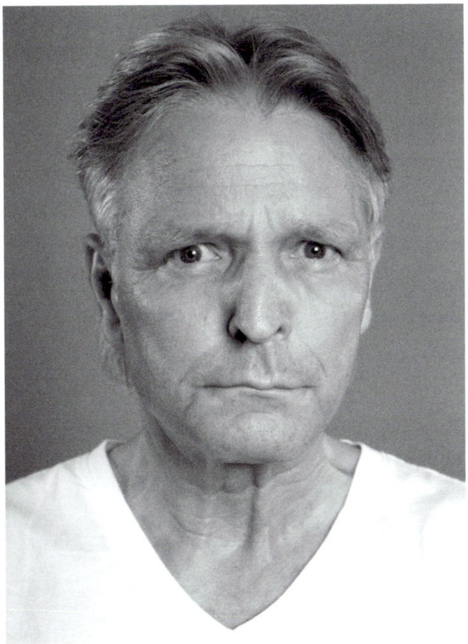

Ärger

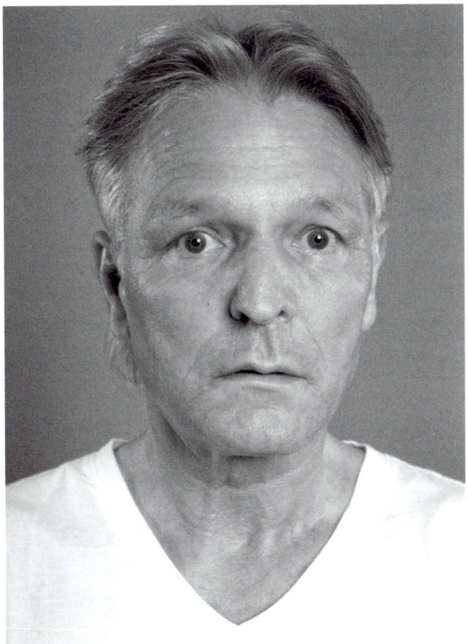

Überraschung

Überlegen Sie wieder kurz: Wann sind Sie überrascht? Richtig, wenn Sie etwas nicht wussten. Also benötigen Sie im Umkehrschluss Informationen, um sich zu orientieren.

Überraschung ist im Vergleich zu den anderen Emotionen die einzige, die wirklich nur für 40–500 Millisekunden echt sein kann. Denn danach haben Sie erfahren, was Sie vorher nicht wussten. Entscheidend ist die Emotion, die in Folge auftritt. So ist die folgende Emotion aussagekräftig. Stellen Sie sich beispielhaft vor, Sie packen Ihr Geburtstagsgeschenk aus, Sie haben damit nicht gerechnet und es ist genau das, was Sie sich gewünscht haben. Überraschung und Freude sind die Folge. Zweite Szene: Sie packen Ihr Geburtstagsgeschenk aus, Sie haben sich genau das nicht gewünscht. Überraschung – Geringschätzung – vorgetäuschte Freude. Fazit: Überraschung ist immer neutral, die danach kommende Emotion ist entscheidend.

Unter welchen Bedingungen sehen Sie Überraschung bei sterbenden Menschen? Richtig, immer wenn er etwas nicht wusste. Wenn Sie das beobachten, informieren Sie den Menschen.

Auf dem linken Bild auf Seite 72 sehen Sie Trauer.

Sie erkennen, dass die Augenbrauen-Innenseite nach oben gezogen ist, das obere Augenlid ist gesenkt und die Mundwinkel gehen nach unten.

Welchen übergeordneten Auslöser gibt es bei Trauer? Trauer hat immer etwas mit Verlust zu tun.

Der sterbende Mensch verliert alles, er verliert sein Leben. Vielleicht möchte er für seine Angehörigen stark sein. Unterstützen

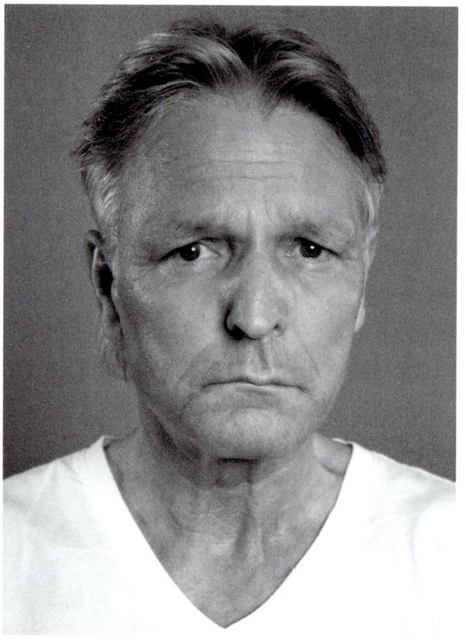

Trauer

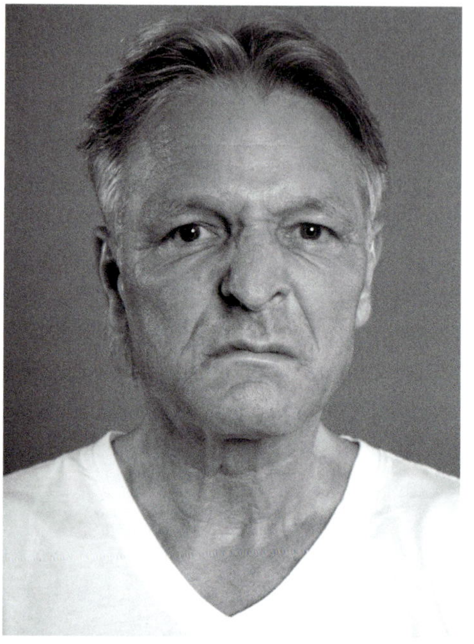

Physischer Ekel

Sie ihn dabei, seine Trauer zuzulassen. Vielleicht benötigt er auch Hilfe dabei, Unerledigtes zu regeln. Sie können oft da sein und mit ihm gemeinsam die Emotion aushalten.

Auf dem Bild oben rechts sehen Sie physischen Ekel und direkt darunter psychischen Ekel, also körperlichen und moralischen Ekel.

Sie erkennen Ekel, bei beiden, an der beidseitig hochgezogenen Oberlippe. Im oberen Bild sehen Sie noch zusätzlich, dass die Augenbrauen nach unten zusammengezogen sind und die Nase ist gekräuselt.

Vorher kommt der Ekel übergeordnet? Wann ekeln Sie sich? Richtig, wenn etwas stinkt oder Sie etwas moralisch abstoßend finden.

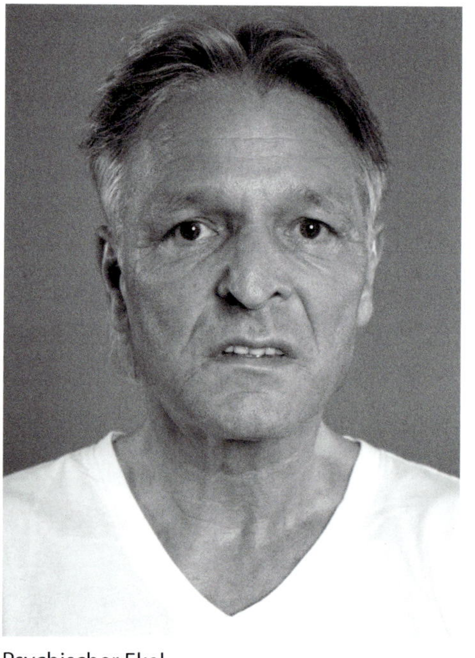

Psychischer Ekel

Beispielhaft sind Wunden zu nennen. Es gibt stark übelriechende Wunden und eine durchaus menschliche Situation könnte sein, dass bei Ihnen kurz Ekel sichtbar wird. Sie können dem ggf. entgegenwirken, indem Sie Ihren Mundschutz mit Ihrem Lieblingsduft träufeln.

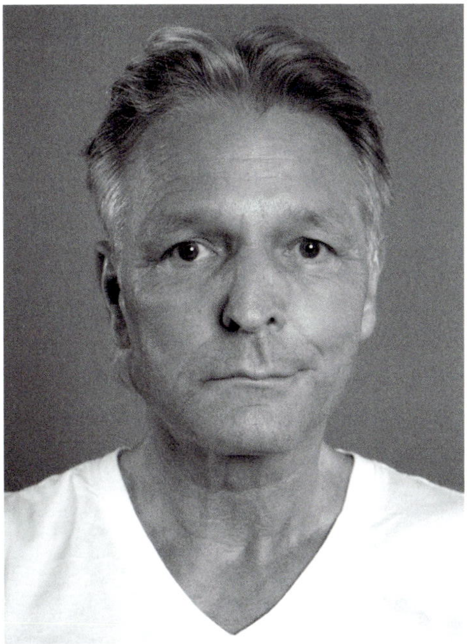

Verachtung

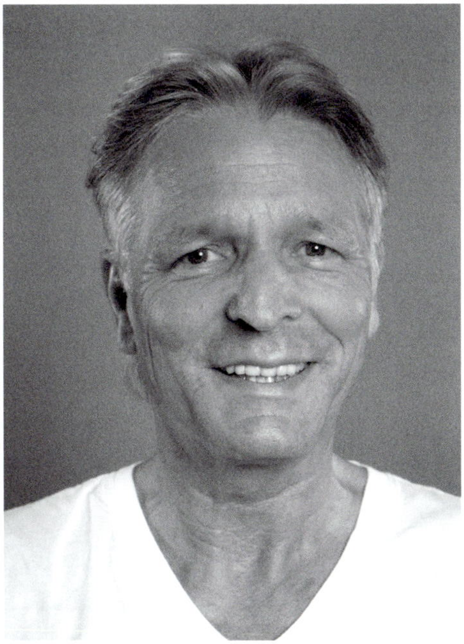

Freude

Seien Sie sich Ihrer eigenen Emotionen bewusst. Notfalls ist ehrlich zu klären, dass die Emotion sich nicht gegen den Menschen richtet, sondern ausschließlich aus der Wunde resultiert.

Unter welchen Bedingungen zeigt sich Ekel bei sterbenden Menschen? Auch er nimmt entsprechende Gerüche auf. Bitte bedenken Sie, dass der sterbende Mensch eine andere Sensibilität entwickeln kann.

Wenn Begleiter vielleicht nach Rauch einer Zigarette riechen oder nach Essensresten, kann das für den Menschen abstoßend wirken.

Auf dem Bild oben links sehen Sie Verachtung.

Sie erkennen, dass der Mundwinkel auf einer Seite nach innen gepresst ist und es das Ziel ist, Überlegenheit zu bewahren.

Sie werden sie bei sterbenden Menschen eher nicht sehen.

Bitte beachten Sie unbedingt, dass es sich um kurze Expressionen handelt. Alles, was länger dauert, kann auch auf etwas anderes hinweisen.

Auf dem Bild oben rechts sehen Sie Freude.

Sie sehen abgesenkte Augendeckfalten und dass die Mundwinkel auf beiden Seiten angehoben sind. Machen Sie das doch bitte einmal kurz nach.

Wann freuen Sie sich? Richtig, wenn ein Ziel erreicht ist, Sie etwas Schönes erlebt oder erfahren haben. Freude bedeutet auch Kooperation, Sie bleiben im Kontakt mit anderen Menschen. Der Körper schüttet entsprechende Hormone aus.

Wie können Sie bei sterbenden Menschen Freude auslösen? Ist das paradox? Nein, Freude und Humor gehören auch dazu. Vielleicht können Angehörige lustige Geschichten erzählen, die sie mit den Sterbenden erlebt haben.

Dirk Eilert bezeichnet zwölf Emotionen als Primäremotionen (Eilert, 2020), dazu gehören die bereits genannten plus Scham/Verlegenheit, Schuld, Liebe, Interesse und Stolz.

Emotionen in der Gestik

Der sterbende Mensch, der sich immer mehr zurückzieht, verlässt vielleicht kaum noch das Bett. Wenn die Kräfte immer mehr nachlassen, wird auch die Gestik sich zunehmend reduzieren. Achten Sie bitte auf kulturelle Unterschiede. Der Daumen, der mit dem Zeigefinger einen Ring bildet, kann je nach kultureller Prägung etwas Verschiedenes bedeuten (Wipp, 2021).

Embleme ersetzen das gesprochene Wort, sie sind ebenfalls kulturell geprägt. Das Nicken bedeutet in unserer Kultur ein „Ja" und das Schütteln des Kopfes ein „Nein". Vergewissern Sie sich bei Menschen, die nicht mehr sprechen können oder nicht mehr sprechen wollen, dass diese Gesten auch so zu verstehen sind. Ebenso kann ein Blinzeln eines Auges ein „Ja" bedeuten und zweimal blinzeln ein „Nein". Das muss nur eindeutig geklärt werden.

Wichtig in der Begleitung sterbender Menschen sind sogenannte Adaptoren. Verliert ein Mensch seine Sicherheit, versucht er sich zu stabilisieren, Halt zu bekommen. Berührungen haben diese Funktion. Durch Berührung wird zusätzlich noch das sogenannte Kuschelhormon Oxytocin ausgeschüttet. Unterschieden werden drei Formen der Adaptoren:

- Selbstberührung:
  Der Mensch hält sich an sich selbst fest, die Arme sind verwinkelt, er geht zunehmend in die sogenannte embryonale Körperhaltung.
- Objektberührung:
  Der Mensch hält sich an Objekten fest, es bieten sich Handpuppen, Kuscheltiere oder Ähnliches an.
- Fremdberührung:
  Der Mensch, hält sich an anderen Menschen fest, vielleicht lässt er Ihre Hand nicht mehr los.

Der Mensch steht im Mittelpunkt der Begleitung. Sie bekommen viele Hinweise, aber keine Beweise. Bleiben Sie im Kontakt, nehmen Sie den Menschen wahr, bleiben Sie sensibel und reagieren Sie individuell. Achten Sie bei der Begegnung auch immer auf sich.

Rituale und Konzepte am Lebensende

Sie führen in Ihrer Einrichtung mit Ihrem Bewohner ca. sechs bis acht Wochen nach dem Einzug ein Integrationsgespräch. Damit möchten Sie von Ihrem Bewohner erfahren, wie er sich in Ihrer Einrichtung fühlt. Was wünschen sich Ihre Bewohner weiterhin, was bewegt sie? Sie können in diesem Gespräch bereits ein weiteres Gespräch ankündigen. Nämlich, dass Sie in den nächsten sechs bis acht Wochen wieder ein Gespräch mit Ihren Bewohnern führen. In diesem Gespräch wird offen über das Thema Sterben und Tod gesprochen.

Selbstverständlich sind solche Gespräche immer ein Angebot, jedoch stehen die meisten Menschen dem Thema offen gegenüber. Dieses Gespräch sollte, so wie das Integrationsgespräch, nach Möglichkeit mit der Bezugspflegeperson geführt werden. Auseinandersetzungen mit der eigenen Sterblichkeit sind mit Pflegenden in der Regel leichter zu führen als mit nahestehenden Menschen. Fragen Sie den Bewohner trotzdem, ob er vielleicht einen Angehörigen dabeihaben möchte.

Somit haben Sie die Möglichkeit, mit dem Bewohner seine Wünsche zu fixieren. Natürlich können sich diese ändern, sie werden dann entsprechend angepasst. Sie wissen dann, wie sich der Bewohner seinen letzten Weg vorstellt.

Folgende Fragen, die entsprechend erläutert werden sollen, bieten sich an:
- Welche religiösen oder spirituellen Gegenstände sind Ihnen wichtig?
- Welche Gebete, Lieder, Mantren, Texte oder anderes möchten Sie sprechen oder hören?
- Gibt es für Sie Lieblingsblumen oder -düfte?
- Welche Kontaktpersonen Ihrer religiösen oder spirituellen Gemeinde dürfen benachrichtigt werden?
- Sind Sie mit einem ambulanten Hospizdienst einverstanden?
- Dürfen sich die Bewohner in der letzten Lebensphase bei Ihnen verabschieden?
- Haben Sie Wünsche für die Zeit nach Eintritt des Todes?
- Welche Kleidung ist Ihnen wichtig?
- Dürfen sich die Bewohner bei Ihnen nach Eintritt des Todes verabschieden?
- Welche Gebete, Lieder, Mantren, Texte oder anderes sollen nach Eintritt des Todes gesungen oder gesprochen werden?
- Gibt es etwas, was Sie nicht möchten?

Besprechen Sie bitte auf jeden Fall mit dem Bewohner, dass es trotz geäußerten Wünschen auch mal etwas anders ablaufen kann.

Begleitung während der Sterbephasen

Frau Silberschmidt und ihre Kinder wechseln sich am Bett von Herrn Silberschmidt ab. Die Tochter Helga und ihr Mann wohnen in Magdeburg und sind jetzt für ein paar Tage nach Schwerte gekommen. Herr Silberschmidt kämpft, er stöhnt immer wieder, teilweise auch aufgrund der Schmerzen. Sein Atem setzt immer wieder mal aus. Seine Frau nimmt seine Hand und erzählt aus ihrem gemeinsamen Leben. Zwischendurch zieht er jedoch die Hand weg und signalisiert dadurch, dass er Ruhe braucht. Frau Silberschmidt wurde vom Pflegepersonal gut aufgeklärt. Sie weiß, dass dies nichts mit ihr zu tun hat. Sie hat gelernt, wie sie beruhigend seine Unterarme ausstreichen kann. Sie hat eine beruhigende Hautcreme. Herr Silberschmidt hat infolge der Leberbeeinträchtigung einen erhöhten Juckreiz der Haut.

Um den Angehörigen Pausen zu gönnen, findet die Begleitung zeitweise durch das Personal statt.

Als begleitende Personen stehen an erster Stelle Angehörige den sterbenden Menschen zur Seite. Mehr dazu finden Sie im Kapitel Begleitung von Angehörigen und Zugehörigen.

Nicht immer findet eine Begleitung so musterhaft wie bei der Familie Silberschmidt statt. Die Begleitung sollte in einer Einrichtung nach Möglichkeit von der Bezugspflegeperson geleistet werden. Doch niemand kann immer vor Ort sein. Wechseln Sie sich demzufolge im Team regelmäßig ab. Achten Sie auf Kollegen, die noch neu im Team oder neu im Beruf sind. Sterbebegleitung ist so viel mehr als nur am Bett sitzen.

Geben Sie den sterbenden Menschen eine vertrauensvolle Begegnung und Nähe. Die persönliche Begleitung ist von Zuwendung geprägt, lassen Sie ihm aber auch Entscheidungsmöglichkeiten und genug Freiräume.

Der Raum sollte ansprechend gestaltet sein, das gilt grundsätzlich und nicht erst in der letzten Lebensphase. Religiöse und spirituelle Menschen werden das Zimmer seit Einzug dem Glauben nach ausgestattet haben. Beachten Sie die entsprechenden Rituale im Kapitel „Glaubensbedingte Schwerpunkte“ und unterstützen Sie den Bewohner und dessen Angehörige.

Verfügen Sie in einer Einrichtung noch über Zweibettzimmer, stellt sich die Frage, wer das Zimmer verlässt. Sie haben drei Möglichkeiten:

1. Der sterbende Mensch wird in ein anderes Zimmer verlegt.
2. Der nicht sterbende Mensch wird in ein anderes Zimmer verlegt.
3. Beide Bewohner bleiben im Zimmer.

Falls einer der beiden Bewohner das Zimmer verlassen muss, sollte das nicht der sterbende Mensch sein. Viele haben den Wunsch, zu Hause zu sterben, und das Zimmer ist das Zuhause des Bewohners. Warum muss denn überhaupt jemand ausziehen? Wenn die Bewohner schon lange zusammenleben, sich verstehen und beide damit einverstanden sind, können sie auch so den letzten Weg zusammen gehen.

Zur sensiblen Gestaltung der Räumlichkeiten beachten Sie, dass das Zimmer nicht grundsätzlich verdunkelt sein soll. Im Gegenteil – lassen Sie die Sonne rein. Licht bedeutet Leben und noch lebt der Mensch. Geben Sie ihm die Möglichkeit, das zu spüren. Also Bett ans Fenster rollen und die Sonne spüren lassen. Achten Sie darauf, dass wichtige Gegenstände in Blicknähe sind. Lassen Sie, wie beschrieben, von Angehörigen Fotos auf einem digitalen Bilderrahmen mitbringen. Vielleicht besprechen Angehörige auch einen MP3-Plyer mit eigenen Geschichten, vorgelesenen Geschichten oder Musik.

Es gibt sterbende Menschen, die gerne die Zimmertür geöffnet haben. Sie hören dadurch noch Geräusche vom Wohnbereich, die beruhigend wirken können. Achten Sie dabei auf die Wahrung der Intimsphäre.

Bewohner möchten sich auch von Bewohnern verabschieden. Wenn dies geklärt wird, können Bewohner zu den sterbenden Menschen gehen, sich auch mal mit ans Bett setzen und sich verabschieden. Schließlich haben sie ggf. Jahre zusammengelebt.

Unterstützend können Mitarbeiter der ambulanten Hospize zur Begleitung eingeladen werden. Es sind ausgebildete, meist ehrenamtliche Tätige, die schnell Kontakt zu den sterbenden Menschen finden. Klären Sie, ob der sterbende Mensch damit einverstanden ist, von für ihn unbekannten Menschen begleitet zu werden.

In einer Einrichtung arbeiten viele Menschen. Nicht jeder kann immer alles wissen, das ist allein abwesenheitsbedingt schon nicht möglich. Um zu signalisieren, dass in einem Zimmer ein sterbender Mensch liegt, kann beispielhaft eine weiße (Kunststoff-) Rose an der Tür befestigt werden.

In einer stationären Pflegeeinrichtung leben die Bewohner oft Monate bis viele Jahre. Auch Sie haben als Pflegende oft eine lange, tragfähige Beziehung. Auch für Sie ist es immer wieder schwer, Abschied zu nehmen. Bewohner vertrauen Ihnen vieles an und äußern ihre Wünsche. Achten Sie auf sich, damit Sie keine Versprechen geben, die Sie nicht einhalten können. Denn nach Eintritt des Todes ist vieles nicht mehr korrigierbar.

Frau XY trägt eine Kette mit einem Kreuzanhänger, das Kreuz hat sie noch von ihrer Kommunion, die Kette wurde zwischendurch erneuert, aber das Kreuz ist schon – wie sie immer sagt – „so steinalt wie ich". Als Sie bei ihr sitzen und mit ihr über ihren Glauben sprechen, fasst sie an ihr Kreuz und bittet Sie, darauf zu achten, dass sie mit der Kette beerdigt wird. Gerne geben Sie ihr das Versprechen, weil es für Sie so selbstverständlich ist, dass dieser Wunsch erfüllt wird.

Nach Eintritt des Todes von Frau XY, ihre Tochter ist dabei und hat sie liebevoll begleitet, nimmt die Tochter die Kette der Mutter ab und hängt sie sich um. Sie wendet sich mit Tränen zu Ihnen und sagt: „Meine Mutter hat diese Kette fast ihr Leben lang getragen. Jetzt werde ich sie weitertragen, so habe ich das Gefühl, sie ist immer bei mir."

Wie geht es Ihnen jetzt? Sie können ihr Versprechen nicht halten. Wahrscheinlich können Sie die Tochter aber genauso gut verstehen wie zuvor Frau XY. Wenn Ihnen Versprechen wichtig sind, haben Sie jetzt ein Dilemma. Versuchen Sie solche Situationen zu vermeiden.

Geben Sie keine Versprechen, die nicht sofort umzusetzen sind, wie beispielweise etwas besorgen. Bei anderen Themen versichern Sie, dass Sie es versuchen werden, jedoch sich Dinge manchmal anders entwickeln.

Rituale nach Eintritt des Todes

Frau Silberschmidt war beim letzten Atemzug ihres Mannes dabei. Ihre Tochter Stefanie ist mit ihr nach Hause gefahren. Peter, sein ältester Sohn, hat bereits im Vorfeld mit dem Pflegepersonal geklärt, dass er seinen Vater versorgen möchte. Die Bitte wurde erst als etwas befremdlich erlebt, aber dann gut verstanden. Als Krankenpfleger weiß er, wie er die Zugänge korrekt entfernt. Aber auch nicht Berufszugehörige der Pflege sollten die Möglichkeit bekommen, ihre Verstorbenen zu versorgen. Peter sorgt für frische Luft im Raum und legt eine CD mit der Lieblingsmusik seines Vaters ein. Die leise Musik, die Berührungen des Vaters und die Tränen, die sanft fließen, schaffen für Vater und Sohn eine ganz besondere Situation des Abschiedsnehmens. Nachdem sein Vater versorgt und zugedeckt ist, spricht er noch ein Gebet.

Herr Silberschmidt möchte mit seinem Anzug, der eigentlich für die goldene Hochzeit gedacht war, beerdigt werden.

Zunächst muss ein Arzt verständigt werden, der einen Totenschein ausstellt. Er prüft, ob der Tod eine natürliche Ursache hatte, falls nicht, wird die Polizei hinzugezogen. Der Verstorbene darf bis zu 36 Stunden nach Eintritt des Todes am Sterbeort aufbewahrt werden.

Der verstorbene Mensch wird würdevoll versorgt. Alle Zugänge des Körpers werden entfernt. Er wird gewaschen und bekommt die Kleidung angezogen, über die, im besten Fall, vorher bereits gesprochen wurde. Der Unterkiefer wird so unterstützt, dass er sich nicht öffnen kann, die Augen werden geschlossen und die Hände werden aufeinandergelegt. Glaubensbedingte Unterschiede finden Sie im entsprechenden Kapitel.

Wenn Sie den Verstorbenen versorgt haben, nehmen Sie sich die Zeit, sich zu verabschieden. Lassen Sie Ihren eigenen Glauben, Ihre Spiritualität zu.

Falls Angehörige dies möchten, können sie den Bewohner selbst versorgen. Für viele kann es ein letztes wichtiges Miteinander sein. Fragen Sie Angehörige, ob sie dies möchten, vielleicht kommen sie selbst nicht auf die Idee.

Vor der Tür kann jetzt eine LED-Kerze stehen, die symbolisiert, dass der Bewohner verstorben ist.

Die Angehörigen sollten, falls sie nicht dabei waren, von einem Mitarbeiter benachrichtigt werden, der sie kennt. Beachten Sie Absprachen, die getroffen wurden. Es gibt Angehörige, die Tag und Nacht verständigt werden möchten, aber auch Angehörige, die für sich andere Entscheidungen getroffen haben.

Sollten Sie über Zweibettzimmer verfügen, werden verstorbene Menschen in einem dafür vorgesehenen Raum aufgebahrt. Wenn Sie mit Angehörigen dort hingehen, achten Sie darauf, dass der Gang dorthin ebenfalls würdig stattfinden kann. Unreine Wäschesäcke hinter offen stehenden Türen machen keinen ethischen Eindruck.

Umgang mit anderen Pflegebedürftigen

Stellen Sie sich folgende Situation vor: Sie fahren in den Urlaub, stehen im Hotel an der Rezeption und der nette Herr an der Rezeption macht Sie freundlich mit einer fremden Person bekannt, die für die nächsten Tage mit Ihnen das Zimmer teilt.

Etwas befremdlich, oder?

Wenn Menschen in eine Einrichtung ziehen, ist die komplette Situation für sie befremdlich und gleichzeitig müssen sie mit vielen anderen fremden Menschen Räume teilen, bei Zweibettzimmern auch den Schlafraum. Sie lernen sich kennen, essen, schimpfen, lachen, singen und leiden miteinander. Wenn der letzte Weg des Lebens beschritten wird, möchten Menschen sich voneinander verabschieden.

Nach Eintritt des Todes können sich nach vorheriger Absprache auch die Bewohner einer Einrichtung voneinander verabschieden. Es kann ein Gebet gesprochen werden oder eine LED-Kerze eingeschaltet werden.

Menschen mit einer demenziellen Erkrankung können kognitive Situationen nicht immer erfassen und benennen, jedoch spüren sie Veränderungen und reagieren auf ihre veränderte Umgebung.

Wenn der Arzt den Tod bestätigt hat, Angehörige informiert wurden, selbstverständlich der verstorbene Bewohner versorgt ist, bietet es sich an, die anderen Bewohner des Wohnbereichs z. B. beim Nachmittagskaffee zu informieren und eine Gedenkminute einzulegen bzw. ein gemeinsames Gebet zu sprechen.

Wenn der Bestatter den verstorbenen Bewohner abholt, kann eine Begleitung des Sarges vom Wohnbereich bis zur Eingangstür der Einrichtung stattfinden. Auf den Sarg kann ein kleines weißes Tuch gelegt werden, vielleicht mit einer LED-Kerze draufstehend. Die Bewohner sollten genauso begleiten können wie die Mitarbeiter.

Als der Bewohner in die Einrichtung zog, kam er durch den Haupteingang, wenn er sie für immer verlässt, sollte er genau diesen Weg wieder nehmen dürfen.

Abschiedskultur

Zur Abschiedskultur gehört, zu zeigen, dass der Bewohner nach Eintritt des Todes nicht vergessen ist. So kann der Sitzplatz in der Wohnküche bis zur Beerdigung mit einer LED-Kerze und einem kleinen Bild des verstorbenen Bewohners versehen werden, um zu zeigen, dass er zur Gemeinschaft gehörte.

Wenn es gewünscht wird, geht ein Mitarbeiter der Einrichtung zur Beerdigung mit. Ob die Einrichtung Blumen oder einen Kranz bestellt, ist oft eine Frage des Budgets. Schreiben Sie eine Abschiedskarte, ggf. auch mit den Unterschriften der anderen Bewohner. Geben Sie die Karte den Angehörigen. Viele Angehörige hatten im Laufe der Zeit auch Kontakt mit anderen Mitbewohnern.

Sie können für den Tag der Beerdigung oder kurz danach ein gemeinsames Kaffeetrinken im Wohnbereich planen. Ähnlich wie bei einer Beerdigung kann Kuchen und Kaffee gereicht werden und damit des Verstorbenen gedacht werden. Es ist ein traditioneller Abschluss.

Die meisten Einrichtungen haben im Eingangsbereich oder im Wohnbereich ein Kondolenzbuch liegen. Darin stehen die Namen der Verstorbenen, teilweise mit einem Bild oder einem passenden Vers.

Eine sehr schöne Geste ist es, den Namen des Verstorbenen auf einen flachen Stein zu schreiben. Sie können die Steine in einer Vase aus Glas sammeln oder einen kleinen Steingarten anlegen.

Hilfen zur Verarbeitung

Wie bereits erwähnt haben Sie zu den meisten Bewohnern Ihrer Einrichtung eine Beziehung aufgebaut und erleben immer wieder ein Abschiednehmen. Zunehmend ziehen immer mehr jüngere Pflegebedürftige in eine Einrichtung ein, die teilweise im eigenen Alter oder sogar im Alter der eigenen Kinder sind.

Wie können Sie Ihre Emotionen verarbeiten?

Nachdem der Bewohner die Einrichtung verlassen hat, sollte daher eine Mitarbeiterrunde stattfinden. So können sich alle Kollegen nochmals austauschen und ggf. die Begleitung reflektieren. Was war gut? Was nehmen wir für Erfahrungen für die nächste Begleitung mit. Solche Runden können auch begleitet werden. Dafür stehen Supervisoren oder Coaches zur Verfügung.

Falls Angehörige es wünschen, kann auch noch ein Gespräch mit den Angehörigen stattfinden, spätestens an dem Tag, wenn die letzten Sachen des Bewohners abgeholt werden. Das wäre auch ein guter Zeitpunkt, noch etwas vom Verstorbenen zu übergeben. Da bei Veranstaltungen in einer Einrichtung regelmäßig Fotos gemacht werden, kann eine ausgesuchte Sammlung, vielleicht in ein Steckalbum eingefügt und mit etwas Text dazu, übergeben werden.

Gespräch mit Kim-Christin Mahlke

Stöcker: Können Sie sich und Ihre Tätigkeit bitte kurz vorstellen?

Mahlke: *Ich bin stellvertretende Pflegedienstleitung, Wohnbereichsleitung, Wundexpertin und Palliativfachkraft. Seit drei Jahren arbeite ich in einer privaten Seniorenresidenz, seit neun Jahren in der Pflege, davon seit 2017 als examinierte Fachkraft.*

Stöcker: Was ist Ihnen in der Begleitung sterbender Menschen wichtig?

Mahlke: *Auf den Punkt gebracht: Liebe, Wärme, Geborgenheit, Sicherheit und Respekt.*

Stöcker: Wie begleiten Sie die Angehörigen?

Mahlke: *Wir beziehen Angehörige in alle weiteren Schritte ein. Wir informieren, beraten, halten und geben Sicherheit. Wir ermöglichen, dass die Angehörigen auf Wunsch vierundzwanzig Stunden anwesend sein können. Jedoch empfehlen wir ihnen auch Pausen. Für beide, für Angehörige, aber auch für den Bewohner.*

Stöcker: Gibt es Rituale, die nach Eintritt des Todes stattfinden?

Mahlke: *Jeder Bewohner wird nach Eintritt des Todes nochmals pflegerisch versorgt und gekleidet. In der Regel übernimmt diese letzte Versorgung die Bezugspflegeperson. Alle Mitarbeiter, die es wünschen, verabschieden sich vom verstorbenen Bewohner.*

Stöcker: Wie werden Ihre Mitarbeiter begleitet und unterstützt?

Mahlke: *Die Mitarbeiter haben immer die Möglichkeit, mit mir zu reden. Innerhalb der Teams besteht ein großes Vertrauen. Die Mitarbeiter reden miteinander, bauen sich gegenseitig auf und sind füreinander da.*

Stöcker: Herzlichen Dank für das interessante Gespräch.

Spezielle Angebote

Herr Silberschmidt war am Anfang sehr auf Medikamente fokussiert. Durch Information und gutes Zureden seiner jüngsten Tochter war er bereit etwas auszuprobieren. Als Duftnoten waren ihm bis dahin seine Herrendüfte vertraut, jetzt lernt er andere Düfte kennen. Am besten gefällt ihm Melisse. Er kann dabei gut entspannen und meint auch, dass der Duft gut gegen seine Schmerzen hilft. Seine Familie sorgt dafür, dass immer genug da ist, und die Beschäftigungsassistenten sorgen für die richtige Verdünnung und Belüftung seines Zimmers.

Als sehr befremdlich empfindet er die Klangschale, er gibt jedoch zu, dass das leichte Vibrieren auf seinen Händen sehr angenehm ist. Jedoch freut er sich am meisten, wenn die Hündin Anna ihn besucht. Allein die Anwesenheit beruhigt ihn. Sie darf dann zu ihm ins Bett und er streichelt sie ganz entspannt. Gerne erzählt er von seinem Schäferhund, den er in der Jugend hatte. Leider dann nie wieder. Trude wollte keine Hunde, sie sagte immer, mit ihren Kindern und ihm hätte sie genug zu tun.

Die folgenden Angebote sind, wie alles andere auch, individuell zu besprechen. Beraten Sie den Menschen hinsichtlich der Möglichkeiten, welche zur Verfügung stehen. Sie dienen grundsätzlich der Steigerung der Lebensqualität, der Entspannung, der Schmerzreduktion, dem Wohlbefinden. Einige Methoden sind zwar bekannt, finden jedoch wenig Anwendung. In einer medizinisch geprägten Umgebung ist Akupunktur nicht immer vertraut. Hinzu kommt evtl. noch das hohe Alter. Die Methoden sind jedoch altersunabhängig zu sehen.

Laden Sie den sterbenden Menschen ein, vielleicht gemeinsam mit Ihnen und/oder den Angehörigen auch Unbekanntes auszuprobieren. Akzeptieren Sie jedoch immer sein Bedürfnis nach Ruhe und Rückzug.

Die folgenden Empfehlungen erheben keinen Anspruch auf Vollständigkeit, es gibt viele ergänzende Angebote.

Akupressur

Akupressur ist eine **sanfte** Druckmassage von Körperstellen, bei der mit den Fingern bestimmte Punkte auf der Hautoberfläche gedrückt werden. Es gibt eine Vielzahl von Akupressurpunkten am Körper.

„Die Akupressur nutzt die Akupunkturpunkte, ohne Nadeln einzusetzen. Die einzelnen Punkte werden mittels Druckes stimuliert. Hierzu werden entweder die Finger, der Daumen oder der Daumenballen genutzt. Die Stimulation erfolgt durch Druck in Kombination mit kreisenden Bewegungen. Auch bei der Akupressur gilt, dass die Manipulation dem Zustand des Patienten angepasst sein sollte." (Krüger, 2018)

Zum Beispiel gibt es im Gesicht und am Kehlkopf Akupressurpunkte, die das Schlucken erleichtern. Bei Erbrechen und starker Übelkeit gibt es Punkte am Handgelenk. Menschen können Akupressur bei sich selbst durchführen und bekommen damit noch ein Gefühl der Selbstkontrolle (Leduc-Weissenberger, 2009). Das Beklopfen ist einfach anzuwenden und es kann wenig falsch gemacht werden. Der Körperpunkt wird mit zwei/drei Fingern beklopft. Selbst wenn der bekannte Körperpunkt nicht genau getroffen werden sollte, ist die Fläche groß genug. Das Beklopfen findet für 60–90 Sekunden statt.

Nicht nur auf körperliche Bereiche wirkt die Akupressur. Von Dr. Callahan wurde entdeckt, dass eine Stimulierung der Druckpunkte auch auf emotionale Zustände wirkt.

Beispielhaft sei hier der Punkt des sogenannten „Dritten Auges" genannt. Das Dritte Auge liegt genau zwischen den Augenbrauen. Also in der Vertiefung zwischen der Nasenwurzel und der Mitte der Stirn. (Reed Gach, 2020)

Akupunktur

Es gibt verschiedene Akupunktur-Varianten, dazu gehören die Körperakupunktur, die Ohrakupunktur, die Schädelakupunktur und streng genommen ist die bereits beschriebene Akupressur auch eine Form der Akupunktur.

Energie sollte fließen, doch manchmal ist sie blockiert und braucht Unterstützung, um wieder zu fließen. Die Traditionelle Chinesische Medizin (TCM) spricht als Energie vom QI und beschreibt ein Leitbahnsystem, eine Art Netzsystem des Körpers – die Meridiane.

An Akupunkturpunkten kann blockierte Körperenergie fließen. Es wird vom körpereigenen QI gesprochen, welches im Austausch mit dem kosmischen Qi stehen kann.

Gerade als Ergänzung der Schmerztherapie hat die Akupunktur ihre Erfolge zu verzeichnen.

Aromen

Ätherische Öle können vieles bewirken, dazu gehören die Steigerung des Wohlbefindens, Schmerzlinderung, Durchblutungsförderung, Entspannung, Stimmungsaufhellung sowie ggf. die Beseitigung unangenehmer Gerüche und vieles mehr.

Sprechen Sie vorher mit dem Bewohner über dessen Lieblingsdüfte, sie werden individuell erlebt. Besprechen Sie, welches Ziel Sie gemeinsam erreichen möchten. Düfte können Emotionen und Erinnerungen auslösen, angenehme sowie unangenehme. Öle entfalten ihre Wirkung über den Geruchssinn. Der Nerv Olfaktorius (1. Hirnnerv) ist direkt mit dem limbischen System verbunden. Sie kennen es bestimmt, Sie gehen durch die Fußgängerzone und ein Mensch kommt Ihnen entgegen, der ein für Sie bekanntes Parfüm trägt. Dieser Duft, und ist er noch so flüchtig, löst bei Ihnen kurz eine Erinnerung an einen Menschen aus, mit dem Sie emotional verbunden sind oder waren.

Sollten beim sterbenden Menschen Emotionen ausgelöst werden, die für ihn nicht angenehm sind, so machen Sie sich keine Vorwürfe. Sie können nicht alles klären und voraussehen. Vielleicht sind es genau die Tränen, die eingesperrt waren, und jetzt, vor Eintritt des Todes, endlich befreit werden.

Ätherische Öle können Sie unterschiedlich anwenden, als:

- Massageöl
- Duftlampen
- Badezusätze
- Auflagen, Wickel

Achtung! Bitte nie unverdünnt auf den Körper bringen und immer Unverträglichkeiten und Allergien abklären. Bedenken Sie bitte: Weniger ist mehr!

Beispielhaft werden im Folgenden einige Öle aufgeführt (Wollner, 2012) (Nübling, 2014).

- **Anissamen** Wirkung: appetitanregend, krampflösend, Verdauungsstörungen, Magen-Darm-Beschwerden, stimmungsaufhellend
- **Bergamotte** Wirkung: antibakteriell, virenhemmend, Verdauungsbeschwerden, angstlösend
- **Cistrose** Wirkung: pilztötend, hautregenerierend, entstauend, stimmungsaufhellend
- **Dill** Wirkung: magenstärkend, Übelkeit, Erbrechen, nervenstärkend
- **Eichenmos** Wirkung: schleimlösend, desinfizierend, beruhigend
- **Fenchel** Wirkung: entzündungshemmend, verdauungsfördernd, beruhigend
- **Grapefruit** Wirkung: entwässernd, Immunstärkend, stimmungsaufhellend
- **Honig** Wirkung: hautregenerierend, körperwärmend, harmonisierend
- **Ingwer** Wirkung: schmerzlindernd, fiebersenkend, schmerzlösend, ausgleichend
- **Jasmin** Wirkung: krampflösend, blutdrucksenkend, stimmungsaufhellend
- **Kamille** Wirkung: krampflösend, entzündungshemmend, entspannend
- **Lavendel** Wirkung: krampflösend, fiebersenkend, immunstärkend, stimmungsaufhellend
- **Melisse** Wirkung: entzündungshemmend, schmerzlindernd, appetitanregend, ausgleichend
- **Nelke** Wirkung: antibakteriell, erwärmend, Magen-Darm-Beschwerden, aktivierend
- **Orange** Wirkung: Raumluftdesinfizierung, krampflösend, gemütserheiternd
- **Patchouli** Wirkung: hautpflegend, hautregenerierend, wundheilend, stimmungsaufhellend
- **Rose** Wirkung: schmerzlindernd, herzstärkend, immunstärkend, entspannend
- **Salbei** Wirkung: virenhemmend, pilztötend, harntreibend, anregend
- **Teebaum** Wirkung: desinfizierend, schmerzlindernd, virenhemmend, ausgleichend

- **Vanille** Wirkung: antibakteriell, erwärmend, appetitanregend, entspannend
- **Weihrauch** Wirkung: antibakteriell, schleimlösend, schmerzlindernd, ausgleichend
- **Zirbel** Wirkung: schleimlösend, durchblutungsfördernd, aktivierend

Basale Stimulation®

Die Basale Stimulation® wurde vor vielen Jahren von Prof. Andreas Fröhlich entwickelt und von Prof. Christel Bienstein für pflegerische Versorgungen modifiziert. Ein Leitgedanke der Basalen Stimulation ist es, das „eigene Leben zu spüren". (Buchholt, 2009)

Basal meint, dass basale und sehr früh entwickelte Sinne eines Menschen angeregt bzw. stimuliert werden. Es geht jedoch nicht darum, einfach Sinnesreize anzubieten, im schlimmsten Fall zu überreizen, sondern individuell für den Mensch die Reize konkret und sinnvoll anzubieten.

Der sterbende Mensch lebt noch und darf einen eigenen Rhythmus entwickeln. Seinen eigenen Atemrhythmus, seine eigenen Bewegungswünsche und -möglichkeiten, seine gedankliche Anwesenheit und sein eigenes Körpergefühl.

Beachten Sie wichtige Grundaussagen der Basalen Stimulation. Dazu gehört, dass Sie bei der körpernahen Versorgung eine Hand am Körper des Pflegebedürftigen lassen. Sonst erfährt er einen „On-off"-Kontakt. Dieses Anfassen-Loslassen kann für sterbende Menschen sehr irritierend sein, vor allem, wenn demenzielle Veränderungen dazukommen. Wenn zwei Pflegende einen Bewohner versorgen, ist die Gefahr sehr groß, dass die beiden Pflegenden sich mit sich selbst beschäftigen. Dies gilt besonders dann, wenn der Bewohner inaktiv ist. Hinzu kommt bei einer Versorgung zu zweit, dass jede pflegende Person einen anderen Händedruck hat oder eine andere Temperatur ihrer Hände.

Prof. Christel Bienstein hat erkannt, dass die Körperhaare nach einem Hygienesystem aufgebaut sind. Sie hat diesbezüglich verschiedene Möglichkeiten beschrieben, wie Ausstreichungen des Körpers wirken. Als Grundaussage wird festgestellt, dass ein Ausstreichen mit Haarwuchsrichtung entspannend wirken kann und eine Ausstreichung entgegen der Haarwuchsrichtung anregend wirkt. Entscheidend: eine Hand bleibt am Körper.

Basale Stimulation sollte als Haltung gesehen werden und nicht, je nachem, wer gerade im Dienst ist, mal stattfinden und mal nicht. Das heißt, mal findet Körperpflege so und mal so statt. Hier steht nicht der Zeitfaktor im Vordergrund. Denn ob ein Waschlappen einfach über dem Körper hin und her bewegt oder in Haarwuchsrichtung geführt wird, ist eine Frage des Wissens und der Haltung.

Nutzen Sie zusätzlich noch Aromen für den olfaktorischen Reiz und die bereits vorgestellten Fruchtsauger für den gustatorischen Reiz. Teilen Sie den Menschen immer mit, was Sie machen. Diese Informationen sollten grundsätzlich stattfinden, auch wenn Sie innerhalb des Raumes etwas durchführen, wie z. B.: „Ich stelle jetzt den Stuhl vom Tisch auf die andere Seite."

Zeigen Sie Angehörigen, wie sie eine basale Unterarm-/Handmassage durchführen können. So können beide noch wertvolle und körpernahe Erfahrungen machen.

Einreibungen

Das Wertvolle an Einreibungen ist die Zuwendung, die Berührung. Reiben Sie den sterbenden Menschen den Rücken nach Möglichkeit, wenn keine Kontraindikatoren bestehen, mit der nicht behandschuhten Hand ein. Hautberührungen setzen im Körper Oxytocin frei, das sogenannte „Kuschelhormon", welches das Wohlbefinden steigern kann.

Ist die Atmung beeinträchtigt, kann eine Atemstimulierende Einreibung (ASE) unterstützend wirken. Es ist eine rhythmische Einreibung mit beiden Händen über den Rücken. Wenn der Bewohner noch sitzen kann, sitzt er mit dem entblößten Rücken Ihnen zugewandt da. Achten Sie auf eine angenehme Zimmertemperatur und darauf, dass Ihre Hände warm sind. Benutzen Sie eine Lotion mit einem angenehmen Wunschduft oder Massageöl. Legen Sie Ihre Hände dann flach auf den oberen Rücken seitlich der Wirbelsäule. Führen Sie dann Ihre Hände in kreisenden Bewegungen nach unten. In der Regel sind es von oben nach unten vier Kreise. Passen Sie Ihren Rhythmus der Atmung an. Achten Sie wie bei der Basalen Stimulation darauf, dass immer eine Hand am Körper bleibt.

Einsatz von Kälte und Wärme

Einsatz von Kälte

Bei der Anwendung von Kälte handelt es sich in der Regel um eine Temperatur von ca. 15 Grad. Kühlung bedeutet eine Temperatur, die unterhalb der Hauttemperatur angesiedelt ist. Kälte kann schmerzlindernd sein, aber Achtung, es gibt auch Menschen, die durch Kälte einen höheren Schmerzpegel bekommen.

Einsatz von Wärme

Wärme wirkt nicht nur schmerzlindernd, sondern sie fördert das Wohlbefinden. Der sterbensnahe Mensch hat oft kalte Hände und kalte Füße. Eine Wärmflasche (sind in vielen Einrichtungen nicht erwünscht) oder ein Körnerkissen nimmt die Kälte und unterstützt die Durchblutung.

Falls der sterbende Mensch noch die Kraft hat, bieten Sie ihm ein angenehmes Bad an. Kombinieren Sie die einzelnen Angebote miteinander. Ein Bad mit einem schönen Duft und Entspannungsmusik steigert das Wohlbefinden.

Weitere Einsatzmöglichkeiten von Wärme können in Form von Auflagen und Wickeln durchgeführt werden. Wasser ist ein exzellenter Wärmeträger.

Entspannungsmethoden

Es gibt eine Reihe von Entspannungsmethoden. Die bekanntesten sind das Autogene Training (AT) und die Progressive Muskelrelaxation (PMR). Weiterhin gehören dazu Entspannungsmethoden, die mehr durch Bewegung stattfinden, wie das Breema, Qi Gong oder Yoga. Diese Verfahren bieten sich für Menschen an, die körperlich noch aktiv sein können bzw. den Angeboten kognitiv folgen können.

Für Menschen in der letzten Phase des Lebens wird nachfolgend der Einsatz von Klangschalen vorgestellt und erklärt, wie entlastend Fantasiereisen wirken können.

Fantasiereisen

„Die Vorstellungskraft ist der Anfang der Schöpfung.
Man stellt sich vor, was man will;
Man will, was man sich vorstellt;
und am Ende erschafft man, was man will."

(Georg Bernhard Shaw)

Menschen können sich über Gefühle besser erinnern. Es werden Prozesse in Gang gesetzt, um innere Bilder zu aktivieren. Über Fantasie kann ein Zugang zum Unbewussten stattfinden.

Gehen Sie mit dem sterbenden Menschen an seinen Ort des Wohlbefindens. Sorgen Sie dafür, dass der Bewohner gut liegt. Zu Beginn können Sie mit den Pflegebedürftigen ein paar beruhigende Atmungen durchführen und ihn mit ruhiger Stimme einladen, mit Ihnen auf eine Reise zu seinem Wohlfühlort zu gehen.

„Wenn Sie möchten, schließen Sie Ihre Augen. Stellen Sie sich vor, wie sich mit jedem Atemzug eine angenehme Ruhe und wohltuende Wärme ausbreitet. Sie spüren, wie Sie sich wohler und wohler fühlen. Stellen Sie sich vor, Sie befinden sich jetzt an Ihrem Wohlfühlort.

Was sehen Sie dort an Ihrem Wohlfühlort? Ist es ein Ort in der Natur? Oder in einem Haus oder einer Wohnung? Ist es ein Ort in Ihrer Fantasie? Was gibt es dort zu sehen? Farben? Gegenstände?

Was hören Sie an Ihrem Wohlfühlort? Welche Geräusche gehören dazu? Und so wie Sie dort alles hören und sehen, können Sie sich auch immer wohler und wohler fühlen. Sind es Stimmen, Musik oder einfach nur eine Stille?

Was fühlen Sie dort alles? Ein Gefühl der Geborgenheit? Eine angenehme Wärme?

Gibt es an Ihrem Wohlfühlort einen bestimmten Geruch, der dazugehört? Nehmen Sie ihn wahr und lassen Sie dabei das Gefühl des Wohlbefindens noch intensiver werden.

Welchen Geschmack nehmen Sie wahr? Was ist dort typisch?

Nehmen Sie jetzt Ihren Wohlfühlort mit allen Sinnen wahr. Was sehen Sie, was hören Sie, was fühlen Sie, was riechen Sie, was schmecken Sie? Spüren Sie Ihr Wohlbefinden und nehmen Sie das Gefühl zurück mit in diesem Raum."

Jetzt kommt es darauf an, ob der Bewohner weiterschlafen möchte oder wieder wacher werden möchte. Wenn er schlafen möchte, achten Sie auf eine gute Position für ihn. Wenn er wach werden möchte, lassen Sie ihn seine Hände und Arme, die Füße und Beine bewegen.

Sprechen Sie langsam und lassen Sie ihm zwischen den einzelnen Fragen etwas Zeit zum Wahrnehmen.

Klangschalen

Klangschalen sind im östlichen Kulturbereich, in Japan, China, Thailand und dem Himalaja-Gebiet, beheimatet. Die Existenz von Klangschalen lässt sich so weit zurückverfolgen, wie Metalle von Menschen verarbeitet werden. Die ersten klingenden Bronzeobjekte werden auf das Jahr 3500 v. Chr. datiert.

Klangschalen sprechen Menschen auf verschiedenen Ebenen an. Allein schon äußerlich sind sie schön anzusehen und laden uns ein, sie in die Hand zu nehmen. Ihre Klänge und Vibrationen führen Menschen in eine tiefe Ruhe und Entspannung.

Klangschalen werden nicht „geschlagen", sondern angeschlegelt. Am besten eignet sich dazu ein Filzschlegel. Falls Ihnen eine Klangschale zur Verfügung steht, probieren Sie den Unterschied aus. Füllen Sie eine Klangschale zu 2/3 mit Wasser. Schlegeln Sie die Schale am oberen Rand an. Sie werden sehen, wie das Wasser in Schwingung gerät. Schlagen Sie die Schale an, entsteht ein Springbrunnen. Das sollte nicht das Ziel einer sanften Körpermassage sein. Bedenken Sie, dass die menschliche Zelle geschlossen ist und das in Bewegung gesetzte Wasser wegen der Zellwand nicht ausweichen kann. Fazit: Nur schlegeln, um eine sanfte Massage zu bewirken,

Zum normalen Einsatz eignet sich eine Gelenkschale, da sie ein breites Klangspektrum hat. Sie kann auf einer weichen Unterlage oder Handfläche/Fußsohle aufgestellt werden. Die Klangschale wird locker aus dem Handgelenk unterhalb des oberen Randes angeschlegelt.

Vermeiden Sie harte Töne, die z. B. durch Holzschlegel erreicht werden, sie dienen nicht der Entspannung. Ein „Anreiben" der Schale mit einem Klöppel, der mit Leder oder einem Tuch ummantelt ist, erzeugt einen faszinierenden Ton, sollte jedoch nicht auf einem Körper praktiziert werden.

Der Boden der Klangschale kann auf dem flachen Handteller des Bewohners liegen oder auf den Fingerspitzen stehen, dann entwickelt sie ihren vollen Klang. Wenn Sie die Klangschale z. B. mit Ihrer Hand oder mit den Fingern am oberen Rand festhalten, so würgen Sie den Ton schnell ab. Schlegeln Sie die Klangschale an unterschiedlichen Stellen an, experimentieren Sie und achten Sie dabei insbesondere auf die unterschiedliche Wahrnehmung der Schwingungen auf Ihrer Hand oder der Hand des Bewohners. Der Schlegel wird beim Anschlegeln locker zwischen Daumen-, Zeige- und Mittelfinger gehalten und locker aus dem Handgelenk heraus pendelartig bewegt.

In Deutschland ist Peter Hess führend im Bereich der Klangschalen. Er hat die Klangschalen und -massage in Deutschland maßgeblich eingeführt. Seine Schalen sind von hoher Qualität. Er hatte 1966 als frischgebackener Ingenieur bei seiner ersten Reise nach Indien erstmals Berührung mit den Ritualen des Landes.

Nach einem weiteren Studiengang im Bereich der Pädagogik führten ihn seine Wege immer wieder nach Indien und Nepal. Eigene gesundheitliche Gründe führten ihn immer weiter in die Bereiche der Kraft der Klänge auf den menschlichen Körper.

Die Klangmassage versteht sich in erster Linie als Methode der Entspannung und Gesundheitsförderung. Sie ist nicht als Therapie anzuwenden!

Eine Klangmassage beruht auf einfachen physikalischen Grundlagen und hat keinen religiösen Hintergrund. Sie wird zurzeit wissenschaftlich untersucht. Das Peter-Hess-Institut unterstützt und fördert diese Untersuchungen. Wichtig sind das eigene Spüren und Erleben und die positive Einstellung zu dem Geschehen.

Wie bei allen anderen Entspannungsverfahren auch kann es zur Senkung des Blutdrucks kommen und der Schlaf verbessert sich.

Die Klangschale darf nie auf Körper aufgesetzt werden, die elektrische Geräte tragen, z. B. Herzschrittmacher, Insulinpumpen oder Weiteres. Bedenken Sie immer: Wo eine Wirkung ist, gibt es auch Nebenwirkungen. Kontraindikationen müssen bekannt sein.

Einsatz von Handpuppen, Puppen und Stofftieren

Der Einsatz von Handpuppen hat etwas mit Würde und Haltung zu tun. Grundsätzlich bieten Sie alles einem erwachsenen Menschen an. Erwachsene Menschen werden nie wieder zum Kind. Falls der sterbende Mensch etwas zum Festhalten braucht, etwas, das er in den Arm nehmen kann, so kann eine Handpuppe, eine Puppe oder ein Stofftier wertvolle Dienste leisten. In der Praxis ist es immer vorgekommen, dass der Sterbende wenig gesprochen hat und dann beim Anblick und Streicheln einer Handpuppe anfing über seine Ängste zu reden.

Besonders Frauen, die ein tiefes Bedürfnis nach Fürsorge haben, können davon profitieren.

Transkutane elektrische Nervenstimulation (TENS)

TENS ist eine Reizstromtherapie. Das Anbringen der Elektroden erinnert an ein EKG. Die Elektroden werden im Schmerzgebiet auf die Haut geklebt. Die Nervenendigungen und die Muskulatur werden stimuliert und somit kann ein Schmerz reduziert werden.

Bitte nie am Hals, Kehlkopf oder oberhalb des Herzens anbringen. Aufgrund unterschiedlicher Indikationen und zahlreicher Kontraindikationen sollte immer eine Absprache mit dem behandelnden Arzt stattfinden.

Tiergestützte Begleitung

Tiere sind die besten „Therapeuten". In den meisten Einrichtungen der Langzeitpflege sind mittlerweile Tiere erlaubt, zumindest als Besucher. Sind Sie Tierbesitzer, dann wissen Sie, wie innig eine Beziehung zu einem Tier sein kann. Wie viele Bewohner mussten sich auf schmerzhafte Weise von ihren Tieren verabschieden. Wie oft haben Sie schon in der Sterbebegleitung gehört: „Dann sehe ich auch meine Asta wieder!"

Tiere wirken auf einer körperlichen, psychischen und sozialen Ebene auf den Menschen ein. Sie geben Geborgenheit und wirken beruhigend.

Vielleicht können Angehörige die eigenen Tiere mitbringen oder es können, wie in den beiden Interviews beschrieben, Tiere in die Einrichtungen als Besucher kommen.

Lesen Sie dazu auch das Gespräch mit Sylwia Schimanski.

Bewohner sollten grundsätzlich die Möglichkeit haben, ihr eigenes Tier beim Einzug in eine Einrichtung mitbringen dürfen. Stellen Sie sich wieder kurz vor, wie es ist, in eine Einrichtung zu ziehen. Sie haben einen Hund oder eine Katze und Ihr Liebling muss jetzt abgegeben werden. Falls die Familie das Tier nicht übernehmen kann, kommt es in fremde Hände oder muss im schlimmsten Fall eingeschläfert werden. Alle Tierbesitzer können den Verlust erahnen. Warum nicht mit in die Einrichtung nehmen?

Es muss nur geregelt sein. Zu empfehlen ist es, einen festen Paten für das Tier zu benennen. Dieser Pate übernimmt die Verantwortung, wenn der Bewohner es nicht kann. Dazu gehören Tierarztbesuche, Versorgung, falls der Bewohner ins Krankenhaus muss oder vor dem Tier stirbt. Manchmal kann es auch sein, dass ein Mitarbeiter, der gerne ein Tier hätte, es aber bis jetzt noch nicht umsetzen konnte, eine Patenschaft gerne übernimmt.

Gespräch mit Gerald Mexner

Stöcker: Können Sie sich und Ihre Tätigkeit kurz vorstellen?

Mexner: *Ich bin im schönen Schwerte geboren und lebe hier seit 54 Jahren. Nach dem Abitur habe ich erst einmal eine andere Berufsrichtung eingeschlagen, ich bin Ingenieur für Stadt- und Regionalplanung und habe drei Jahre in der Wirtschaftsförderung gearbeitet. Durch verschiedene Einflüsse habe ich mich entschieden, Physiotherapeut zu werden. In Krankenhäusern habe ich verschiedene Stationen durchlaufen, wie die Unfallchirurgie oder Intensivmedizin.*

Seit 2004 bin ich als selbstständiger Physiotherapeut in eigener Praxis tätig. Meine Schwerpunkte sind Orthopädie und Sportphysiotherapie. Neben meiner Praxistätigkeit habe ich einen Arbeitsvertrag mit dem deutschen Skiverband. Ich bin Physiotherapeut der Weltcup Nationalmannschaft und arbeite an der TU-München im Bereich eines speziellen Studiengangs für Berufstrainer im Skilanglauf.

PhysioSport-Ergste

Stöcker: Physiotherapie wird oft verbunden mit Bewegungsübungen, sportlicher Unterstützung und „wiederherstellender" Therapie. Was macht Physiotherapie bei der Sterbebegleitung? Werden Sie von den stationären Pflegeeinrichtungen für die Begleitung sterbender Menschen hinzugezogen?

Mexner: *Wir werden von den stationären Pflegeeinrichtungen eigentlich nicht dazugeholt. Das liegt wahrscheinlich daran, dass man dort im Regelfall nicht weiß, wie man mit dem Thema Physiotherapie umgehen soll. Die landläufige Meinung ist, Physiotherapie/Massage ist eine Anwendung, wo z. B. Tumorerkrankungen eine Kontraindikation darstellen. Wir kommen als Physiotherapeuten eigentlich anders dazu, entweder sind es Patienten, die ganz bewusst sagen: „Ich bin lebensbedrohlich erkrankt und ich möchte die Zeit, bis zu meinem Versterben nutzen und mir etwas Gutes tun." Also sie nehmen die Verantwortung selbst in die Hand, sie wissen um die „Risiken", nehmen dies aber bewusst in Kauf. Sie wägen es mit uns ab, wie hoch das Risiko ist bzw. wie hoch der Gewinn für den Patienten ist. Der zweite Weg ist, dass wir über die Tatsache, dass wir eine Praxis sind, die im Erstkontakt Patienten behandelt, dann durchaus die Situation kennen, dass wir nach der körperlichen Untersuchung nicht nur eine Erkrankung des Bewegungsapparates erkennen, sondern etwas Onkologisches vermuten. Das sind häufig Patienten, die wir nicht verlieren, sondern supportive begleiten können. Wir behandeln nicht den Tumor, aber den ganzen Menschen, z. B. über Körperwahrnehmung, über Anregung der eigenen Fitness, also mehr im Umfeld des Problems. Das ist unser Weg, die Menschen zu begleiten, bis zum Versterben. Unsere Erfahrung ist, dass es für die Betroffenen sehr bedeutsam ist, ihnen in Grenzsituationen körperlich ein gutes Gefühl zu vermitteln. Das gilt auch für neurologische Erkrankungen, wie z. B. ALS oder M. Parkinson. Menschen, die wissend über die Endlichkeit sind, das Gefühl zu vermitteln, dass sie Bestimmtes noch können. Das ist eine wichtige Lebensqualität sowie Ablenkung von der Grunderkrankung. Hier sollte der Fokus auf Dinge gerichtet werden, die noch funktionieren.*

Stöcker: In der stationären Langzeitpflege spielen noch zwei Bereiche eine Rolle, zum einen die Kosten und die ärztliche Verordnung und zum anderen das hohe Lebensalter.

Mexner: *Die Definition von Therapieerfolg ist teilweise sehr unglücklich. Wenn wir mit einem jungen Patienten über einen Therapieerfolg bei einer Fußverletzung sprechen, dann möchten wir, dass der junge Mensch den Fuß wieder vollständig einsetzen kann. Diesen Blick haben wir nicht mehr bei alten Menschen, schon gar nicht bei sterbenden Menschen. Da geht es bezogen auf einen Therapieerfolg entweder um eine Verlangsamung von Prozessen oder um eine Erleichterung der subjektiven Wahrnehmung. Dazu kann beispielsweise eine Atemtherapie gehören. Therapieerfolg misst sich immer an den Definitionen des Patienten, das ist altersunabhängig.*

Stöcker: Sterbende Menschen haben oft Angst vor Schmerzen, was können Sie physiotherapeutisch anbieten?

Mexner: *Je mehr Schmerzen ein Patient hat und je komplexer sie werden, umso wichtiger ist es, für den Patienten ein Erklärungsmodell zu haben. Wichtig ist es, mit dem betroffenen Menschen sich zusammenzusetzen und ihm die Physiologie des Schmerzens zu erklären. Was macht der Schmerz? Wie wirkt er? Wie weit ist der Schmerz an physiologische Faktoren oder ans Immunsystem gebunden? Im Grunde haben wir zwei Möglichkeiten: a) Ob ich mich bewege oder bewegen lasse, ich bremse und blockiere ich die Schmerzwahrnehmung. Z. B. Person A ist der Schmerz und Person B ist die Bewegung und sie möchten beide durch eine schmale Tür, will jeder zuerst da durch sein und wenn Person B als Bewegung schneller ist, blockiert sie den Schmerz. Das ist ein einfaches Denkmodell, welches der Patient wissen sollte. Weshalb also Bewegung, egal ob aktiv oder passiv, den Menschen immer guttut. b) Das Zweite ist: In dem Moment, da der Mensch weiß, wie Schmerz wirkt, weiß er auch viel besser, was er dagegen tun kann, und weiß, dass der Schmerz nicht nur ein Maß für einen körperlichen Schaden ist.*

Wenn das verstanden ist, ist die Tür für Therapie geöffnet. Allein Körperlichkeit wie Berührung, Druck, Bewegung, Stoffwechsel oder Wärme ist schmerzdämpfend. Empathie bzw. das Verstehen der Perspektive des Patienten gehört zu unseren physiotherapeutischen Kernkompetenzen.

Stöcker: Wie sind Ihre Erfahrungen bei Menschen mit einer demenziellen Erkrankung?

Mexner: *Für uns ist es bei diesen Patienten schwierig zu wissen, wie die Therapie bei ihnen ankommt. Wir sind es gewohnt, über Feedbackprozesse zu arbeiten. Diese Prozesse sind bei demenziellen Menschen schwieriger. Wir brauchen Angehörige und/oder Pflegekräfte vor Ort, die uns im Nachgang sagen, welche Veränderungen/Reaktionen zu beobachten waren. Damit können wir gut arbeiten und wir können dann durch Beobachtung einschätzen, was wir tun können.*

Stöcker: Sie haben beschrieben, wie wichtig Bewegung ist. Was ist zu tun bei sterbenden Menschen, die sich nicht mehr bewegen können?

Mexner: *Da ist nicht z. B. die Bewegung eines Beines im Vordergrund, sondern z. B. das Bewegen von Körperflüssigkeit, wie zum Beispiel die Durchblutung. Wenn wir die Durchblutung der Beine anregen können, bewegt sich etwas im Körper. Wenn wir es schaffen, dass der Brustkorb sich besser hebt und senkt, verbessert sich die Atmung. Menschen haben sehr viele Sensoren, die wir versuchen anzusprechen. Es geht in der Sterbebegleitung nicht um Wiederherstellung einer vollen Funktionsfähigkeit, sondern die Wiederherstellung von positiven Körpergefühlen. Zu erkennen, was den Menschen gerade fehlt, durch körperliche Reize anregen. Es ist ein Unterschied, ob jemand vorher Musiker oder Fußballer war. Beim Fußballer sind unter Umständen große Fußbewegungen und intensiver Druckreiz angebracht. Beim Musiker wäre eine Klangschalenmassage angebrachter.*

Stöcker: Welche Methoden können Sie Pflegenden und Betreuenden empfehlen?

Mexner: *Klangschalen, Wärme, Kälte, Elemente aus dem Feldenkrais, Einsatz von Düften, Visualisierungen, Lagerung und das Arbeiten mit Bindegewebszonen. Menschen haben am Rücken wie auch an den Füßen Reflexzonen für innere Organe, die in das vegetative System greifen, das geht in Richtung der Akupunktur/Akupressur.*

Stöcker: Könnten Auszubildende der Pflege oder Betreuung bei Ihnen ein Praktikum absolvieren?

Mexner: *Gerne, es ist bestimmt sinnvoll, auch zu sehen, was in der Pflege umsetzbar ist.*

Stöcker: Was möchten Sie Pflegenden und Betreuenden noch mitteilen?

Mexner: *Ich glaube, dass es sehr wichtig ist, kinästhetisch zu arbeiten. Denn es ist gerade für Menschen mit einer körperlichen Beeinträchtigung wichtig, zu erfahren, wie sie sich erfolgreich bewegen können. Egal, ob es darum geht, eine Tasse vom Nachttisch zu bekommen oder aufzustehen oder zur Toilette zu gehen. Zu beobachten ist, dass oft sehr technisch gearbeitet wird. Oft aus verschiedenen Traditionen, wie z. B. der Tradition der eher mechanisch orientierten Rückenschule, oder aus zeitlichen Gründen. Patienten brauchen Zeit, sich zu bewegen. Wir brauchen Zeit und Kenntnisse, um die Fähigkeiten zu fördern.*

Es fehlt der Austausch zwischen Physiotherapeuten und Krankenpflege und manchmal fehlt auch der Mut. Mehr Mut zu haben, am Prozess zu arbeiten, statt Listen abzuarbeiten.

Beispielhaft ist zu überlegen: Darf ich als Pflegende noch eine heiße Rolle machen, um den Bauch zu entspannen? Wenn der Patient präfinal ist, der den Körper voller Tumore hat, muss ich keine Angst mehr haben, dass zwei Tumorzellen streuen. Aber diese Abwägung muss man kommunizieren und abwägen und überlegen, wie groß ist die Wahrscheinlichkeit, dass etwas geschieht. Traditionen gilt es aufzubrechen.

Stöcker: Herzlichen Dank für das interessante Gespräch.

Begleitung von Angehörigen und Bestattung

Wie viele Bewohner haben Sie im Wohnbereich? Zwanzig? Dreißig? Wie viele Eltern oder Partner hat ein Angehöriger? Eine Mutter, einen Vater, eine Frau oder einen Mann. Im Zeitalter der Patchworkfamilie, vielleicht zwei, aber nicht mehr. Waren Sie schon einmal in der Rolle des Angehörigen? Es ist ein anderer Auftrag, eine andere Rolle.

Angehörige sind oft die wichtigste Ressource für pflegebedürftige Menschen, jedoch auch für professionell Tätige.

Zu einem sterbenden Menschen gehören meist trauernde Angehörige. Je nachdem, in welchem Zustand der Pflegebedürftige von Ihnen in die professionelle Pflege übernommen wurde, haben Angehörige schon sehr viel Belastung erlebt. Angehörige haben keinen Dienstschluss, sondern eine 24-Stunden-Tätigkeit.

Beziehen Sie Angehörige mit ein. Führen Sie mit ihnen Gespräche darüber, wie sie die aktuelle Situation erleben.

Herr Silberschmidt befindet sich in der finalen Phase. Seine Frau besucht ihn täglich für mehrere Stunden. Sie bringt ihm täglich selbst gekochtes Essen mit und versucht zu erreichen, dass ihr Mann wieder zu Kräften kommt. Herr Silberschmidt hat das Essen fast eingestellt. Er öffnet den Mund nicht mehr und wenn er etwas aufnimmt, verschluckt er sich. Sie haben auch schon mehrere Gespräche mit Frau Silberschmidt geführt und ihr erklärt, dass sie dies nicht mehr machen solle, doch vergeblich.

Sie wissen, dass Frau Silberschmidt auf diese Art und Weise ihrem Mann etwas Gutes tun möchte und damit ihre Liebe zeigt. Gleichwohl hat sie Angst, ihr Mann könnte verhungern. Sie können ihr daher Alternativen anbieten. Frau Silberschmidt „lernt", wie sie beruhigende Massagen der Unterarme durchführt und wie sie Klangschalen auf den Händen ihres Mannes anschlegelt. Sie erfährt dadurch mit ihrem Mann eine gemeinsame entspannte Zeit.

Sie wissen, Liebe geht durch den Magen. Was machen wir gerne? Mit der Familie essen. Wenn Sie einen Menschen kennenlernen, gehen Sie mit ihm essen. Der nächste Schritt ist eine Einladung nach Hause – zum Essen.

Als Kind sind wir gefallen und haben zum Trost ein Stück Schokolade oder einen Lutscher bekommen. Nach einem gestressten Tag gönnen wir uns einen Schokoriegel usw.

Essen ist schnell verfügbar, befriedigt und erfüllt das Gefühl, dass wir fürsorglich sind.

Frau Silberschmidt hält an ihrem Mann fest, sie möchte ihn nicht gehen lassen. Dennoch weiß sie, dass er bald sterben wird. So zeigt sie ihm und auch sich ihre Liebe. Solange Frau Silberschmidt keine Alternative gefunden hat, wird sie nicht aufhören können, ihren Mann mit Essen zu versorgen. Geben Sie ihr diese Alternativen. Zeigen Sie ihr z. B., wie sie eine basale Unterarmmassage durchführen kann oder wie sie eine Klangschale einsetzen kann, dass sie ihrem Mann etwas vorlesen kann oder sich auch zu ihm ins Bett legen und ihn einfach nur umarmen könnte.

Angehörige während der Begleitung

Wie bereits beschrieben, ist es empfehlenswert, vieles im Vorfeld zu regeln. Jedoch lässt sich nicht alles regeln, schon gar nicht lassen sich Emotionen kalkulieren.

Können Angehörige in Ihrer Einrichtung übernachten? Kann in das Zimmer des Bewohners ein Reisebett gestellt werden? Wie findet die Versorgung der Angehörigen statt? Es ist schwer einzuschätzen, wie lange ein Sterbeprozess dauert. Es ist verständlich, dass Angehörigen diese Frage stellen. Das bedeutet nicht, dass sie herzlos sind, sondern sie müssen schlicht und ergreifend planen. Der Arbeitgeber muss informiert werden, die Kinder brauchen Versorgung, es fallen ggf. Hotelkosten an und vieles mehr.

Bleiben Angehörige tagsüber in Ihrer Einrichtung, muss die Versorgung ebenfalls besprochen werden. Es sollte nicht dem „Zufall" überlassen werden, dass je nach Dienstplanbesetzung der Angehörige für seine Verpflegung zahlen sollte oder nicht. Das löst nur unnötigen Unmut aus. Mit klaren Aussagen kommen die meisten Angehörigen klar. Am besten finden solche Informationen schon lange vor dem Beginn einer Sterbebegleitung statt.

Beispielhaft könnte es wie folgt geklärt sein:

- Getränke kostenfrei
- Verpflegung kostenpflichtig

Stehen Sie Angehörigen für Fragen zur Verfügung. Suchen Sie das Gespräch, vielleicht können Sie über Informationen die Begleitung entlasten. Bieten Sie den Angehörigen Möglichkeiten von wohltuenden Tätigkeiten mit dem sterbenden Menschen. Wie beschrieben – Einreibungen, Vorlesen und vieles mehr.

Beraten Sie auch dahingehend, dass Angehörige Pausen brauchen und dass es auch in Ordnung ist, sie zu nehmen. Sie werden in der Praxis bereits mehrere Male erlebt haben, dass der sterbende Mensch erst loslassen kann, wenn er allein ist oder erst dann loslassen kann, wenn ein bestimmtes Ereignis oder eine bestimmte Person eingetroffen ist.

Bei Angehörigen kann es sein, dass sie beispielhaft Stunden am Bett des sterbenden Menschen verbringen und dann vielleicht mal für ein paar Minuten den Raum verlassen. Genau in diesem Moment ist es passiert. Der Mensch hat losgelassen und ist verstorben. Viele Angehörige machen sich starke Vorwürfe und können nur schlecht das Gefühl loslassen, den geliebten Menschen im letzten Moment des Lebens, alleingelassen zu haben. Teilen Sie ihr Wissen mit den Angehörigen, dass dies keine Seltenheit ist. Viele sterbende Menschen entscheiden für sich, lieber allein zu sein. Meist hilft es Angehörigen, sich daran zu erinnern, dass der gerade Verstorbene auch im Leben seine Entscheidungen oft allein getroffen und getragen hat.

Anders ist es, wenn nicht losgelassen werden kann. Sterbende warten auf ein Ereignis oder Menschen, das kann ein Feiertag sein, ein Geburtstag, aber auch der Wunsch, unbedingt noch einmal ein Kind oder Enkelkind zu sehen. Vielleicht können Sie gemeinsam mit den Angehörigen veranlassen, dass dieser Wunsch erfüllt wird.

Nicht immer sind Familiengeschichten harmonisch. Sie bekommen den letzten Abschnitt des Lebens eines Menschen mit. Es gibt innerhalb einer Familie viele unausgesprochene Gesetze. Der jetzt so nette ältere Herr kann der prügelnde Vater gewesen sein. Auch ein Erbe kann dazu führen, dass bei Geschwistern nicht alles harmonisch verläuft. Das sind alles Familienangelegenheiten, die nicht zu den Aufgaben der professionell Tätigen gehören. Achten Sie jedoch darauf, dass Streitigkeiten oder das Aufteilen von Besitz nicht am Bett des sterbenden Menschen über seinen Kopf hinweg besprochen werden.

Bieten Sie den Angehörigen die Möglichkeit, sich in einem anderen Raum zu unterhalten, und informieren Sie sie darüber, dass ein sterbender Mensch, der die Augen geschlossen hat, nicht unbedingt schläft. Vielleicht hat er nicht mehr die Kraft, sie zu öffnen.

Trauer zulassen und verarbeiten

Erlauben Sie sich zu trauern und geben Sie diese Einstellung den Angehörigen mit.

Verena Kast beschriebt vier Trauerphasen (Kast, 2013):

1. Schock
   a) Nicht-wahrhaben-Wollen
2. Emotionen
   a) Gefühle des Verlassenseins, Weinen, Verzweiflung, Wut, Angst, Hilflosigkeit
3. Klärung durch Erinnern
   a) an den Verstorbenen denken, über ihn sprechen
4. Ablösungsprozess
   a) Annahme des Verlustes, Rückzug oder Neuanfang

Die Phasen erinnern Sie jetzt bestimmt an die Phasen von Elisabeth Kübler-Ross.

Nicht allen Menschen gelingt es, Trauer zu bewältigen. Freunde und Verwandte gehen verloren. Sie schaffen es oft nicht, den Trauernden zu begleiten.

Die ICD-10 beschreibt eine nicht verarbeitete Trauer als Anpassungsstörung F43.2 wie folgt:

„Hierbei handelt es sich um Zustände von subjektiver Bedrängnis und emotionaler Beeinträchtigung, die im allgemeinen soziale Funktionen und Leistungen behindern und während des Anpassungsprozesses nach einer entscheidenden Lebensveränderung oder nach belastenden Lebensereignissen auftreten. Die Belastung kann das soziale Netz des Betroffenen beschädigt haben oder das weitere Umfeld sozialer Unterstützung oder sozialer Werte. Sie kann auch in einem größeren Entwicklungsschritt oder einer Krise bestehen. Die individuelle Prädisposition oder Vulnerabilität spielt bei dem möglichen Auftreten und bei der Form der Anpassungsstörung eine bedeutsame Rolle; es ist aber dennoch davon auszugehen, dass das Krankheitsbild ohne die Belastung nicht entstanden wäre. Die Anzeichen sind unterschiedlich und umfassen depressive Stimmung, Angst oder Sorge. Außerdem kann ein Gefühl bestehen, mit den alltäglichen Gegebenheiten nicht zurechtkommen, diese nicht vorausplanen oder fortsetzen zu können. Störungen des Sozialverhaltens können insbesondere bei Jugendlichen ein zusätzliches Symptom sein.

Hervorstechendes Merkmal kann eine kurze oder längere depressive Reaktion oder eine Störung anderer Gefühle und des Sozialverhaltens sein." (Diagnosenthesaurus, 2013)

Angehörige nach Eintritt des Todes

Wie beschrieben begleiten Sie ebenfalls Angehörige. Geben Sie den Angehörigen Zeit, sich zu verabschieden. Vielleicht pflegen Sie, wie beschrieben, mit dem Angehörigen gemeinsam den verstorbenen Menschen.

Lassen Sie den Angehörigen ebenfalls Zeit, das Zimmer auszuräumen und alle Formalitäten zu regeln. Lesen Sie dazu auch das Gespräch mit Stefan Damerow.

Schwierige Angehörige

Stefanie Silberschmidt ist das „Nesthäkchen" in der Familie Silberschmidt. Sie war immer wohlbehütet, ihre Bindung zu ihrem Vater ist sehr innig. Sie war immer „Papas Liebling". Sie hat sich zu Hause, als ihr Vater aus dem Krankenhaus kam, sehr um ihn gekümmert, schon der ambulante Pflegedienst konnte ihr nichts gut genug machen. Als ihr Vater sich für die stationäre Pflege entschied, konnte sie diese Entscheidung kaum aushalten. Als er dann in die Einrichtung zog, ging es ihm sogar etwas besser als zu Hause. Das hat sie tief getroffen und sie fühlte sich als Versagerin. Ihre Verzweiflung und die Trauer sind allgegenwärtig und blockieren ihren Verstand. Sie ist nicht in der Lage, darüber zu sprechen, teilweise fällt ihr ihr eigenes ungerechtes Verhalten kaum auf. So behält sie ihre ruppige Art bei und beschwert sich über alles – ihre einzige Überlebensstrategie.

Gibt es wirklich schwierige Angehörige? Oder sind es Menschen in bestimmten Situationen? Was macht den Angehörigen schwierig? Verstößt er gegen Ihr Wertsystem? Werden Sie sich der Einflussfaktoren bewusst. Bedenken Sie nochmals, wie bereits erwähnt, dass Sie den Bewohner nur in einer Phase seines Lebens kennengelernt haben. Sie lernen den Angehörigen auch nur in einem bestimmten Ausschnitt, in einer bestimmten Rolle kennen.

Im Kapitel Kommunikation haben Sie das Modell von Schulz von Thun kennengelernt. Leiten Sie daraus Fragen für sich ab. Was äußert der Angehörige wirklich? Fühlt er sich gerade überfordert und reagiert daher gereizt?

Fragen Sie sich auch, in welcher Phase – z. B. nach Kübler-Ross – befindet sich ggf. auch der Angehörige?

Angehörige brauchen vielleicht ein Lob, eine Anerkennung von Ihnen, können es jedoch nicht so ausdrücken. Denken Sie immer daran, Sie müssen sich nicht rechtfertigen. Sie leisten eine sehr gute Arbeit, aber bitte klären Sie darüber auf.

Menschen brauchen grundsätzlich Informationen, um zu verstehen.

Bestattung und Begleitung

Herr und Frau Silberschmidt haben nie in letzter Konsequenz über die Wünsche zu der Beerdigung gesprochen. Herr Silberschmidt sagte zu seiner Frau oft: „Du machst das schon richtig." Frau Silberschmidt konnte vorher die Beerdigung nicht planen, dazu fehlte ihr die Kraft.

Mittlerweile ist es möglich, die eigene Beerdigung bis ins kleinste Detail zu planen. Es wird immer noch zu wenig in Anspruch genommen.

Im Kapitel „Rituale nach Eintritt des Todes" haben Sie bereits einiges dazu gelesen. Wenn der verstorbene Mensch vom Bestatter abgeholt wird, ist es eine würdevolle Geste, den Bewohner bis zur Tür zu begleiten. Wie bei dem Begräbnis auch, kann in der Einrichtung der Sarg begleitet werden. Sie können eine LED-Kerze auf den Sarg stellen. Der Bewohner ist beim Einzug durch den Haupteingang eingezogen und nach Eintritt des Todes darf er auch durch den Haupteingang gehen.

Konzepterstellung

Begleitung bedeutet auch eine Auseinandersetzung mit dem Thema.

Grundlage für die Begegnung ist Vertrauen. Die Bildung des Vertrauens geschieht neben der Bereitschaft des hilfebedürftigen Menschen, sich auf den Helfenden einzulassen, durch die professionelle Kompetenz des Helfers, die Kontinuität in der (Für-)Sorge und die Kongruenz im Sinne von Wahrhaftigkeit, Aufrichtigkeit und Loyalität.

Welche Ziele möchten Sie für Ihre Einrichtung erreichen?

- Wir bejahen das Leben und akzeptieren Sterben als einen normalen Prozess.
- Wir wollen den Tod weder beschleunigen noch hinauszögern.
- Wir sorgen für die Linderung von Schmerzen und anderen belastenden Symptomen, wie Atemnot, Erbrechen...
- Wir integrieren die psychischen, religiösen und spirituellen Bedürfnisse.
- Wir bieten Hilfe an, damit das Leben bis zum Tod so aktiv wie möglich gestaltet werden kann.
- Wir bieten den Angehörigen während der Erkrankung, aber auch in der Trauerphase Begleitung und Unterstützung an.

Ist-Analyse

Stellen Sie sich für Ihre Einrichtung folgende Fragen:

- Wie erfahren Betroffene/Angehörige von der inhaltlichen Ausrichtung der Sterbebegleitung?
- Wie werden Sterbebegleitungssituationen im Team vorbereitet?
- Finden Gespräche mit Mitbewohnern statt?
- Wie finden die Gespräche mit Angehörigen statt?
- Was wird Angehörigen angeboten?
- Wie findet die Begleitung der Angehörigen statt?
- Was geschieht nach Eintritt des Todes?
- Mit welchen Institutionen sind Sie vernetzt?
- Was wünschen Sie sich?

Gespräch mit Stefan Damerow

Stöcker: Können Sie sich und Ihre Tätigkeit bitte kurz vorstellen?

Damerow: *Ich bin seit 2013 bei einem großen Träger der stationären Pflege tätig, begonnen im Bereich des Qualitätsmanagements und seit 2015 in der Funktion der Einrichtungsleitung. Im jetzigen Haus bin ich seit 2018 Einrichtungsleitung. Mein Ziel ist es, dass ich das Haus bestmöglich führe, in allen Bereichen, die wir haben. Auch in der Corona-Zeit so gut es geht, bis heute, toi, toi, toi, ohne Ausbruch. Diese Zeit fordert viel Geduld und viel Arbeit bei allen Beteiligten.*

Stöcker: Wie setzen Sie das Thema Sterben und Sterbebegleitung in Ihrer Einrichtung um?

Damerow: *Die Themen Sterben und auch die Sterbebegleitung sind bei mir seit meiner Ausbildung von 2004 bis 2007 ein sehr, sehr wichtiges Thema. Ich persönlich gehe damit sehr intensiv um. Zu meinem Verständnis gehört es, dass das Thema angesprochen wird, wenn man es ansprechen kann. Dazu gehört es, Wünsche zu besprechen, alle Individualitäten zu klären, z. B., ob Beistand gewünscht wird oder ob noch Wünsche offen sind. Aber auch, ob gewünscht wird, dass die Einrichtungsleitung, also meine Person oder die Mitarbeiter der Einrichtung, Versorgungen durchführen darf. Das mache/n ich/wir persönlich ganz gerne, also den Bewohner nach Eintritt des Todes waschen, anziehen und aufbahren. Ich mache das so, dass ich, wenn der Arzt und die Angehörigen damit einverstanden sind, damit dem Bewohner die letzte Ehre erweise. Ich ziehe die gewünschte Kleidung an und lege Rosenblätter aus. Das ist ein wichtiger Standard unserer Einrichtung.*

Es ist immer so, dass der Bewohner präsent ist. Das heißt, er ist Thema im Haus. Wir stellen immer für drei bis fünf Tage eine LED-Kerze vor das Zimmer sowie auch an den Platz, an dem der Bewohner gesessen hat. So haben auch die anderen Bewohner die Möglichkeit, sich mit dem Thema und dem verstorbenen Bewohner auseinanderzusetzen.

Im Eingangsbereich des Hauses haben wir ein Kondolenzbuch, dort wird noch etwas zum Bewohner verschriftlicht.

Bei Eintritt der Sterbephase gehen wir, insoweit möglich, mit dem Bewohner und dessen Angehörigen/Betreuern ins Gespräch, um zu klären, was jetzt gewünscht wird. Zu der jetzigen Corona-Zeit, dass die Angehörigen auch die Möglichkeit haben, den Bewohner zu begleiten. Die Begleitung ist hier auch außerhalb der Besuchszeiten möglich, sie können so oft und solange sie möchten bleiben. Da ist der Bewohner im Vordergrund.

Das Thema Sterben an sich sollte nie vergessen sein, es ist ein sehr wichtiges Thema. Verändert hat sich, dass es zunehmend nicht mehr gewünscht ist, dass die Einrichtung sich um den Bewohner kümmern kann. Wir haben einige Hausärzte/Angehörige, für die ist es in Ordnung, wir haben aber auch Hausärzte/Angehörige, die nicht möchten, dass wir den verstorbenen Bewohner direkt versorgen. Sie möchten, dass wir warten, bis sie da waren, oder dass ein Bestattungsinstitut sich hier kümmert.

Zur Beerdigung schicken wir einen Kranz, außerhalb der Corona-Zeit geht auch immer jemand vom Haus zur Beerdigung.

Stöcker: Viele Einrichtungs- und Pflegedienstleitungen berichten immer wieder von einem Spagat zwischen Management (Belegung) und Emotionen (eigene Beziehungen zum Bewohner). Wie gehen Sie damit um? Was würden Sie Ihren Kollegen empfehlen?

Damerow: *Ich werde mir einen würdevollen Umgang mit dem Sterben unserer Bewohner nicht nehmen lassen. Dazu stehe ich, solange ich Einrichtungsleitung bin. Hier gilt es individuell mit dem Thema umzugehen, der eine benötigt mehr, der andere weniger Zeit, diese wird in jedem Fall von uns eingeräumt.*

Aber natürlich weiß ich, dass die Zahlen stimmen müssen, also die Belegung passen muss. Jedoch gibt es für mich die klare Regelung, unter drei bis fünf Tagen werde ich kein Zimmer freigeben. Es ist jedoch auch bisher noch nicht wirklich verlangt worden. Es gibt Angehörige, die von sich schon alles nach einem Tag ausräumen, aber auch Angehörige, die erst einmal für sich Zeit brauchen, und da geht der Mensch definitiv vor. Unsere Aussage ist klar: Nehmen Sie sich so viel Zeit, wie Sie möchten. In der Regel ist es so, dass drei bis fünf Tage reichen, es war noch nie mehr. Bisher wurde ich diesbezüglich immer unterstützt. Langfristig spricht eine Bewohnerperspektive auch für den Ruf des Hauses. Da bin ich stolz drauf, dass ich diesen Gedanken leben kann.

Kollegen kann ich nur den Rat geben, sie sollen an sich denken und sich fragen, wie weit man sich mit diesem Thema auseinandersetzt.

Stöcker: Das ist auch sonst für Ihre Mitarbeiter nicht einfach.

Damerow: *Ja, zu dem einen Bewohner hat man eine bessere Beziehung und zu jemand anderen weniger, aber dennoch ist der Umgang mit dem Sterben würdevoll. Die Mitarbeiter aller Berufsgruppen bauen zu Bewohnern Beziehungen auf.*

Stöcker: Einrichtungen verfügen über Konzepte, auch Konzepte zum Thema Palliative Care/Sterbebegleitung. Was macht es aus Ihrer Sicht aus, dass solch ein Konzept auch wirklich umgesetzt wird?

Damerow: *Ein Konzept ist immer gut und schön, sogar sehr wichtig, es ist wichtig, sich dann aber auch mit solch einem auseinanderzusetzen, um es leben zu lassen. Ein Konzept ist eine gute Basis, aber es muss umgesetzt werden. Ich bin stolz, dieses Jahr zwei Mitarbeitern eine Ausbildung in Palliative care zu ermöglichen. Das Thema wird allgemein immer noch stiefmütterlich behandelt.*

Mitarbeiter haben eine sogenannte „Abschiedsbox" eingerichtet, das heißt für jeden Wohnbereich stehen Gegenstände wie z. B. ein Kreuz, eine Kerze, ein Tuch u. a. zur Verfügung.

Wir haben Bewohner mit verschiedenen Religionen im Haus. Wir passen uns immer wieder individuell den Wünschen und Bedürfnissen der Bewohner an, zu dem Konzept. Ein Konzept ist also mehr ein Leitfaden. Wenn ein Bewohner keine letzte Ölung haben möchte, wird er nicht dazu angehalten, nur weil es im Konzept steht.

In meiner Vorbildfunktion ist es wichtig, ein Konzept zu leben. Wenn ich einen kleinen Teil weitergeben kann, habe ich definitiv, auch für unsere Auszubildenden, etwas erreicht.

Stöcker: Was möchten Sie Pflegenden, Betreuenden, allen Berufsgruppen noch mitteilen?

Damerow: *Dass das Thema ein präsentes Thema sein muss. Beruflich und privat.*

Bereits im Aufnahmegespräch fragen wir immer nach der Betreuungsregelung und ob es eine Patientenverfügung gibt.

Ich berate, wenn es gewünscht ist, dahingehend, dass selbst in meinen Jahren ich mich damit auseinandersetzen muss. Denn der Tag wird kommen und dann ist es besser, darauf vorbereitet zu sein, als hinterher offene Fragen zu haben. Dazu gehört auch die Klärung von Bestattungswünschen.

Fazit: Bitte darauf achten, dass der Mensch weiterhin respektiert und weiter in der Erinnerung ist. Wünschenswert ist ein offener Umgang mit dem Thema Sterben. Weiterhin sind Fortbildungen, z. B. zum Thema Ethik, Sterbeprozess, Kommunikation mit Angehörigen wichtig.

Stöcker: Herzlichen Dank für das interessante Gespräch.

Gespräch mit Oliver Märtin

Stöcker: Können Sie sich und Ihre Tätigkeit bitte kurz vorstellen?

Märtin: *Ich bin Vater von zwei Töchtern und gelernter Tischler. Als Bestatter führe seit 2011 ein Bestattungshaus in der siebten Generation bzw. als eingetragenes Unternehmen seit 1949. Darüber hinaus engagiere ich mich kirchlich.*

Stöcker: Wenn Bewohner ihre Beerdigung zu Lebzeiten planen möchten, was ist möglich? Kommen Bestatter zur Beratung oder für Vorträge in die Einrichtung der stationären Langzeitpflege?

Märtin: *In den Einrichtungen wird es nicht immer gerne gesehen, wenn dort Vorträge gehalten werden, am wenigsten bei Berufskollegen. Das kann eher zu Unmut führen.*

Wenn einzelne Personen eine Beratung zum Thema Vorsorge und Bestattung wünschen, ist dies auch in Einrichtungen möglich.

Vorträge halte ich eher in der kirchlichen Erwachsenenbildung.

Zum Thema Vorsorge: Konkret muss bei Heimbewohnern geklärt werden, wie deren finanzieller Status ist. Wird bereits ein Teil der laufenden Kosten durch das Sozialamt o. Ä. beglichen, dann ist eine finanzielle Bestattungsvorsorge nicht mehr so leicht möglich.

Ist eine Person Selbstzahler, ist das kein Problem. In dem Moment, wenn nur ein Schonvermögen (maximal 5.000,00 €) zur Verfügung steht, ist es schwierig. Das Schonvermögen deckt den privaten, persönlichen wichtigen Bedarf ab, wie z. B. einen Fernseher. Es ist legitim, vor dem Einspringen des Sozialamts eine Vorsorge durchzuführen, die auch finanziell abgesichert werden darf. Diese Vorsorge ist auch außerhalb des Schonvermögens sicher, das heißt, eine Bestattung im normalen Rahmen.

Stöcker: Was würden Sie Pflegenden empfehlen, um den letzten Weg – aus dem Bewohnerzimmer zum Ausgang der Einrichtung – würdevoll zu gestalten? Es wird immer wieder berichtet, dass Bestatter mit einem Leichensack oder einer Kiste kommen.

Märtin: *Das ist eine große Empfindungssache. Jeder Bewohner, Pflegende und auch jede Leitung sieht die Würde, die Ethik etwas anders. Für mich fängt die Ethik bei der verstorbenen Person an sowie bei meiner persönlichen Einstellung. Ich bin ordentlich gekleidet und bringe professionelle Gerätschaften mit. Genauso verhält es sich andersherum. Es sollte eben alles zusammenpassen.*

Zeit ist ein wichtiger Punkt. Wenn jemand verstirbt, muss der Arzt kommen, oft ist dies jedoch ein Problem, wenn dieser erst einige Zeit später eintrifft.

Es ist wichtig, dass die Angehörigen die Möglichkeit haben, Abschied zu nehmen. Wichtig ist, dass die verstorbene Person vernünftig gebettet ist, das Zimmer nicht unordentlich wirkt und der Raum gelüftet ist.

Ein Bestattungshaus sollte auch persönlich sein. In unserem Haus wird es so gelebt, dass ich persönlich nicht nur der Chef bin, sondern auch der Kollege, das heißt, ich delegiere nicht nur, sondern ich bin auch vor Ort dabei. Wir achten auf Ruhe ohne Hektik.

Vernünftiges Material gehört dazu. Leichensack und Kiste waren Ihre Worte, das gibt es bei uns nicht. Wir fahren mit einer Trage und einem Sarg in die Einrichtungen. Manche sagen auch Bahre, das ist das gleiche System, nur geschlossen. Ob dann über diese Krankentrage noch zusätzlich ein Tuch gelegt wird oder nicht, das ist für mich persönlich unerheblich. Es ist erst einmal ein Arbeitsgerät. Das ist unser Bereich, der andere Bereich ist, wie die Einrichtung zu dem Tod steht. Es gibt Einrichtungen, da wirkt es so, als wäre es nicht einkalkuliert, dass ein Senior stirbt. Es ist kein Raum vorhanden oder die Wegemöglichkeiten sind nicht ausreichend.

Wenn zum Beispiel im Eingangsbereich der Weg ausschließlich durch die Cafeteria führt, so müssen wir diesen auch mit dem Verstorbenen nehmen. Für uns ist das zwar kein Problem, jedoch für den einen oder anderen Menschen, der dort sitzt und gerade vielleicht mit seiner Familie Kaffee trinkt.

Es gibt Einrichtungen, die sagen, bitte kommen Sie erst abends, damit Sie keiner sieht. Es gibt aber auch Einrichtungen, die ganz bewusst damit umgehen und den Bewohnern offen mitteilen, wenn jemand verstorben ist.

Fazit: Gehen Sie offen mit dem Tod um und sollte ein Bestatter nicht korrekt arbeiten, geben Sie entsprechende Rückmeldung. Im Vordergrund stehen die Haltung und die Würde.

Bestattungshaus Märtin

Stöcker: Immer wieder wird in Pflegeeinrichtungen kommuniziert, dass Sie als Bestatter nur von den Angehörigen benachrichtigt werden dürfen. Sollten Pflegekräfte Sie informieren, müsste die Einrichtung die Beerdigung bezahlen. Wie ist die Realität?

***Märtin:** Hauptsächlich ist das ein Mythos, aber ein bisschen Wahrheit ist dabei. Allerdings nicht die Kosten der Bestattung.*

Wenn die Pflegekraft von der Familie den Auftrag erhalten hat, den Bestatter zu kontaktieren, so muss diese natürlich nicht für die Kosten aufkommen.

Das, was Sie meinen, ist eher, wenn eine Person keine Angehörigen hat und dann das Pflegepersonal einen Bestatter anruft. Das Pflegepersonal sollte das Ordnungsamt anrufen und von dort wird dann der Auftrag an einen Bestatter übergeben. Grundsätzlich braucht das Personal keine Angst haben, einen Bestatter bezahlen zu müssen. Daher wäre es sinnvoll, dass der Wunschbestatter im Vorfeld schon mit dem Bewohner (bzw. Angehörigen oder Betreuer) abgesprochen wird.

Stöcker: Müssen Sie die Staatsanwaltschaft benachrichtigen, wenn Sie an einem Verstorbenen z. B. Druckgeschwüre sehen?

***Märtin:** Nein, aber: Der Arzt, der gerufen wird, um den Tod festzustellen, der hat die Aufgabe, den Leichnam an der gesamten Oberfläche des Körpers zu begutachten, inklusive Körperöffnungen. Der muss dann den Totenschein ausfüllen. In dieser Todesbescheinigung gibt es die Frage „Gibt es Anhaltspunkte, ob die Person einen nicht natürlichen Tod gestorben ist?" In den Moment, wo er da ein „Ja" ankreuzen muss, ist er verpflichtet, die Polizei zu informieren.*

Da gibt es noch eine zweite Frage: Der Arzt kann dort auch ankreuzen, dass er sich bzgl. der Todesursache nicht sicher ist. In dem Moment ist er auch verpflichtet, die Polizei zu informieren. Das hat zur Folge, dass die Polizei, bzw. die Kriminalpolizei, die für Tötungsdelikte zuständig ist, den Körper untersuchen lässt. Sie nehmen die Daten und Fakten auf, ob eine Person Verletzungen, Frakturen oder Hämatome hat, welche Medikamente genommen wurden und wer der Hausarzt ist. Diese gesammelten Informationen werden ggf. mit dem Hausarzt besprochen und dann zur Staatanwaltschaft weitergeleitet. Die Staatsanwaltschaft entscheidet dann, ob ermittelt werden muss.

Wenn wir als Bestatter etwas Grobes entdecken, müssen wir nicht die Polizei oder Staatsanwaltschaft informieren. Allerdings kommt jetzt der Punkt hinzu, dass bei einer Einäscherung, was mittlerweile bei 80 % der Fälle so ist, ein weiterer Arzt, ein Amtsarzt, eine zweite Leichenschau durchführt. Dann kann es sein, dass er Druckgeschwüre oder Ähnliches sieht, was ggf. nicht mit der Todesbescheinigung übereinstimmt. Dann wird entsprechend hinterfragt und es passiert immer mal wieder, dass der Amtsarzt dann die Polizei informiert.

Wir Bestatter erfahren auch nicht alles. Es gibt eine Todesbescheinigung, die für uns einsehbar ist. Dort steht beispielsweise „natürlicher Tod" oder ob Vorsichtsmaßnahmen getroffen werden müssen. Dann gibt es noch eine zweite Todesbescheinigung, die vertraulich ist. Diese bekommt das Gesundheitsamt, da entscheidet der Amtsarzt, ob die Todesursachen, die Folgen, die zum Tod geführt haben, und evtl. auch die Krankheiten etc., die dort hingeführt haben, stichhaltig bzw. nachvollziehbar sind.

Wenn dort beispielsweise steht, der Bewohner ist vor 14 Tagen gestürzt, danach hatte er immer wieder Koordinationsstörungen oder Schwindel oder Ähnliches, dann ist klar, dass der Tod etwas mit dem Unfall vor zwei Wochen zu tun hatte. Also in dem Moment ist es kein natürlicher Tod mehr und die Polizei muss verständigt werden, diese schaltet die Staatsanwaltschaft ein.

Das können jedoch die Pflegekräfte auch, wenn sie die Meinung haben, dass etwas nicht zusammenpasst.

Stöcker: Gibt es noch etwas, was Sie Pflegenden und Betreuenden mitteilen möchten?

Märtin: *Ja, es gibt Beschäftigte, die fühlen sich zu gewissen Bestattern hingezogen, weil sie z. B. eine Gegenleistung bekommen. Das ist etwas, über das nachgedacht werden sollte, ob es gut oder nicht gut ist. Das ist ein wichtiger Punkt, jedoch oft schwierig zu regeln. Es gibt Beschäftigte, die Bestatter mit der Idee anrufen, dass sie auch etwas davon haben. So etwas gibt es bei uns nicht.*

Ansonsten ist bei vielen Dingen ein gesunder Menschenverstand wichtig.

Mein Opa hat mal gesagt: „Dienst den Lebenden, Ehre den Toten." Ich bin für die Angehörigen da und wir sind die Letzten, die den Verstorbenen sehen. Ich bin auf meinen Beruf stolz, ich sehe ihn als Berufung. Wir stehen als Personen zur Verfügung und nicht nur als Firma.

Stöcker: Können Auszubildende der Gesundheitsberufe bei Ihnen ein Praktikum machen?

Märtin: *Das ist grundsätzlich möglich.*

Stöcker: Herzlichen Dank für das interessante Gespräch.

Gespräch mit Marlis Lamers

Stöcker: Können Sie sich und Ihre Tätigkeit kurz vorstellen?

Lamers: *Ich bin Inhaber vom Institut Kommunikation Wortlos. Ich arbeite als freie Trauerrednerin, bin ausgebildete Mimikresonanz® Trainerin und auch als Dozentin in der Palliative Care im deutschsprachigen Raum tätig.*

Kommunikation Wortlos

Stöcker: Was ist ein Trauerredner? Braucht der Mensch einen Trauerredner? Was ist Ihre Aufgabe? Wer bucht Sie?

Lamers: *Die Tendenz geht deutlich dahin, dass Menschen nicht mehr religiös begleitet bestattet werden wollen. Das heißt, sie möchten jemanden haben, der das Leben des verstorbenen Menschen aufleben, noch mal Revue passieren lässt, allerdings ohne einen kirchlichen Bezug. Der ein neues Kapitel im großen Buch der Erinnerung schreibt, und das beginnt in der Regel mit einem Trauerredner oder einer Trauerrednerin. Buchen tun mich tatsächlich schon Leute im Vorfeld. Die sagen, wenn ich gestorben sein sollte, dann hätte ich gerne die Rede von dir. Ich habe schon mit einigen Leuten die Rede im Vorfeld verfasst. Sie wissen also, welche Rede von mir vorgelesen wird, wenn sie verstorben sind. Üblich ist, dass mich die Bestatter anrufen. Mit den Trauernden wird ein Termin vereinbart für ein Trauergespräch. In einem solchen zwanglosen Gespräch erzählen Hinterbliebene ihnen wichtige Dinge des Verstorbenen. Ich gehe gerne in die Häuser oder Wohnungen der Verstorbenen, weil ich einfach ein Gefühl dafür bekommen möchte, wer war der Mensch. Das sieht man an den Einrichtungsgegenständen. Oder z. B. gab es Haustiere, einen Garten oder CD-Sammlungen, sodass man ein Bild zeichnen kann. Mir ist ganz wichtig – und das wissen meine Kunden und das vermittle ich meinen neuen Kunden –* ***ich hasse es, auf dem Friedhof zu lügen.*** *Nicht nur da, aber dort ganz speziell. Ich möchte, dass es ein sehr authentisches Bild des Menschen gibt, das der Trauergemeinde vor ihrem inneren Auge gezeigt wird. Dazu gehört eben, dass Menschen Ecken und Kanten haben. Dazu gehört auch, dass z. B. jemand jähzornig war, besonders eifersüchtig, vielleicht auch ein bisschen geizig. Ich kann nur das sagen, was Menschen mir anvertrauen. Aber immer mit Wertschätzung, immer mit Augenmaß.*

Ich hatte beispielhaft eine Beerdigung von einem mehrfach verurteilten Menschen. Das sollte auch kein Geheimnis sein, es wusste auch jeder. Dann liegt es an mir und meiner Wortgewalt, das so zu verpacken, dass es nicht unausgesprochen bleibt, weil es ein Teil seines Lebens war.

Wir arbeiten auch mit Musik, die sich die Leute aussuchen, ich kann Vorschläge anbieten. Oft ist es so, dass besonders ältere Menschen sich einen Bibelspruch wünschen, oder einen Liedertext oder ein Gedicht oder typische Aussprüche des Verstorbenen.

Stöcker: Auch manchmal mit ein wenig Humor?

Lamers: *Es gibt keine Trauerrede, die ich halte, in der es nicht ein wenig Anlass zum Schmunzeln gibt. Natürlich keine Schenkelklopfer, aber der Mensch besteht nicht nur aus Trauer. Ich glaube, eine Bestattung zu feiern, feiern in Anführungsstrichen, ist ein vielschichtiger Akt. Dazu gehört, dass die gesamte Facette des menschlichen Lebens, von der tiefen Trauer bis zur Freude gelebt wird. Das gehört zu einem gesunden Trauerprozess.*

Stöcker: Ist es auch schon einmal vorgekommen, dass der betroffene Mensch im Gespräch sagt: „Ich möchte, dass Sie auf jeden Fall sagen, wenn die ‚XY' dasitzt, dass ich die noch nie leiden konnte?"

Lamers: *Solche Anfragen kommen tatsächlich. Beispielhaft hatte ich ein Trauergespräch, das begann mit den Worten: „Guten Tag Lamers, das möchte ich Ihnen einmal direkt sagen, ich bin froh, dass er weg ist!" Da habe ich tief eingeatmet und gedacht: „Jetzt bin ich gespannt." Nach dem Trauergespräch habe ich ihren Unmut verstanden. Aber wir haben es geschafft, dass mit Wertschätzung und Würde Abschied genommen werden konnte. Er hatte auch viele gute Züge. Ich versuche mit den Trauernden zu eruieren, woher kommt dieser Unmut über gewisse Menschen und warum ist es wichtig, dass das gesagt wird. Ich sage immer, ich bin kein Racheengel und ich habe keine Aufträge auszuführen, die irgendwelche Familienkonstellationen wieder geradebiegen. Es gibt bestimmte Dinge, die kann ich für mich und mein Wertsystem nicht vertreten.*

In den Trauervorgesprächen, wenn Menschen ihre Bestattung vorplanen möchten, dann empfehle ich, es aufzuschreiben. Aufzuschreiben, was war ihnen wichtig. Was hätten sie gerne, dass ich über sie sage? Es passiert, dass die Menschen ihr Leben reflektieren und schauen, wo waren die tollen Punkte im Leben oder was war etwas knirschig? An welcher Stelle hätte sich der Mensch etwas anderes gewünscht? Eine eigene Reflexion, mit sich selbst im Reinen zu sein, hilft bei der Formulierung einer Trauerrede. Manchmal gebe ich nur Hilfestellung und die Menschen schreiben sie selbst. Es werden viele Prozesse angestoßen, wenn jemand seine Beerdigung plant.

Ich habe das gerade für mich selbst getan, für mich ist es eine Erleichterung. Nichts ist „in Stein gemeißelt" und alles kann verändert und angepasst werden. Aber im Falle eines Falles ist es eine Entlastung für die Familie.

Wichtig! Immer wieder die Frage, wessen Wille soll erfüllt sein? Ist es wichtig, dass der Wille des Verstorbenen, z. B. seebestattet zu werden, umgesetzt wird, oder ist es wichtig, dass die Angehörigen einen Trauerort brauchen? Und zwar vor Ort und nicht 500 km entfernt an der See! Das muss ganz fein diskutiert werden. Es ist ein Liebesdienst, alles vorzubereiten.

Für mich ist der Tod die Geburt in die andere Richtung. Sobald eine Frau schwanger ist, geht eine riesige Maschinerie los, dann wird vorbereitet, dieser Nestbau. Warum soll der am anderen Ende nicht auch sein? Dann verliert es auch bei vielen den Schrecken.

Stöcker: Wie können Sie Ihre Tätigkeit in der stationären Pflege beschreiben? Sind Trauerredner bekannt?

Lamers: *Bekannt, ja. Es ist jedoch eine private Entscheidung und da in der Regel Zugehörige vor Ort sind, werde ich dort nicht gerufen. Es sei denn in meiner Funktion als ehrenamtliche Hospizbegleitung.*

Erlebt habe ich auch, dass Menschen mich angeschrieben haben, mir Informationen geschickt haben und ich für sie eine Rede geschrieben habe, die sie selbst vorgelesen haben.

Stöcker: Ihnen ist durch Begleitungen die stationäre Pflege und Betreuung vertraut. Was möchten Sie Pflegenden und Betreuenden noch mitteilen?

Lamers: *Wichtig ist, Kommunikation funktioniert bis zum allerletzten Atemzug. Kommunikation kann auch bedeuten, dass ich einfach nur da bin. Manchmal wird mir an den Sterbebetten zu viel Aktion gemacht. Es ist immer ein schmaler Grat zwischen dem, was muss, dem, was soll, dem, was kann und was der Sterbende noch möchte. Oft werden noch alte*

Schuldzuweisungen aufgearbeitet, Schuld verjährt leider nicht. Es werden manche Signale falsch gedeutet, davon kann sich niemand freisprechen, aber es fehlt manchmal die Empathie.

Ich finde es wichtig, mutig zu sein, Haltung zu zeigen und seiner Intuition zu vertrauen. Wenn die Pflegende der Meinung ist, dass der sterbende Mensch jetzt keine Hand haben möchte oder keinen Duft haben möchte, dann auch dazu zu stehen. Begleitende haben ein sehr feines Gespür dafür und sollten sich da weniger in Vorgaben pressen lassen. Gerade nicht im Bereich des Sterbens, das ist so individuell wie die Geburt. Es gibt keinen Plan, wie Sterben zu funktionieren hat. Die meisten Pflegenden sind sehr intuitiv und haben ein feines Gespür für Momente. Sterben muss nicht isoliert sein. Menschen haben in der Mitte gelebt, warum nicht auch in der Mitte sterben?

Das Gleiche gilt für die Beisetzung. Zugehörige bekommen vom Bestatter manchmal die Aussage, dass sie den Verstorbenen nicht mehr anschauen sollten, da sich das Aussehen verändert habe. Er sollte so in Erinnerung bleiben, wie er gelebt hat. Wenn doch Zugehörige Jahre mit dem Verstorbenen verbracht haben, haben sie ein Recht, ihn auch in diesem Zustand zu sehen. Diese Entscheidung trifft jeder für sich alleine. Auch Kinder sollten sich verabschieden können.

Ich habe erlebt, dass ein Enkel sich zum Sarg zum Opa gelegt hat. Dieses Kind konnte sich verabschieden und es dadurch besser verarbeiten. Abschiednehmen sollte natürlicher gemacht werden.

Stöcker: Herzlichen Dank für das interessante Gespräch.

Spiritualität und Glauben

Welche spirituellen Bedürfnisse haben Menschen, vor allem in der letzten Phase des Lebens?

Mögliche Fragen:

- In wen oder was setzen Sie Ihre Hoffnung?
- Betrachten Sie sich als spirituellen oder religiösen Menschen?
- Was war Ihnen wichtig im Leben?
- Was gibt Ihnen Kraft, was gibt Ihnen Sinn, was gibt Ihnen Halt?
- Gibt es ein Gefühl von Kontinuität in Ihrem Leben, ein Thema oder ein Symbol, das für Ihr Leben steht?

Platon dachte dualistisch. „Er glaubte, das Leben des Menschen umfasste zwei Teile: den physischen Körper, der sich ständig ändert und schließlich stirbt, und die denkende Seele, die ewig lebt." (Ambalu, 2014)

Niemand kann sagen, was nach Eintritt des Todes geschieht. Über Nahtod-Erfahrungen gibt es viele Berichte. Es gibt zwar bei vielen Menschen, die sich nicht kennen, Übereinstimmungen, dennoch gibt es keine Beweise.

Es ist zu akzeptieren, was für den sterbenden Menschen wichtig ist. Bleiben Sie einfach offen. Denn nur weil etwas nicht sichtbar ist, heißt es deshalb nicht, dass etwas nicht da ist. Benutzen Sie W-LAN? Sehen Sie die W-LAN-Strahlen? Nein? Aber wie kann es denn funktionieren?

Heidrun Streit-Gallo beschreibt in ihrem Buch: „Einem kosmischen Gesetz folgend, fließt alles im Rhythmus. Alles unterliegt dem Kommen und Gehen, dem Werden und Vergehen und somit dem ständigen Wandel. Diesem kosmischen Gesetzt zur Folge beginnt unser Erdendasein mit der Geburt und endet unausweichlich mit dem Tod. Ein ewiges Erdenleben, die Unsterblichkeit würde gegen dieses kosmische Gesetz verstoßen und alles ins Chaos stürzen. Da aber die kosmischen Gesetze unumstößlich sind, so ist auch das ewige Erdenleben völlig ausgeschlossen." (Streit-Gallo, 2007)

Es handelt sich um den Grundgedanken, dass alles fließt und ein ewiges Kommen und Gehen ist.

Es gibt so viel zwischen Himmel und Erde, was der Mensch nicht erfassen mag.

Ein Leben nach der Geburt

Im Bauch einer schwangeren Frau sind drei Embryonen. Einer davon ist der kleine Gläubige, einer der kleine Zweifler und einer der kleine Skeptiker.

Der kleine Zweifler fragt: Glaubt ihr eigentlich an ein Leben nach der Geburt?

Der kleine Gläubige: Ja klar, das gibt es. Unser Leben hier ist nur dazu gedacht, dass wir wachsen und uns auf das Leben nach der Geburt vorbereiten, damit wir dann stark genug sind für das, was uns erwartet.

Der kleine Skeptiker: Blödsinn, das gibt es nicht. Wie soll denn das überhaupt aussehen, ein Leben nach der Geburt?

Der kleine Gläubige: Doch, es geht bestimmt. Es wird eben alles ein bisschen anders werden.

Der kleine Skeptiker: Es ist noch nie einer zurückgekommen nach der Geburt. Mit der Geburt ist das Leben zu Ende. Und das Leben hier ist nichts als Quälerei. Und dunkel.

Der kleine Gläubige: Auch wenn ich nicht genau weiß, wie das Leben nach der Geburt aussieht, jedenfalls werden wir dann unsere Mutter sehen und sie wird für uns sorgen.

Der kleine Skeptiker: MUTTER?? Du glaubst an eine Mutter?? Wo ist die denn bitte??

Der kleine Gläubige: Na hier, überall, um uns herum. Wir sind in ihr und leben in ihr und durch sie. Ohne sie können wir gar nicht sein.

Der kleine Skeptiker: Quatsch. Von einer Mutter habe ich ja noch nie etwas gemerkt, also gibt es sie auch nicht.

Der kleine Gläubige: Manchmal, wenn wir ganz still sind, kannst du sie singen hören. Oder spüren, wie sie unsere Welt streichelt.

Der kleine Zweifler: Und wenn es also ein Leben nach der Geburt gibt, wird der kleine Skeptiker dann bestraft, weil er nicht daran geglaubt hat?

Der kleine Gläubige: Das weiß ich nicht so genau. Vielleicht kriegt er einen Klaps, damit er die Augen aufmacht und das Leben beginnen kann. (Verfasser unbekannt)

Gespräch mit Heidrun Streit-Gallo

Stöcker: Können Sie sich und Ihre Tätigkeit bitte kurz vorstellen?

Streit-Gallo: *Ich bin als Entspannungs- und Bewusstseinscoach tätig.*

Mein aktiver spiritueller Weg begann 1990 zunächst als Teilnehmerin einer Meditationsgruppe. Schnell wurde ich in dieser Gruppe mit der Esoterik und Spiritualität konfrontiert. So drang ich immer tiefer in die Spiritualität ein und erarbeitete mir sowohl Wissen als auch Techniken für meine jetzige Tätigkeit als Entspannungs- und Bewusstseinscoach. Das Ziel meiner Arbeit ist es, meinen Klienten zu mehr Verständnis für ihre Lebenssituation zu verhelfen und sie hin zu Zufriedenheit, Harmonie und Wohlbefinden zu führen.

Meine Tätigkeit zeichnet sich zum einen dadurch aus, dass ich meinen Klienten, beispielsweise durch Meditation oder Reiki, helfe zu entspannen, um zunächst Stress abzubauen und eine Basis für ihr Wohlbefinden und ein gutes und harmonisches Lebensgefühl zu schaffen. Diese Entspannung kann oftmals schon dazu beitragen, den Klienten auf eine andere Bewusstseinsebene zu führen, auf der es ihm möglich wird, eine andere Sichtweise zu erlangen, die ihm hilft, seine Situation zu verstehen und sein Leben zu verändern.

Da die Sichtweise eines jeden Menschen aufgrund seiner individuellen Erfahrungen, Lebensumstände und Erziehung geprägt wurde, haben wir oft unterschiedliche Wahrnehmungen und empfinden unsere Lebensumstände sehr differenziert. Situationen, auf die eine Person mit völliger Gelassenheit und Ruhe reagiert, oder die sie möglicherweise nicht einmal wahrnimmt, können andere Mensch vollkommen aus ihrem Gleichgewicht geraten lassen und gar bis hin zur Verzweiflung bringen.

Hier setzen meine spirituellen Kenntnisse und Erfahrungen ein, mit denen ich versuche, dem Klienten eine andere Sichtweise für die Umstände seiner Situation und der damit verbundenen, oft als negativ belastend wahrgenommenen Gefühlen aufzuzeigen und ihn zu einem anderen Bewusstsein zu führen, welches ihn zu mehr Verständnis und nicht selten zur Auflösung seiner Disharmonien führt. Gemeinsam betrachten wir also die Situation aus unterschiedlichen Blickwinkeln, um ihm zu einem besseren Verständnis und Befinden zu verhelfen und um Wege zu finden, künftig verständnisvoller mit der Situation umgehen zu können.

Stöcker: Was bedeutet Spiritualität für Sie?

Streit-Gallo: *Spiritualität ist für mich sowohl ein Geschenk als auch ein Weg, das Leben/das Sein zu erkennen, zu verstehen, es anzunehmen und zu meistern. Sie ist die sensible Wahrnehmung und Erkenntnis dessen, was wir hinter dem Sichtbaren und Bekannten finden.*

Spiritualität ist die geistige Basis allen Seins. Sie befasst sich mit der allumfassenden Einheit, die bedingungslos alles umschließt und daher kein Außen zulässt. Die Einheit liegt außerhalb von Raum (Materie) und Zeit. Daher ruht alles in ihr. Es gibt in ihr weder eine Entwicklung noch eine Veränderung. Sie ist die ewige Ruhe, das reine Sein, ohne jegliche Form oder Aktivität. In der Einheit fällt alles und nichts in eins zusammen. Somit ist das Nichts gleichzeitig die allumfassende Fülle.

Spiritualität bedeutet für mich die Erkenntnis des Seins bzw. des Lebens und das Verständnis, dass alles miteinander verbunden ist, um das Ganze (All) zu bilden, dass alles (und jeder!) in sich sowohl die Vollkommenheit, die allumfassende Weisheit wie auch die uneingeschränkte Schöpferkraft trägt. Somit ist alles vollkommen, auch wenn es nach außen nicht den Anschein erwecken mag. Alles hat seinen Sinn und folgt einem Plan. Egal was geschieht, es dient lediglich der Erkenntnis, dem geistigen Wachstum, der Reife des Bewusstseins.

Unsere Existenz beruht auf einer scheinbaren Trennung, welche unausweichlich für eine Wahrnehmung und die sich daraus ermöglichende Erkenntnis notwendig ist.

Wir gehen davon aus, dass sich das allumfassende Bewusstsein (in den Religionen wohl zum besseren Verständnis als Gott bezeichnet), um eine (die eigene) Wahrnehmung des Seins zu ermöglichen, dazu „entschlossen" hat, sich zum Schein zu trennen und so ein Gegenüber zu schaffen.

Hierzu manifestiert die Einheit aus sich Raum und Zeit, um einen Spiegel ihres Selbst zu erschaffen, in dem sie sich in ihrer ganzen Fülle erkennen kann. Denn nur ein Gegenüber (ein

Heidrun Streit-Gallo

Spiegel) ermöglicht eine Wahrnehmung und somit Erkenntnis. Da es aber unmöglich ist, dass etwas außerhalb der Einheit existiert, besteht die Trennung jedoch ausschließlich im Geiste.

Um diese Trennung zu veranschaulichen, benutze ich gern das Bild einer Glaskugel, die stellvertretend für die Einheit zu sehen ist. Die Stoffe, aus denen das Glas besteht, betrachten wir als die Fülle (das Ganze) der Einheit. Da die Glaskugel sich nicht in ihrer Gesamtheit wahrnehmen kann, ist es notwendig, ein Gegenüber zu erschaffen, in dem sie sich spiegeln und somit erkennen kann. Darum stellen wir uns vor, dass sie sich in einzelne Glassplitter teilt. Jeder Splitter besitzt zwar ein anderes Aussehen/eine andere Form, besteht aber aus den gleichen Stoffen und trägt somit all die Informationen seines Gegenübers in sich, sodass sich jeder Splitter der Glaskugel in dem anderen erkennen kann. Doch auch wenn er sich als Individuum sieht, bleibt er doch Teil des Ganzen. Alle Splitter gehören zusammen, bilden die Glaskugel, ergeben das Ganze, die Einheit.

Im Hinblick auf die Einheit des Seins heißt dies, dass sich diese allein im Bewusstsein in einzelne Aspekte des Seins aufteilt, jedoch jeder die Fülle und Vollkommenheit des Ganzen in sich trägt. Einen Teil dieser Aspekte bezeichnen wir als Seelen, welche nun bezogen auf unser Erdendasein unsere Basis bilden, und deren Sinn und Zweck es in diesem „Spiel der Erkenntnis des Seins" lediglich ist, sowohl sich selbst als auch sein Gegenüber/Spiegel auf jede mögliche Art wahrzunehmen, zu erkennen und zu erfahren.

Da die Seele selbst körperlose Energie ist, die in dieser Form nicht in der Lage ist zu empfinden, benötigt sie für ihr menschliches Dasein einen materiellen Körper, der es ihr ermöglicht, mithilfe sowohl der Sinne als auch der Gefühle wahrzunehmen und so die Erfahrungen in unterschiedliche Werte (angenehm – schmerzhaft, warm – kalt …) einordnen zu können. Darüber hinaus ermöglicht es ihr der Geist, aus den körperlichen Erfahrungen und den sinnlichen Wahrnehmungen Erkenntnisse zu erlangen, die für ihre weitere Entwicklung und Reife dienlich sein können.

Da das Sein unzählige Facetten und Möglichkeiten enthält, die alle erkannt werden wollen, ist es notwendig, dass eine Seele, die das menschliche Dasein in seiner ganzen Vielfalt erfahren möchte, wieder und wieder in einem neuen Körper inkarniert, da sich nur so die unterschiedlichen Varianten nach und nach erfahren lassen.

Die Seele ist somit ewig, unzerstörbar, rein und vollkommen. All ihr Handeln dient allein der Erkenntnis und hat einen Sinn. In Hinblick auf die Einheit gibt es kein Gut und Böse. Alles hebt sich in der Einheit auf.

Spiritualität umfasst aus meiner Sicht die Erkenntnis, dass das Leben ein Wachstumsprozess der Seele ist, dessen Ziel vergleichbar mit sportlichen Höchstleistungen ist, bei denen der Athlet das Größte und Bestmögliche aus sich herauszuholen versucht und hierfür auch manchen Schmerz und Strapazen auf sich nimmt, um letztlich seine Größe und Stärke zu erkennen.

So ist Spiritualität für mich ein Weg, die Hürden und Strapazen des Lebens zu meistern. Je tiefer ich in die Spiritualität eintauche, umso mehr kann ich den Sinn einer Situation erfahren und die Möglichkeiten erkennen, mein Leben durch die Veränderung meiner Sichtweise zu verändern und zu erleichtern bzw. die gegebene Situation zu akzeptieren.

Zur Spiritualität gehören für mich sowohl Gesetzmäßigkeiten, die über den physikalischen Gesetzen stehen (hermetische bzw. kosmische Gesetze), Energien, die jenseits der Forschung liegen, als auch Fähigkeiten, die sich aus der Spiritualität entwickeln oder durch sie geweckt bzw. erkannt werden können. Hierzu zählen u. a. Wahrnehmungen, die über unsere Sinne hinaus gehen.

Spiritualität ebnet mir den Weg für ein Leben in Harmonie und Frieden.

Stöcker: Was ist Ihnen bei der Begleitung sterbender Menschen wichtig?

Streit-Gallo: *Das Wichtigste bei der Begleitung sterbender Menschen ist meines Erachtens, dass ich mir Zeit für den Sterbenden nehme, ihm das Gefühl vermittle, dass er wichtig ist. Es scheint mir wichtig, dass ich ihm ein Gefühl des Vertrauens und der Wärme schenke. Mein Ziel ist es, ihm die Angst vor dem Sterben zu nehmen, ihm zu helfen, mit dem Leben abzuschließen und ihm zu einem möglichst leichten Übergang zu verhelfen.*

Da ich sowohl mein eigenes Leben spirituell ausgerichtet habe als auch spirituell arbeite, weiß ich, wie tröstlich das Wissen um die Unsterblichkeit der Seele ist. Aus diesem Grund versuche ich, wenn möglich, dem Sterbenden – sofern er nicht bereits damit vertraut ist – dieses Wissen noch vor seinem Tod zu vermitteln. Dies ist zu dem Zeitpunkt, da der Mensch ahnt oder weiß, dass ein Leben nun endet, oft leichter, als viele es vielleicht vermuten. Gibt ihm dies doch die Zuversicht, dass nach dem Tod nicht alles vorbei ist.

Aus spiritueller Sicht hat alles Geschehen, Denken und Handeln in unserem Leben einen Sinn. Diese Erkenntnis bzw. das Wissen darum erleichtert es uns, das Leben, und nicht zuletzt auch den Tod, welche lediglich Stationen unseres Seins sind, anzunehmen. Gerade am Ende unseres Lebens kann dieses Wissen erlösend sein und somit den Übergang ins Licht erleichtern.

Die möglichen Ängste des Sterbenden bestehen oftmals nicht allein im Hinblick auf körperliche Schmerzen, sondern können durchaus auf der Basis religiöser bzw. kirchlicher „Bedrohungen" und damit ausgelöster Befürchtungen begründet sein. Auch wenn der Sterbende sich selbst frei von Religionen fühlt, ist es nicht auszuschließen, dass zum Zeitpunkt des Lebensendes nicht doch diesbezügliche Ängste auftreten. Daher ist es oft für den Sterbenden erleichternd, wenn ich ihn ggf. darauf aufmerksam mache, dass sein Reden und Handeln im Laufe seines Lebens immer seinem Ziel und seinem derzeitigen Entwicklungsstand entsprachen. So ist es ihm möglich, eventuelle Schuldgefühle loszulassen, die ihm u. U. den Übergang erschweren und das Sterben qualvoll gestalten können.

Auch der Hinweis auf eine mögliche Begegnung mit geliebten, bereits verstorbenen Personen kann den Übergang erleichtern und den Sterbenden sogar mit Vorfreude erfüllen.

Sofern die verbleibende Zeit und der Zustand des Sterbenden es zulassen, kann es für ihn erfüllend sein, gemeinsam auf das zurückliegende Leben zu blicken und dabei noch einmal Höhepunkte, Erfolge oder einfach schöne und friedliche Ereignisse/Momente und liebevolle Menschen und Begegnungen ins Bewusstsein zu bringen und so mit seinem Leben abzuschließen. Zu diesem Thema habe ich eine selbst besprochene CD veröffentlicht, die Inhalte sind auch in meinen Büchern zu finden.

Stöcker: Wie begleiten Sie die Angehörigen?

Streit-Gallo: *Die Angehörigen benötigen meines Erachtens, ebenso wie der Sterbende, viel Wärme, Einfühlungsvermögen und die vorgenannte spirituelle Begleitung, aus der sie Trost und Zuversicht schöpfen können.*

Darüber hinaus ist es jedoch wichtig, dass sie verstehen, wie notwendig es ist, den Sterbenden loszulassen, und nach Möglichkeit zu ermuntern, den letzten Schritt zu gehen.

Nicht selten erschwert dem Sterbenden die Angst und Sorge vor der Trauer der Angehörigen den Übergang, da er deren Trauer nach Möglichkeit nicht miterleben, vermeiden oder möglichst verzögern möchte. Die Angst vor der Trauer der Angehörigen ist oft auch ein Grund, warum der Mensch gerade in dem Moment stirbt, da der Angehörige nur für ein paar Minuten den Raum verlassen hat! Das Loslassen der Angehörigen und deren Ermutigung verschafft dem Sterbenden Erleichterung und ein Gefühl, dass alles seinen Weg geht und er sich nicht um das Befinden der Zurückbleibenden sorgen muss.

Stöcker: Gibt es Rituale, die nach Eintritt des Todes stattfinden?

Streit-Gallo: *Ein Ritual nach Eintritt des Todes ist es, das Fenster zu öffnen und somit der Seele symbolisch die Tür zum Jenseits zu öffnen.*

Ein anderes Ritual kann darin bestehen, eine Kerze anzuzünden und die Flamme als Brücke ins Licht zu symbolisieren. In Gedanken oder mit liebevollen Worten können wir die Seele ermuntern, diese Brücke ins Licht zu beschreiten, um im Jenseits die wohlverdiente Ruhe und Frieden zu finden.

Stöcker: Gibt es noch etwas, was Sie Pflegenden und Betreuenden mitteilen möchten?

Streit-Gallo: *Ich gehe davon aus, dass Pflegende und Betreuende mit der Situation des Sterbens vertraut sind und so sensibel wie möglich damit umgehen. Auch von ihrer Seite wäre spiritueller Zuspruch sicher sehr hilfreich.*

Rückmeldungen von begleitenden Pflegekräften, die mit dem spirituellen Wissen vertraut sind und dieses während der Begleitung angewandt haben, zeigen, dass einige Sterbende durch diese Unterstützung erstaunlich schnell den Übergang ins Jenseits schaffen können.

Glaubensbedingte Schwerpunkte

Herr Silberschmidt ist katholisch. Er hat seine Religion nicht immer so genau ausgeübt, aber auch, wenn er nicht regelmäßig die Kirche besuchte, so betete er regelmäßig. Als Katholik bekreuzigt er sich nach dem Gebet. In den letzten Tagen hat er nicht mehr die Kraft, seine Hand allein zu bewegen. Wenn Sie andersgläubig oder glaubensfrei sind und mit Herrn Silberschmidt beten, müssen Sie für sich das Kreuz nicht führen, jedoch die richtige Reihenfolge kennen (von oben nach unten und von links nach rechts) und die Hand von Herrn Silberschmidt führen.

Laut UNESCO-Weltkonferenz wird Kultur wie folgt definiert: „Kultur kann in ihrem weitesten Sinne als die Gesamtheit der einzigartigen geistigen, materiellen, intellektuellen und emotionalen Aspekte angesehen werden, die eine Gesellschaft oder eine soziale Gruppe kennzeichnen."

Kultur wird beeinflusst von der technologischen Entwicklung, der religiösen Richtung, philosophischen Prägungen, sozialen Grundlagen, politischen Aussagen, gesetzlichen Vorgaben, wirtschaftlichen Erfolgen und der bildungsbedingten Möglichkeit.

Glaube ist nicht mit Kultur gleichzusetzen, sondern ist ein Teil der Kultur. Was wird benötigt, um die Kultur zu verstehen? Dazu gehören:

- Wissen der Kommunikation – verbal und nonverbal
- Einstellungen zum Alter – in vielen Kulturen bedeutet Altern, dass andere alles übernehmen
- Vitale Funktionen – nicht nur Medikamente und Pflege helfen, sondern auch die Begleitung der Großfamilien
- Schlafen – Großfamilien haben mehrere Betten in einem Raum, der Mensch ist nicht allein
- Trauer – unterscheidet sich in den Kulturen und Religionen

Begleiten Sie einen Menschen auf seinen letzten Weg, müssen Sie seine Religion kennen und wertschätzen. Hintergrundwissen der verschiedenen Kulturen und des Glaubens ist eine wichtige Voraussetzung für das Verstehen und die Begleitung von Sterbenden und ihren Angehörigen.

In dem Moment steht der Glaube des Sterbenden im Vordergrund und nicht der eigene. Jedoch sollten Sie nicht gegen Ihre eigenen Werte verstoßen. In den einzelnen Religionsgemeinschaften gibt es verschiedene Rituale und Traditionen im Umgang mit sterbenden Menschen.

Alle in Folge vorgestellten Weltreligionen können in ihrer Ganzheit nicht erfasst werden. Sie erfahren eine grobe Zusammenfassung und wichtige Elemente zu den Bereichen der körpernahen Versorgung, Ernährung und Werte, vor und nach dem Eintritt des Todes. Jede Religion hat unterschiedliche Rituale im Umgang mit sterbenden Menschen und nach Eintritt des Todes.

Fragen Sie bitte den Betroffenen, seine Angehörigen und die Glaubensgemeinde nach konkreten gültigen Vorgehensweisen. Jeder Mensch übersetzt seinen Glauben für sich selbst. Schnell kann es passieren, dass unwillentlich Werte verletzt werden, die Ihnen noch nicht einmal bekannt sind.

Beispiel: Weil gesagt wird, ein Bewohner sei Türke, wird folglich kein Schweinefleisch bestellt. Diese Vorgehensweise mag interkulturell, aber nicht kultursensibel sein.

Christentum

Der Herr ist mein Hirte, mir wird nichts mangeln.

Er weidet mich auf einer grünen Aue und führet mich zum frischen Wasser.

Er erquicket meine Seele;
er führet mich auf einer rechten Straße um seines Namens willen.

Und ob ich schon wanderte im finsteren Tal, fürchte ich kein Unglück,
denn du bist bei mir, dein Stecken und Stab trösten mich.

Du bereitest vor mir einen Tisch im Angesicht meiner Feinde.

Du salbest mein Haupt mit Öl und schenkest mir voll ein.

Gutes und Barmherzigkeit werden mit folgen mein Leben lang,
und ich werde bleiben im Hause des Herrn immerdar.

Psalm 23

Das Christentum ist die weltweit größte religiöse Gemeinschaft. Das Neue Testament begründet auf das Leben von Jesus von Nazareth. Die Glaubensgrundsätze finden sich im Glaubensbekenntnis wieder. Dieses Glaubensbekenntnis wird von katholischen und protestantischen Gläubigen anerkannt. Christen glauben an die Sündhaftigkeit der Menschen und die Erlösung durch Christus. Das Fundament bildet die Bibel.

Die wichtigste Grundlage des Christentums ist das Leben von Jesus Christus. Christus bedeutet Messias, der Gesalbte.

Die Kreuzigung, Auferstehung und Himmelfahrt Jesu spielen eine grundlegende Rolle. „Kernprunkt des Glaubens ist, dass Jesus litt, starb und begraben wurde, dann von den Toten auferstand, um jenen Erlösung zu bringen, die an ihn glauben, und später in den Himmel aufstieg, um neben Gottvater zu herrschen. Als Gottes Sohn galt er sowohl menschlich wie auch göttlich und nicht nur als Prophet." (Ambalu, 2014)

Römisch-katholische Kirche

Die Bibel stellt die offenbarten Worte Gottes dar. Katholiken glauben, dass alle Menschen gut sind, jedoch die Sünde den Menschen „befällt" und durch Gottes Gnade bereinigt werden kann. Die zehn Gebote geben den Menschen die rechten Vorgaben. Ein wichtiger Grundstein ist der Glaube an die heilige Dreifaltigkeit, das heißt Gott Vater, Gott Sohn, Gott Heiliger Geist, also drei Personen in einem Gott.

Katholiken glauben an die folgenden aufgeführten Artikel des Glaubensbekenntnisses (Trigilio, 2013):

Ich glaube an Gott, den Vater, den Allmächtigen,
den Schöpfer des Himmels und der Erde

Und an Jesus Christus, seinen eingeborenen Sohn, unsern Herrn

Empfangen durch den Heiligen Geist, geboren von der Jungfrau Maria

Gelitten unter Pontius Pilatus, gekreuzigt, gestorben und begraben

Hinabgestiegen in das Reich des Todes, auferstanden von den Toten

Aufgefahren in den Himmel; er sitzt zur Rechten Gottes,
des allmächtigen Vaters

Von dort wird er kommen, zu richten die Lebenden und die Toten

Ich glaube an den heiligen Geist

Und die heilige katholische Kirche

Ich glaube an die Vergebung der Sünden

Ich glaube an die Auferstehung der Toten

Ich glaube an das ewige Leben

Die sieben Sakramente begleiten den Christen in verschiedenen Lebensabschnitten. An den heiligen Sakramenten teilzunehmen, zeigt die Kirchenzugehörigkeit.

Die sieben Sakramente:
1. Taufe – Eintritt in die Kirche sowie Reinwaschung der Erbschuld
2. Firmung – Gabe des Heiligen Geistes
3. Eucharistie (Abendmahl) – regelmäßige Feier der Vergebung
4. Buße – zu erfüllende Aufgaben, aus der Beichte begründet
5. Krankensalbung – letzte Ölung
6. Weihen – wenn das Leben Gott geweiht wird
7. Ehe – stellt eine Verbindung dar

Gläubige Katholiken achten darauf, dass sie an Sonn- und Feiertagen die Messe besuchen. In der stationären Langzeitpflege findet sonntags selten in der Einrichtung ein Gottesdienst statt, da der Pfarrer in seiner Gemeinde predigt. In vielen Einrichtungen findet der Gottesdienst, oft katholisch/evangelisch abwechselnd, an anderen Wochentagen statt. In der Regel ist es kein Problem, jedoch kann es für demenziell erkrankte Menschen, bezogen auf zeitliche Orientierung, schwierig sein.

Falls der sterbende Mensch keine Möglichkeit hat, am Gottesdienst teilzunehmen, achten Sie darauf, andere Möglichkeiten zu schaffen. Mittlerweile stehen viele Medien zur Verfügung, z. B. Fernsehübertragung oder per Internetübertragung.

Körpernahe Pflege

Bei der pflegerischen Versorgung gibt es außer der natürlichen Scham nichts Religiöses zu berücksichtigen. Beachten Sie bei der Versorgung zusätzlich biografische Einflüsse.

Ernährung

Im katholischen Glauben wird freitags kein Fleisch gegessen.

Zum Christentum gehört das Fasten. Die Fastenzeit startet an Aschermittwoch und beträgt sechsundvierzig Tage. An Sonntagen wird nicht gefastet, so beträgt die reine Fastenzeit vierzig Tage.

Heute steht nicht ausschließlich der Nahrungsverzicht im Mittelpunkt, sondern Verzicht im Allgemeinen. Menschen sollen sich des Überflusses, des Luxus bewusst werden und somit Verzicht erleben. Beispielhaft Verzicht auf Internetnutzung, Einkaufen, Sexualität.

Sterbebegleitung

Dem sterbenden Menschen sollte ermöglicht werden, mit einem Priester zu kommunizieren und die Beichte zu erfahren. Sprechen Sie mit Ihrem Bewohner über seine Wünsche, Gebete, wie z. B. das Vaterunser oder das Ave Maria.

Im Zimmer des Sterbenden sollten ein Kreuz und Kerzen als Symbole der Auferstehung stehen.

Wichtig ist der Empfang der Sterbesakramente. Dazu gehören die Buße, die Krankensalbung und die heilige Kommunion (Eucharistie).

Nach Eintritt des Todes

Gegrüßet seist du, Maria, voll der Gnade.
Der Herr ist mit dir.
Du bist gebenedeit unter den Frauen
und gebenedeit ist die Frucht deines Lebens, Jesus.
Heilige Maria, Mutter Gottes,
bitte für uns Sünder
jetzt und in der Stunde unseres Todes.
Amen.

Gespräch mit Dr. phil. Barbara Vosberg

Stöcker: Können Sie sich und Ihren Werdegang kurz vorstellen?

Vosberg: *Ich bin seit 37 Jahren glücklich verheiratet, Mutter zweier erwachsener Söhne und Großmutter zweier Enkeltöchter.*

Aufgewachsen bin ich in Westberlin, in einem Elternhaus, das ich als Jugendliche für streng konservativ hielt, in dem Katholizität, Gelehrsamkeit und Politik eine große Rolle spielten.

Nach meinem Abitur wusste ich eher, was ich nicht wollte, als dass ich einen klaren Lebensentwurf gehabt hätte. Quasi auf Sinnsuche ergriff ich die Chance, ins Ausland zu gehen, als sie sich mir bot, und zwar nach Botswana, wo ich in einer Dorfschule als Biologielehrerin arbeitete. Nach 2 Jahren war ich sicher, dass ich den Rest meines Lebens in der Entwicklungshilfe verbringen wollte. Um das auf eine solide Basis zu stellen, ließ ich mich in Berlin zur Krankenschwester ausbilden. In den folgenden Berufsjahren sammelte ich Erfahrung im Bereich Intensivpflege und damit zwangsläufig auch in der Begleitung Sterbender und ihrer Angehörigen.

In die „Dritte Welt" habe ich es nie mehr geschafft, denn unterwegs begegnete ich meinem Mann. Es fiel ihm nicht schwer, mich davon zu überzeugen, dass man mit der „Weltrettung" auch erst einmal klein anfangen kann, z. B. indem man eine Familie gründet und der Gesellschaft dient, indem man Kinder zu guten Menschen erzieht.

Nach etwa 16 Jahren als Managerin unseres „kleinen Familienunternehmens" hatte ich die Chance, noch einmal etwas ganz anderes zu machen. So begann ich im Alter von 44 Jahren Geschichte und Theologie zu studieren. Einer meiner Studienschwerpunkte lag konsequenter-weise im Fach Moraltheologie bzw. Medizinethik. Das führte meine Lebenslinien auf eine für mich persönlich sehr bereichernde Weise zusammen.

Der Masterabschluss führte dann in die Promotion. Der letzte Schritt dazu war das Buch „Deutsche Katholiken im Heiligen Land".

Stöcker: Können Sie in vier bis fünf Sätzen das Christentum zusammenfassen?

Vosberg: *Christentum in fünf Sätzen ist schon eine Herausforderung. Ich versuche es mal über den Vergleich. Was Christentum im Vergleich zu anderen Weltreligionen ausmacht, ist der Glaube an einen gerechten und liebenden Schöpfer-Gott, der in der Zeit wirkt, und die Hoffnung auf ein ewiges Leben nach dem Tod. Das haben viele andere Religionen nicht.*

Das vielleicht bedeutendste Alleinstellungsmerkmal des Christentums ist der Glaube an die Dreifaltigkeit Gottes, also die Einheit von Vater, Sohn und Geist. Die wenigsten Laien können verstehen, was damit gemeint ist. Für den Hausgebrauch bedeutet es, dass Jesus nach christlichem Verständnis mehr als einer von vielen Propheten, sondern Gottes Sohn war, der starb und wieder auferstand, um allen Menschen Hoffnung auf Auferstehung zu geben.

Ein guter Freund und Priester sagte einmal: „Eigentlich ist Jesus auf die Welt kommen, um uns zu zeigen, wie Menschsein richtig geht." Das führt mich zu einem weiteren zentra-

len Aspekt der christlichen Lehre, der Liebe, konkret zum jesuanischen Gebot der Feindesliebe, das in dieser Radikalität wohl in keiner anderen Religion formuliert wurde.

Barbara Vosberg

Die Vorstellung früherer Epochen, dass Gott mit Blitzen wirft, eine Pest oder ein anderes Unheil schickt, um die sündigen Menschen zu läutern, wurde in der modernen Theologie vom Bild eines liebenden und vergebenden Gottes überlagert, dessen Geist als Tröster und Ratgeber in der Zeit und in den Menschen wirkt. Aufgrund seiner gottesgeschöpflich bedingten Willensfreiheit hat der Mensch die Freiheit, zu versagen, muss sich aber dafür vor Gott verantworten. So glauben Christen an ein Endgericht, in dem Gott über die Lebenden und die Toten richtet. Auferstehung oder ewiges Leben wird im Reich Gottes also nicht jedem gewährt. Gottsuche, Reue, Sühne und Buße sind Wege des sündigen Menschen, um sich mit Gott zu versöhnen. Das ist ein Aspekt, der insbesondere im Sterbeprozess eine wichtige Rolle spielt. Je mehr der Mensch fehlt, desto mehr entfernt er sich von Gott. Im schlimmsten Fall führt seine Gottesferne dazu, dass er, wenn er keine Reue zeigt, nicht mehr auf das ewige Leben hoffen kann. Das ist für einen gläubigen Menschen wichtig, spätestens wenn er stirbt.

Ich möchte gerne noch etwas zur kirchlichen Einheit in Vielfalt ergänzen.

Das, was ich bis jetzt gesagt habe, würde das katholische Lehramt unterschreiben können. Aber ist es auch das, was wirklich geglaubt wird? Und ist es das, was jeder einzelne Mensch verstehen kann? Nach den Angaben der DBK (Deutsche Bischofskonferenz) von 2019 gelten von den 22,6 Millionen Katholiken Deutschlands nur 9,1 % als praktizierend. Das heißt, nur 9,1 % gehen mindestens viermal im Jahr in die Kirche. Wie viele von diesen 9,1 % sich eingehender mit kirchlichen Lehrsätzen auseinandersetzen, weiß niemand. Wenn man hundert Menschen vor einer Kirche fragen würde, was sie glauben und wie sie ihren Glauben praktizieren, könnte es gut sein, dass man hundert verschiedene Antworten bekommt. Wenn Themen des Glaubens behandelt werden, sollte dies berücksichtigt werden. Das lässt sich allerdings meiner Meinung nach auf alle Religionen übertragen.

Wenn ich als praktizierende Christin glaube, für meine Glaubensgemeinschaft sprechen zu können, und ganz viel über den Islam und das Judentum gelesen habe, habe ich zwar ein gewisses Rüstzeug, muss aber trotzdem sensibel sein und schauen, was der jeweilige Mensch wirklich glaubt oder praktiziert. Selbst in der urchristlichen bzw. frühchristlichen Kirche gab es Diskurse über die rechte Auslegung der jesuanischen Gebote, das Verständnis vom Wesen Gottes und seiner Kirche, die aufgrund ihrer politischen Relevanz zum Teil gewaltsam ausgetragen wurden. In vielerlei Hinsicht ist die Einheit der katholischen Kirche ein historischer Mythos, der nicht zuletzt den politischen Interessen des römischen Reiches entsprang und im Ergebnis sehr erfolgreich in ihren Dienst gestellt wurde.

Die Lehren und Riten der christlichen Kirchen, die wir im Nachgang sogenannter Glaubensspaltungen kennen, sind vielfältig und werden – wenn überhaupt – nur von einem kleinen Prozentsatz der Christgläubigen systematisch durchdrungen. Die Unterschiede hinsichtlich der Ehelehre und dem Weiheamt liegen auf der Hand, aber welcher theologische Laie vermag schon den Unterschied zwischen evangelischem und katholischem Abendmahlsverständnis zu erklären?

Was genau trennt oder verbindet koptische, griechisch- oder russisch-orthodoxe, katholische, protestantische, anglikanische, evangelikale oder mennonitische Christen? Glauben und praktizieren die Mitglieder dieser Glaubensgemeinschaften auch das, was sie glauben und praktizieren sollen?

Ähnlich verhält es sich mit den höchst unterschiedlichen Strömungen des Islams und des Judentums.

Man kann also einiges falsch machen, wenn man dem Gegenüber sein allgemeines Wissen über eine bestimmte Glaubensgemeinschaft überstülpt, z. B. wenn er sich nicht mehr äußern kann und mit etwas konfrontiert wird, was er glauben soll, wogegen er sich aber vielleicht zeitlebens gewehrt hat oder wo er unter dieser Erwartung gelitten hat.

Fazit: Wichtig ist ein sensibles Wahrnehmen von Signalen, die vom sterbenden Menschen selbst ausgehen. Übereifer in der Befriedigung vorausgesetzter religiöser Bedürfnisse ist nicht angebracht.

Stöcker: Wie findet eine katholische Sterbebegleitung statt?

Vosberg: *Das Entscheidende bei der katholischen Sterbebegleitung ist letztlich der Priester. Natürlich können professionelle Seelsorger, Ehrenamtler und Familienangehörige begleiten, aber nur ein Priester darf die Sterbesakramente, also Beichte, Salbung und Kommunion, spenden.*

Grundsätzlich stellt sich die Frage nach dem richtigen Zeitpunkt und nach der Person. Idealerweise bittet der Sterbende selbst oder eine/r seiner Angehörigen um geistlichen Beistand und kann benennen, wer ihn leisten soll. Das setzt voraus, dass bereits eine Auseinandersetzung mit der Lage stattgefunden hat, vielleicht gibt es sogar einen entsprechenden Passus in einer Patientenverfügung.

Wenn ein Priester gerufen werden soll, ist zu berücksichtigen, dass Priester an Wochenenden oder Feiertagen fast gar keinen zeitlichen Spielraum haben.

Die Bedeutung des Sterbesakraments im Katholizismus hat etwas mit der Überzeugung zu tun, dass man sich vor dem Tod mit Gott, mit allen Menschen und schließlich mit sich selbst ausgesöhnt haben sollte. In der Beichte geht der Mensch in sich, bereut Dinge, die nach seinem Gewissensentscheid schlecht waren, und bittet Gott um Vergebung. Die sogenannte Lossprechung des Priesters erfolgt im Vertrauen auf die Reue und den aufrichtigen Besserungsvorsatz des Menschen … und auf Gottes Gnade.

Das Ablegen einer Beichte setzt eine gewisse „Geschäftsfähigkeit" voraus, die häufig nicht mehr gegeben ist.

Anders verhält es sich mit der Salbung, die ohne aktives bzw. bewusstes Zutun des Empfängers erfolgen kann. Die Feier der Salbung beginnt mit einem kurzen Wortgottesdienst. Die anschließende Salbung von Stirn und Handinnenflächen mit einem geweihten und wohlduftenden Öl wird begleitet von den Segenssprüchen des Priesters: „Durch diese heilige Salbung helfe dir der Herr in seinem reichen Erbarmen, er stehe dir bei mit der Kraft des Heiligen Geistes. Amen" und „Der Herr, der dich von Sünden befreit, rette dich, in seiner Gnade richte er dich auf. Amen."

Wenn der sterbende Mensch noch dazu in der Lage ist, kann er die Kommunion empfangen, also eine Hostie. Bei aller Feierlichkeit, die Hostie ist eine Art Oblate, die gern am Gau-

men klebt oder beim Kauen bröselt. Bei trockenen Schleimhäuten durch Mundatmung oder bei gestörter Schluckfunktion muss also darauf verzichtet werden. Ein Priester kann das nicht unbedingt beurteilen, das ist Aufgabe der Pflegenden.

Am Ende der formellen Zeremonie können persönliche Äußerungen und Handlungen des Priesters stehen, die selbst den kirchenfernen Menschen erreichen dürften, wie „Jetzt habe ich dich versehen mit allem, was du brauchst" und ein von Herzen kommender Körperkontakt. Im günstigen Fall sind Angehörige dabei, die mit einbezogen sind. Man hält sich an den Händen und spricht z. B. das Vater Unser oder das Gegrüßet seist du Maria und bildet eine Art Kraftfeld.

Fazit: Man bereitet den Sterbenden für die Begegnung mit seinem Gott vor.

Dabei wird ausdrücklich nicht ausgeschlossen, dass der Mensch durch dieses Ritual gestärkt wird und sich wieder erholt. Das ist wichtig, denn die Krankensalbung wird im Sinne der „letzten Ölung" häufig als Zeichen missverstanden, dass man den Patienten aufgegeben hat ... oder zumindest mit seinem Latein am Ende ist. Das kann Abwehrspannungen auslösen, die niemandem guttun.

Grundsätzlich gilt, dass die katholische Kirche **aktive** *Sterbehilfe und Suizidbeihilfe ablehnt. Ein gläubiger Katholik wird wohl auch nicht darum bitten. Sie akzeptiert* **passive** *Sterbehilfe, also den Verzicht auf lebensverlängernde Maßnahmen um jeden Preis, sowie die Gabe von symptomlindernden Medikamenten, sofern dies nicht in lebensverkürzender Absicht geschieht.*

Stöcker: Welche Symbole/Rituale werden eingesetzt?

Vosberg: *Grundsätzlich ist zu berücksichtigen, dass es mittlerweile viele getaufte und kirchensteuerzahlende Katholiken gibt, die der katholischen Kirche, ihren Symbolen und Riten fern sind und ihren Glauben als Privatsache zwischen sich und Gott betrachten. Für kirchenverbundene Katholiken, insbesondere für die der älteren Generation, sind bestimmte Symbole und Rituale jedoch von großer Bedeutung:*

Falls möglich sollte dem Sterbenden die Teilnahme an Gottesdiensten sowie zum Sakramentenempfang ermöglicht werden. Auch wenn der Sterbende nicht mehr in der Lage ist aktiv mitzusingen, mitzubeten oder eine Hostie zu schlucken, kann es sein, dass er sich im Rahmen seiner Möglichkeiten getröstet fühlt. Viele Menschen mit reduziertem Allgemeinzustand sind es ohnehin gewohnt, Gottesdienste über den Fernseher zu verfolgen.

In vielen Häusern mit konfessioneller Trägerschaft werden Krankenhausgottesdienste angeboten, die auch auf den Fernseher im Krankenzimmer übertragen werden.

Eine besondere Bedeutung kommt den Hohefesten Ostern und Weihnachten zu, denn an ihnen wird der päpstliche Segen urbi et orbi gespendet, den jeder empfängt, der den Papst sehen oder hören kann, also auch via Fernsehen, Radio und Internet. Warum der Empfang des Segens gerade für sterbende Katholiken von herausragender Bedeutung ist, ist selbsterklärend. Der Wortlaut: „Der allmächtige und barmherzige Herr gewähre euch Nachlass, Vergebung und Verzeihung all eurer Sünden, einen Zeitraum echter und fruchtbarer Reue, ein allzeit bußfertiges Herz und Besserung des Lebens, die Gnade und die Tröstung des Heiligen Geistes und die endgültige Ausdauer in den guten Werken."

Stöcker: Welche Symbole werden eingesetzt?

Vosberg: Für praktizierende Christen ist ein Kreuz in Sichtweite wichtig, z. B. an der Wand oder auf dem Nachttisch. Viele tragen ein Kreuz an einer Halskette. Manchmal ist es ihr Kommunionskreuz, das sie seit ihrer Kindheit tragen. Bitte dem Sterbenden die Kette lassen und nicht aus gutgemeinter Vorsicht wegschließen. Oft befindet sich in der Geldbörse ein Rosenkranz, ein Heiligenbildchen oder eine Münze, die auf einer Pilgerreise erstanden wurde. Man sollte den Menschen nicht von diesen Dingen trennen. Er/sie trägt sie nicht ohne Grund bei sich.

Bei den Sterbesakramenten selbst handelt es sich um eine Messfeier, deren Charakter es erfordert, dass ein Tisch bereitgestellt wird, mit einem weißen Tuch darauf, einer (LED-)Kerze und vielleicht mit einem Blumensträußchen. Der Priester arrangiert dann seine Utensilien darauf.

Stöcker: Zum Thema Kreuz, ist es richtig, dass Katholiken ein Kreuz mit Jesus-Christus-Darstellung brauchen und Protestanten ein Kreuz ohne Darstellung? Oder ist es ein Mythos?

Vosberg: Ich würde sagen, es ist ein Mythos, der aber bestimmt einen historischen Kern hat. Die Glaubensspaltung ist ein kollektives Trauma. Man hat nach dreißig Jahren Leiden, Krieg und Tod immer wieder versucht zu erklären: Warum ist das eigentlich passiert? Worin unterscheiden wir uns eigentlich? Mit dem Ergebnis, dass die Antworten auf diese Fragen förmlich kultiviert wurden.

Inzwischen sind viele Katholiken mit dem, was sie glauben, kaum noch von Protestanten entfernt. Das gilt auch für mich. Ich persönlich fand die Betonung des Gekreuzigten immer schwierig, weil sie das Leid betont. Noch vor 100 Jahren wurde geduldig ertragenes Leid als Schritt zur persönlichen Heiligung angesehen. Wenn ich als Mensch leide wie Jesus Christus, dann nähere ich mich Gott und werde von meinen Sünden reingewaschen. Davon nimmt die christliche Theologie in der heutigen Zeit Abstand. Anders formuliert, man tut Gott keinen Gefallen, wenn man leidet, sondern dadurch, dass man liebt ... Gott, seinen Nächsten, sich selbst und sogar seinen Feind. Ich persönlich bevorzuge das Kreuz ohne den leidenden Christus.

Stöcker: Gibt es Besonderheiten bzgl. der Ernährung oder der Körperpflege?

Vosberg: Dass freitags traditionell kein Fleisch gegessen wird, ist bekannt. Aber der alte, kranke oder sterbende Mensch ist von allen Fastenregeln befreit und darf essen, was er sich wünscht.

Vielleicht weiß er auch gerade nicht, dass Freitag ist. Weisen Sie ihn nicht darauf hin, wenn er gerade Appetit auf ein Leberwurstbrot hat. Das ist in Ordnung.

Es gibt auch keine besonderen Hygieneregeln. Sterbende, bzw. verstorbene Katholiken werden den in unserem Kulturkreis üblichen, ethischen Kriterien entsprechend versorgt. Die Hände würde ich nach Eintritt des Todes nicht als betende Geste falten, sondern übereinanderlegen. So kann später noch ein Rosenkranz dazwischengelegt werden, oder etwas, was dem Verstorbenen viel bedeutet hat.

Stöcker: Gibt es noch etwas, was Sie Pflegenden und Betreuenden mitteilen möchten?

Vosberg: *Es ist eine Selbstverständlichkeit, den Verstorbenen mit Respekt zu behandeln, gegebenenfalls auch mit Respekt vor seinem Glauben. Idealerweise wurde dafür gesorgt, dass die Sakramente gespendet wurden. Abgesehen davon, dass dies nicht immer möglich ist, dürfen Begleiter auch für sich selbst beten oder auf ihre ganz persönliche Weise Abschied nehmen. Sie können beten, ein Kreuzzeichen auf der Stirn des Verstorbenen machen, eine „gute Reise" wünschen oder auch nicht. In jedem Falle sollten Sie sich selbst treu bleiben, sich also nicht verbiegen. Jedoch sollten Sie sich auch die Chance geben, offen für Erfahrungen zu sein, die Sie selbst bereichern könnten.*

Hierzu ein persönliches Beispiel: Als 22-Jährige, in einer Phase, in der ich mit der Kirche auf Kriegsfuß stand, habe ich eine wichtige Erfahrung gemacht. Ich pflegte eine Patientin, die im Zuge einer schweren Vergiftung am Verbluten war. Die Blutkonserven liefen buchstäblich oben rein und unten wieder raus. Sie war eine sehr differenzierte Frau und war sich bewusst, dass das für sie „schiefgehen" könnte. Selbst in diesem Bewusstsein war es ihr peinlich, dass sie so oft klingeln musste. Ich habe bewundert, wie stark und empathisch sie in dieser Situation war. Irgendwann sprachen wir über ein bestimmtes Gedicht von Rilke, welches ich selbst sehr liebe.

Ich lebe mein Leben

Ich lebe mein Leben in wachsenden Ringen,
die sich über die Dinge ziehn.
Ich werde den letzten vielleicht nicht vollbringen,
aber versuchen will ich ihn.

Ich kreise um Gott, um den uralten Turm,
und ich kreise jahrtausendelang;
und ich weiß noch nicht: bin ich ein Falke, ein Sturm
oder ein großer Gesang.

Rainer Maria Rilke (1899)

In diesen Gesprächen wurde mir klar, dass ich mit meinem Glauben doch nicht abgeschlossen hatte und dass Sterben und Leben für mich in einem unauflöslichen Zusammenhang stehen. Die Frau hat überlebt. Als sie die Station verließ, schenkte sie mir einen Gedichtband von Rilke. Diese Begegnung hat etwas in mir verändert und ich habe mich noch einmal neu mit meinem Glauben auseinandergesetzt.

Stöcker: Herzlichen Dank für das interessante Gespräch.

Evangelische Kirche

Eine zunehmende Kritik gegen die katholische Kirche führte zur protestantischen Reform, durch Martin Luther, der 1517 fünfundneunzig Thesen veröffentlichte.

Gottesdienste wurden in Latein abgehalten. Die Sprache wurde vom „normalen" Volk nicht verstanden. Gläubige waren auf das angewiesen, was die Priester aus der Bibel übersetzten. „Die Reformation begann, weil ein deutscher Mönch, Martin Luther, glaubte, dass die Menschen, manchmal unwissentlich, durch die Priester und damaligen Kirchenführer getäuscht würden." (Ambalu, 2014) Seine Aussagen waren deutlich: Auch der Papst, als Oberhaupt der Kirche, könne nicht die letzte Instanz sein, sondern nur Gott.

Auch bei den Protestanten gibt es das Glaubensbekenntnis. Menschen des evangelischen Glaubens sehen die Bibel als Grundlage für den Glauben und für das Leben. Der Glaube an Jesus Christus bringt den Menschen in eine Beziehung zu Gott, er wird als Vermittler des Menschen und Gott gesehen. Doch nur Gott kann Sünden vergeben. Die Vergebung der Sünden kann daher auch nicht durch gute Taten erreicht werden, sondern ist allein Gottes Gnade.

Körpernahe Pflege

Bei der pflegerischen Versorgung gibt es außer der natürlichen Scham nichts Religiöses zu berücksichtigen. Beachten Sie bei der Versorgung zusätzlich biografische Einflüsse.

Ernährung

Zum Christentum gehört das Fasten. Die Fastenzeit startet an Aschermittwoch und gilt für sechsundvierzig Tage. An Sonntagen wird nicht gefastet, so beträgt die reine Fastenzeit vierzig Tage.

Heute steht nicht ausschließlich der Nahrungsverzicht im Mittelpunkt, sondern Verzicht. Menschen sollen sich des Überflusses, des Luxus bewusst werden und somit Verzicht erleben. Beispielhaft Verzicht auf Internetnutzung, Einkaufen, Sexualität.

Sterbebegleitung

Dem sterbenden Menschen sollte ermöglicht werden, mit einem Seelsorger/Pfarrer Kontakt zu haben. Sprechen Sie mit Ihrem Bewohner, fragen Sie ihn nach seinen Wünschen, nach Gebeten, wie z. B. das Vaterunser oder Sterbegebet im Ev. Gesangbuch. Lesen Sie Bibeltexte vor, achten Sie auf eine Lutherübersetzung.

Vater unser im Himmel
Geheiligt werde dein Name.
Dein Reich komme.
Dein Wille geschehe,
wie im Himmel, so auf Erden.
Unser tägliches Brot gib uns heute.
Und vergib uns unsere Schuld,
wie auch wir vergeben unsern Schuldigern.

Und führe uns nicht in Versuchung,
sondern erlöse uns von dem Bösen.
Denn dein ist das Reich
und die Kraft und die Herrlichkeit
in Ewigkeit. Amen.

Matthäusevangelium 6,9–13

Gespräch mit Manuela Luther

Stöcker: Können Sie sich kurz vorstellen?

Luther: *Ich habe zwei Kinder und gemeinsam mit ihnen und meinem Lebensgefährten wohnen wir in der Rennstadt Schleiz am Thüringer Meer, dem größten Stausee Deutschlands. Mein beruflicher Weg hat mich von der Arbeit mit Kindern zu der Begleitung und Beratung von älteren Menschen und pflegenden Angehörigen geführt. Jetzt arbeite ich als Projektkoordinatorin, Leiterin Senioren- und Kontaktbüro für pflegende Angehörige. Ein wichtiger Baustein in meiner täglichen Arbeit ist die Beratung von Menschen mit Demenz und deren Angehörigen.*

Stöcker: Was verbindet Sie mit Martin Luther?

Luther: *Ich selbst habe eigentlich nicht direkt was mit Martin Luther zu tun. Der Vater meiner Tochter, mein ehemaliger Ehemann, heißt nicht nur Luther mit Nachnamen, sondern gehört tatsächlich zu den Nachkommen des Reformators. In seinem Familienstammbaum ist zu sehen, dass er aus der B-Linie vom Onkel Martin Luthers, Hans der Kleine, abstammt.*

Da ich auch Christ bin und nach meinem christlichen Glauben lebe, spielt Martin Luther immer eine untergeordnete Rolle. Mit Martin Luther begann die Geschichte unserer evangelischen Kirche.

„Ich stehe hier, ich kann nicht anders" – sind die berühmtesten und bis heute auch sehr wichtigen Worte von Martin Luther.

Auch für mich, in meinem christlichen Glauben, sind das sehr wichtige Worte. Aufrecht durchs Leben gehen, sich auch mal gegen andere oder anderes behaupten, aber auch die Standhaftigkeit, das Zur-Seite-Stehen und Eintreten für andere, sind wichtige Aspekte in meinem Leben.

Wer ein Stück weit aufrichtiger durchs Leben geht, kann dem Leben folgen, d. h. bewusst erleben, was hier und jetzt passiert.

Jeder, der ein Stück weit aufrichtiger durch sein Leben geht, ist eine Bereicherung für sich und andere.

Stöcker: Können Sie in vier bis fünf Sätzen das Christentum bzw. den evangelischen Glauben zusammenfassen?

Luther: Gemeinsam glauben die Christen weltweit an den dreieinigen Gott, also an Gott, Jesus Christus (seinen Sohn) und den Heiligen Geist. Und diese Gemeinsamkeiten führen auch zu verstärkten Bemühungen der Ökumene – und doch unterscheiden sich die großen christlichen Kirchen.

Nur Christen verehren jedoch Jesus als Gottes Sohn und sogar Gott selbst. Sie glauben, dass Gott in Jesus zu den Menschen auf die Erde kam und dass Jesus vom Tod auferstanden ist, um die Menschen von ihren Sünden zu befreien. Der evangelische Glaube ist der Glaube an Jesus Christus.

Evangelischer Glaube ist gekennzeichnet durch vier unverzichtbare Glaubensgrundsätze: Allein aus Glauben, allein aus Gnade, allein Christus, allein die Heilige Schrift.

Alle Christen bekennen, dass sich Gott uns Menschen zu erkennen gibt als Vater und als Schöpfer und Erhalter seiner Schöpfung, als Sohn und Erlöser in Jesus Christus und als Heiliger Geist, in dem Gott bei uns gegenwärtig ist.

Für Christen ist die Bibel das inspirierte, unfehlbare Element – das Wort Gottes, dessen Inhalt den Menschen den Weg weist. Christen glauben an den einen Gott, der aus drei Personen besteht, dem Vater, dem Sohn (Jesus Christus) und dem Heiligen Geist. Der christliche Glaube versteht alles, was existiert, als Gottes gute Schöpfung.

Jesus starb für unsere Sünden, wurde begraben, ist auferstanden und bietet dadurch all denen Erlösung an, die Ihn im Glauben annehmen. Das Christentum ist einmalig unter anderen Religionsgemeinschaften, denn der christliche Glaube hat mehr mit Beziehung als mit religiösen Aktivitäten zu tun. Die Bibel – Heilige Schrift und Glaubenswerk der Christen

Das wichtigste Symbol im Christentum ist das Kreuz. Es dient als zentrales Element des Glaubens und symbolisiert den Kreuzestod Jesu. Ein weiteres Symbol ist der Fisch. Dieser gilt als Erkennungszeichen. Jeder Buchstabe des griechischen Wortes für „Fisch" steht für den Anfangsbuchstaben eines Glaubensbekenntnisses: „Jesus Christus, Gottes Sohn, Erlöser."

Für das Christentum gehören die „Zehn Gebote" zu den zentralen Texten der Bibel und zu den Kernstücken des Glaubens. Die Zehn Gebote sind uralte Richtlinien, die vor Jahrtausenden aufgeschrieben wurden. Sie sind ein wichtiges Fundament des christlichen Glaubens.

Die 10 Gebote

1. *Ich bin der Herr, dein Gott. Du sollst keine anderen Götter neben mir haben.*
2. *Du sollst den Namen des Herrn, deines Gottes, nicht missbrauchen.*
3. *Du sollst den Feiertag heiligen.*
4. *Du sollst deinen Vater und deine Mutter ehren.*
5. *Du sollst nicht töten.*
6. *Du sollst nicht ehebrechen.*
7. *Du sollst nicht stehlen.*
8. *Du sollst nicht falsch Zeugnis reden wider deinen Nächsten.*
9. *Du sollst nicht begehren deines Nächsten Haus.*
10. *Du sollst nicht begehren deines Nächsten Weib, Knecht, Magd, Vieh, noch alles, was dein Nächster hat.*

Des Weiteren ist das Glaubensbekenntnis und das Vaterunser-Gebet eine wichtige Begleitung für einen Christ in seinem Glauben.

Das Glaubensbekenntnis ist Ausdruck des gemeinsamen Glaubens der Christen. Das Gebet eint den Glauben. Wer das Glaubensbekenntnis spricht und daran glaubt, ist Christ und somit Glied der Kirche.

Das Vaterunser ist das bekannteste Gebet der Christen, es soll auf Jesus selbst zurückgehen. Es verbindet die weltweite Christenheit und ist in viele Sprachen übersetzt. In jedem Gottesdienst wird es gesprochen, dazu läuten die Glocken.

Stöcker: Wie findet eine Sterbebegleitung vonseiten der evangelischen Kirche statt?

Luther: *Wenn ein Mensch stirbt, ist es für alle Beteiligten ein tiefer Einschnitt; ihr Leben ist anders als vorher. Und jeder von uns muss am Ende diesen Weg selbst gehen, es kann Begleitung geben, aber kein Übernehmen.*

Die Angehörigen empfinden eine Lücke, sie sind verunsichert und manchmal in den Dingen des täglichen Lebens überfordert.

Es treten Fragen auf:

- *Wie soll es weitergehen?*
- *Warum lässt er mich allein?*
- *Wo ist er jetzt?*

In Angehörigen und Begleitern tauchen unterschiedliche Gefühle auf, die in ihrer Intensität manchmal schwer zu begreifen sind: Trauer, Wut, Erleichterung über geleistete Begleitung, Angst um die eigene Existenz.

Die Frage nach dem Sinn des eigenen Lebens kann plötzlich im Raum stehen, ebenso wie die Fragen:

- *Wo komme ich her?*
- *Wo gehe ich hin?*
- *Ist mit dem Tod alles aus?*

Die christliche Auferstehungsbotschaft besagt, dass auch für den Toten ein neues Leben beginnt.

Wie das ist oder einmal sein wird, weiß keiner. Aber im christlichen Glauben sind Hoffnungen lebendig, die Menschen im Lauf der Jahrhunderte gestärkt und getröstet haben. Christus, der Auferstandene, ist den Weg in dieses neue Leben vorausgegangen.

Was für einen Menschen hilfreich ist, entscheidet jeder selbst. Die Begleiter sind nun ein Stück weit für die Angehörigen da, fangen oft den ersten Schmerz ab. Und auch wir sind mit der Endlichkeit des Lebens konfrontiert.

Man kann sich zwar den Tod vor Augen halten, aber man kann ihn nicht üben. Aber das Leben kann man so gestalten, dass auch der letzte Schritt ohne Panik geschehen kann. Man findet dabei vielleicht die eine oder andere Regel:

- *Mit der Zeit umgehen lernen, Tage, Stunden und Augenblicke ausschöpfen und so sich mit den Grenzen der Zeit befremden.*

- *Allabendlich jeden Streit beenden und nichts Ungeordnetes durch die Tage und Wochen schleppen. Denn man holt es nicht mehr auf.*
- *Anderen ihre Schuld vergeben und Vergebung für die eigene Schuld erbitten.*

Begleitung von Menschen hat viel mit Vertrauen zu tun. Man begleitet den Menschen und seine Angehörigen auf einem Stück seines Weges. Als Begleiter ist es ganz wichtig, nicht zu sehr im Vordergrund zu agieren – eher im Hintergrund bleiben – aber da sein.

Begleiten heißt:
- *sich auf beide Seiten einzulassen*
- *Sinne stärken*
- *Vertrauen aufbauen*

Jedes Sterben ist anders. So individuell wie jedes einzelne Leben ist, so individuell ist jedes einzelne Sterben.

Stöcker: Welche Symbole/Rituale werden eingesetzt?

Luther: *Bereits während sich eine Christin/ein Christ noch in der Phase des Übergangs vom Leben in den Tod befindet, gibt es einige gottesdienstliche Rituale und Bräuche.*

Dazu zählt z. B. der Empfang letzter Sakramente wie der Krankensalbung, die früher auch als letzte Ölung bekannt war. Die Salbung mit Öl ist die Symbolische Übertragung der Christuskraft auf einen Kranken und eine wichtige Segenshandlung.

Stöcker: Dies wird dem katholischen Glauben zugeschrieben?

Luther: *Gibt es bei beiden. In der evangelischen Kirche noch nicht so ausgeprägt wie in der katholischen Kirche.*

Auch die Eucharistie (Abendmahl) kann im Zuge einer Krankenkommunion erhalten werden. Die Krankenkommunion ist speziell für Gläubige, die nicht mehr an Heiligen Messen teilnehmen können.

Stöcker: Ist das nicht der katholische Glaube?

Luther: *Wird in der evangelischen Kirche auch gemacht. Manchmal wollen Menschen auch in der evangelischen Kirche noch eine Beichte ablegen. Hierfür wird dann ein Geistlicher/Pfarrer dazu geholt.*

Des Weiteren werden Sterbegebete vor und nach dem Verscheiden am Sterbebett gesungen und gesprochen.

Segen: *Häufig ist ein Empfang der Sakramente aufgrund der physischen Verfasstheit des Kranken nicht mehr möglich. Bewusstseinsveränderte Zustände bis hin zum Koma oder der Einsatz der Gerätemedizin verhindern dies oftmals. In solchen Situationen kann Gottes liebende Nähe in Form eines Segens zugesprochen werden.*

Aussegnung: *Darunter versteht man ein Verabschiedungsgebet am Ort des Verscheidens, zu dem für gewöhnlich ein hauptamtlicher Seelsorger oder eine Seelsorgerin gerufen wird. Auch Familienangehörige könnten so ein Gebet gestalten.*

Sterbeglocke am Kirchturm läuten lassen: *Das Läuten zeigt an, dass ein Mitglied aus der Gemeinschaft verstorben ist. Es fordert auf, für ihn oder sie zu beten, und drückt die Solidarität der christlichen Gemeinde aus.*

Symbole: *Symbole stiften Gemeinschaft.*

Menschen erkennen an den Symbolen ihre Zugehörigkeit zu einer Gemeinschaft. Symbole stehen im Zeichen der Verknüpfung des Sichtbaren und Unsichtbaren.

Kerze: *Das Symbol Kerze ist ein Zeichen gegen die Hoffnungslosigkeit und Ohnmacht, gegen das Dunkel und die Angst. Hierbei ist nicht das Wachs wichtig, sondern das Licht.*

Kreuz: *Das Kreuz sagt uns: Am Kreuz starb Jesus für mich und für alle Menschen. Das Kreuz, an dem Jesus starb, ist das Hauptsymbol der Christen. Das Kreuz ist Sinnbild für die Verbindung von weit Entferntem (Himmel und Erde). Im Kreuz finden sich Raum und Zeit.*

Rose vor Kreuz: *Mit der blühenden Rose vor dem leicht verschwommenen steinernen Grabkreuz im Hintergrund werden Glaube – Hoffnung – Liebe angesprochen. Die Rose als Symbol der Liebe, das Kreuz als Zeichen des Glaubens und die Hoffnung auf ein Wiedersehen nach dem Tod.*

Das Wichtigste in der Begleitung sterbender Menschen ist das Eingehen auf ihre individuellen Bedürfnisse und Wünsche. Um das zu erreichen, sollte eine Sterbebegleitung im Vorfeld genau mit diesem Menschen besprochen werden – wenn möglich unter Einbeziehung der Angehörigen und all derer, die an diesem Prozess beteiligt sind. Die Begleitung in der Sterbephase sollte im Vorfeld konkret abgesprochen werden. Wenn es möglich ist, sollten Wünsche und Rituale für diese Phase festgelegt werden. Dabei ist wichtig, dass alle Wünsche und Vorstellungen bis zuletzt jederzeit wieder verändert und der Situation angepasst werden können.

Die Voraussetzung dafür ist, dass alle Angehörigen und Freunde oder, falls vorhanden, das gesamte betreuende Team offen miteinander und mit dem Thema Sterben umgehen. Die letzten Stunden sind von großer Bedeutung: Sie sind meist schwer für alle Zugehörigen, aber später, nach dem Tod, sind sie eine wertvolle Erinnerung, die auch die Trauer erleichtern kann.

Stöcker: Gibt es Besonderheiten in der Ernährung, Körperpflege?

Luther: *Es gibt keine mir bekannten Rituale.*

Stöcker: Gibt es noch etwas, was Sie Pflegenden und Betreuenden mitteilen möchten?

Luther: *Ich antworte mit einem Spruch von Irmgard Erath:*

„Wieder Vertrauen in das Leben haben heißt nicht, den Menschen vergessen, um den du trauerst. Denn wieder neu an die Zukunft glauben, kann auch Ausdruck deiner Dankbarkeit dafür sein, dass du seine Nähe erfahren und ein Stück des Weges mit ihm gehen durftest; es kann Zeichen deines Glaubens an die alles überwindende Liebe sein, die keinen Abschied für immer kennt; es kann Ausdruck deines Mutes sein, ihn loszulassen, freizugeben für das andere Leben."

Judentum

Wie das Christentum ist auch das Judentum eine monotheistische Religion. Die Wurzeln des Christentums liegen im Judentum.

Im Judentum ist Gott der Ursprung allen Seins. Gott ist der alleinige und ewige Schöpfer der Welt und nur ihm gebührt die Anbetung. Gott offenbart ausgewählten Propheten seine Botschaft, besonders Moses. Durch Moses vermittelte Gott dem Volk Israel die ewige Tora. Die Tora ist die Heilige Schrift des Judentums.

„Gott forderte Abraham auf, seine Familie und seine Heimat zu verlassen und in ein anderes Land zu gehen. Täte Abraham dies, so versprach Gott, würde er ihn belohnen; dieses Versprechen wurde bekannt als Gottes Bund. Solange sie seine Gesetze befolgten, würde Gott Abraham und seine Nachkommen beschützen und ihnen das Land Kanaan übergeben. Ihr werdet mein Volk und ich werde Euer Gott sein" (Ambalu, 2014).

Traditionsbewusste Juden ehren den Sabbat und die Feiertage. Nach der hebräischen Bibel ist der Talmud die wichtigste und maßgebliche Schriftsammlung. Weiterhin gehört zu den wichtigen Texten des Judentums die Kabbala.

Im Judentum ist das Diesseits wichtiger als das Jenseits. Ein Jude ist verpflichtet, sein Leben so zu gestalten, dass er möglichst lange lebt. Der Tod wird als unausweichlich gesehen.

Dem Juden sind tägliche Gebete vorgeschrieben. Die Zeit von Freitag- bis Samstagabend ist heilig. Das bedeutet, jegliche Arbeit ist verboten. Wenn Sie einen Bewohner jüdischen Glaubens haben, entfernen Sie das Jesus-Kreuz aus dem Zimmer. Jüdische Feste sind das Schawuot, Chanukka, Passa-Fest und Rosch-Haschana.

Körpernahe Pflege

Der jüdische Glauben sieht vor, dass der Sterbende nur minimal bewegt wird. Er erhält nur „lindernde Pflege", „große" Bewegungen sind zu vermeiden, weil diese die Gefahr des schnelleren Todeseintritts hervorrufen könnten. Beachten Sie dies bitte unbedingt bei der Durchführung verschiedener Prophylaxen, vor allem der Dekubitusprophylaxe. Konzentrieren Sie sich daher mehr auf Mikrobewegungen.

Frauen und Männer dürfen nie ohne Kleidung und Kopfbedeckung (bei Männern die Kippa) liegen oder stehen. Pflegebedürftige Männer rasieren sich nur trocken, nicht nass.

Bieten Sie öfter das Waschen der Hände an, besonders vor der Mahlzeit.

Während des Sabbats darf keine Körperpflege durchgeführt werden.

Ernährung

Die jüdische Küche unterscheidet koschere (reine) und trefe (unreine) Lebensmittel. Trefes Essen darf nicht verzehrt werden. Koschere Nahrungsmittel werden unterteilt in milchhaltig, fleischhaltig und neutral. Milch- und Fleischhaltiges muss voneinander getrennt werden. So dürfen Fleisch und Milchprodukte nicht gemeinsam am Tisch angeboten und gegessen werden. Wein und Getränke aus Trauben sind verboten. Halten Sie das jüdische Reinheitsgebot ein. Orthodoxe Juden haben strengere Speisegebote, progressive Juden sehen diese Regeln eher als antiquiert an.

Sterbebegleitung

Im jüdischen Glauben bestehen feste Werte und Grenzen vom Leben, Tod und Trauer. Der Tod wird nicht als Tragödie, sondern als ein unausweichlicher Teil des Lebenszyklus betrachtet. Nach der Tradition wird der sterbende Mensch nur minimal bewegt und erhält nur notwendige, lindernde Pflege, große Bewegungen sind zu minimieren. Grundsätzlich ist alles zu vermeiden, was zu einem schnelleren Todeseintritt führen könnte.

Rufen Sie einen Kantor (Vorbeter) oder einen Rabbiner hinzu, sie begleiten den sterbenden Menschen. Achten Sie darauf, dass beide nach Eintritt des Todes den toten Körper nicht sehen dürfen.

Kaddisch-Gebet (Guski, 2021).

Erhoben und geheiligt werde sein großer Name
auf der Welt, die nach seinem Willen von Ihm erschaffen wurde – sein Reich soll in eurem Leben in den eurigen Tagen und im Leben des ganzen Hauses Israel schnell und in nächster Zeit erstehen.

Und wir sprechen: Amein!

Sein großer Name sei gepriesen in Ewigkeit und Ewigkeit der Ewigkeiten. Gepriesen sei und gerühmt, verherrlicht, erhoben, erhöht, gefeiert, hocherhoben und gepriesen sei Name des Heiligen, gelobt sei er, hoch über jedem Lob und Gesang, Verherrlichung und Trostverheißung, die je in der Welt gesprochen wurde, sprechet Amein!

Fülle des Friedens und Leben möge vom Himmel herab uns und ganz Israel zuteil werden, sprechet Amein.

Der Frieden stiftet in seinen Himmelshöhen stifte Frieden unter uns und ganz Israel, sprechet Amein.

Nach Eintritt des Todes

Nach Feststellung des Todes durch einen Arzt darf der verstorbene Körper nur noch von Menschen mit jüdischem Glauben berührt werden. Ein naher Verwandter schließt die Augen und den Mund des Verstorbenen. Wenn Sie Menschen mit jüdischem Glauben begleiten, sollten Sie in Ihrer Aussegnungsbox Federn aufbewahren. Angehörige legen nach Eintritt des Todes für acht Minuten eine Feder über Nase und Mund des Verstorbenen. Damit möchten sie evtl. Atembewegungen feststellen. Bitte öffnen Sie kein Fenster, die Seele soll beim Körper bleiben.

Es dürfen sich nur Familienmitglieder von dem Verstorbenen verabschieden, den Gemeindemitgliedern und auch den Bewohnern der Einrichtung, die eventuell eine persönliche Beziehung zu den Verstorbenen hatten, ist dies nicht gestattet. Nach dem jüdischen Glauben sollte der Abschied zur Lebenszeit stattgefunden haben.

Gespräch mit Ariel Mozes

Stöcker: Können Sie sich und Ihre Tätigkeit bitte kurz vorstellen?

Mozes: *Ich bin Kantor der jüdischen Gemeinde in Dortmund.*

Der Kantor, auch Vorbeter genannt, leitet den synagogalen Gottesdienst. Ein Kantor muss eine religiöse Ausbildung und Kenntnis in der jüdischen Liturgie haben. Daneben bin ich auch Ansprechpartner bei der Durchführung von Veranstaltungen und Feiertagen. Falls der Rabbiner abwesend ist, vertrete ich ihn z. B. bei Beerdigungen und ggf. Krankenbesuchen. Das sind jedoch keine typischen Aufgaben eines Kantors.

Stöcker: Können Sie in vier bis fünf Sätzen den jüdischen Glauben zusammenfassen?

Mozes: *Vier bis fünf Sätze? Ich werde mich bemühen. Es gibt zwei Möglichkeiten. Erstens gab es einen sehr bekannten Rabbiner namens Hillel, er bekam die Bitte gestellt: „Erzähl mir das Judentum auf einen Fuß." Die Antwort war: „Du sollst deinem Nächsten nichts antun, was du nicht möchtest, dass es dir angetan wird."*

Die zweite Erklärung ist, es gab einen Rabbiner namens Jehuda Halevi im 11./12. Jahrhundert. Er hat ein Buch, basierend auf folgender Geschichte geschrieben: Ein Chasaren-König am Schwarzen Meer ist zum Judentum übergetreten. Der König fragte: „Was glaubst du?" Die Antwort war: „Ich glaube, dass Gott unseren Stammvätern Abraham, Isaak und Jakob versprochen hat, dass seine Nachkommen das auserwählte Volk Gottes sind." Er hat die Juden aus Ägypten zum Berg Sinai gebracht. Dort hat er uns die Thora, die jüdische Bibel, gegeben. Juden befolgen einfach die Gebote, die uns gegeben wurden. Das ist im Prinzip das ganze Judentum. Das ist keine Philosophie, sondern wir haben bestimmte Gebote, die im Laufe der Zeit angepasst wurden. An diese halten wir uns seit jeher.

Stöcker: Wie findet eine Sterbebegleitung statt?

Mozes: *Bevor wir über die Sterbebegleitung sprechen, schauen wir uns erst einmal die Besuche von Kranken an. Der Krankenbesuch ist eines der größten Gebote in der Thora. Die Ausführung führt zu einer Belohnung in dieser Welt und in der zukünftigen Welt.*

Was machen wir also, wenn jemand krank ist? Wenn ein Kranker besucht wird, muss das der eigene Wille des Kranken sein. Es kann sein, dass ein Kranker einen Besuch ablehnt. Das ist auch wichtig für Pflegende. Manchmal kommen Familien zu Besuch und wenn der Kranke es nicht möchte, können Pflegende das vermitteln und sagen, dass er Besuche ablehnt. Vielleicht hat er Krankheiten, über die er nicht gerne sprechen möchte. Man sollte keinen Besuch erzwingen. In den ersten drei Tagen einer Erkrankung sollten sowieso keine Krankenbesuche stattfinden. Sie vermitteln das Gefühl, dass der Kranke schwer erkrankt ist. Viel-

leicht ist die Krankheit gar nicht so schlimm, wenn jetzt aber viele Menschen kommen, kann er sich dadurch möglicherweise kränker fühlen.

Eine weitere Vorschrift ist, dass man in den ersten drei Stunden des Tages und in den drei letzten Stunden des Tages keine Besuche durchführen soll. Pflegende ja, aber nicht die Familie. Wenn wir im Judentum von Stunden sprechen, meinen wir eine Zeitspanne von Sonnenaufgang bis Sonnenuntergang.

Wichtig ist, dass man bei einem kranken Menschen nicht hinter seinem Kopf oder nicht hinter seinen Füßen, sondern immer in der Mitte steht. Es ist alleine schon unangenehm für einen Menschen, wenn er sich nicht richtig bewegen kann und jemand nicht sichtbar ist.

Pflegende können das Folgende mit der Familie klären. Besucher sollten nicht einfach kommen, ohne etwas mitzubringen oder ohne etwas zu leisten. Das bedeutet, nicht nur kommen, sich hinsetzen und nichts tun. Die Einstellung des Judentums ist, wenn ich als Besuch komme, bringe ist etwas mit, das können z. B. auch Gespräche sein, die geführt werden. Das Gebot der Thora heißt „ihn zu bedienen", das heißt, etwas zu essen bringen oder auch Zeitungen. Man sollte nicht einfach anfangen zu beten, damit der Kranke nicht das Gefühl bekommt, dass er jetzt bald sterben muss.

Wenn jemand bereits im Sterben liegt, gibt es große Unterschiede. Ein Jude vor Eintritt des Todes darf nicht mehr berührt werden. Außer Berührungen, die für seine Gesundheit wichtig sind. Jeder Arzt ist verpflichtet, bis zum letzten Atemzug das Leben zu erhalten.

Typische Gesten wie Hände halten sind nicht erwünscht. Bei ihm bleiben ja, aber nicht berühren. Warum? Es wird gesagt, dass jede kleine Bewegung den Eintritt des Todes beschleunigen kann. Wir dürfen den Tod auf keinen Fall beschleunigen! Das ist eine sehr wichtige Sichtweise des Judentums.

Weiter ist es wichtig, in Anwesenheit eines sterbenden Menschen nicht zu weinen oder zu schreien. Pflegende sollten das wissen und ggf. eingreifen und denjenigen bitten, den Raum zu verlassen. Bitte nicht zulassen, dass jemand neben den Sterbenden steht und weint, das sollte er außerhalb des Raumes machen. Der Grund ist, weil wir sagen, dass all dieses den Menschen stört und den Sterbeprozess beschleunigen könnte. Im Judentum darf nichts passieren, was den Tod beschleunigt.

Stöcker: Welche Symbole/Rituale werden eingesetzt?

Mozes: *Unsere Gebote ersetzen Rituale. Vor Eintritt des Todes gibt es außer dem bereits Erwähnten keine speziellen Rituale.*

Juden beten mit einem Gebetsriemen, Tefillin, das sollte der Mensch noch selbst können. Die Riemen dürfen nicht in der Nähe von Kot oder Erbrochenem liegen. Ist der linke Arm verletzt, geht es auch am rechten Arm.

Es gibt keine speziellen Symbole, auch eine Kerze wird erst nach Eintritt des Todes angezündet.

Stöcker: Worauf ist zu achten? Wie sollte die Körperpflege stattfinden und wer soll sie durchführen?

Mozes: *Es besteht, wie bereits gesagt, eine Verpflichtung, alles Mögliche zu tun, um das Leben zu erhalten.*

Stöcker: Was ist bei der Ernährung zu beachten?

Mozes: *Grundsätzlich ist zu wissen, wenn es um den Erhalt des Lebens geht, darf der Mensch alles essen, vor allem, wenn es keine andere Möglichkeit gibt. Religiöse Juden essen nur koscheres Essen. Das bedeutet, wir haben bestimmte Speisevorschriften, welche Speisen in welcher Art und Weise gegessen werden dürfen. Wir dürfen Fleisch essen, das nach jüdischem Ritual geschächtet wurde, wir dürfen Wein trinken, das ist kein Problem. Doch es gibt bestimmte Vorschriften, z. B. dass wir kein Schweinefleisch essen und weitere Tiere auch nicht. Gibt es jedoch kein koscheres Essen, aber für die Genesung ist Nahrungsaufnahme unabdingbar, darf auch Schwein gegessen werden. Die Gesundheit geht vor allem, das ist wichtiger als alle Gebote.*

Man darf keine Milch mit Fleisch mischen. Nicht nur das, sondern es sollte auch ein Abstand zwischen dem Verzehr von Fleisch und Milch eingehalten werden. Es gibt Juden, die halten sechs Stunden ein, andere drei Stunden, also zwischen Fleisch und Milch, nicht zwischen Milch und Fleisch.

Am besten wendet man sich an eine jüdische Institution und sagt, dass koscheres Essen benötigt wird.

Stöcker: Wieso wird Fleisch und Milch getrennt?

Mozes: *Das sagen unsere Gebote und denen folgen wir. „Man sollte nicht das Kälbchen mit der Milch der Mutter essen."*

Stöcker: Was ist nach Eintritt des Todes wichtig?

Mozes: *Wichtig ist, dass der Tote sehr geschützt ist und mit dem Körper sehr behutsam umgegangen wird. Man sollte den Körper nicht mehr berühren, sondern den Verstorbenen auf ein Tuch legen und damit hochheben. Man sollte, vor allem zu Hause, den Toten auf den Boden legen. Der Boden ist kälter und dadurch wird der Körper gekühlt.*

Ein Ritual für den häuslichen Bereich besteht darin, dass, wenn jemand gestorben ist, schütten Angehörige Wasser aus dem Fenster. Damit zeigen sie symbolhaft den Eintritt des Todes an und müssen nicht darüber sprechen.

Eigentlich sollte der Tote am selben Tag beerdigt werden, das ist in Deutschland nicht möglich. Warum am selben Tag? Wir sagen, der Körper des Menschen ist Gottes Bild. Das heißt nicht, dass Gott aussieht wie ein Mensch, sondern wir meinen damit, dass wir im Menschen Gott erkennen, also gewisse Eigenschaften. Nach Eintritt des Todes ist das Bild nicht mehr vorhanden. Das ist das, was wir Juden ablehnen, dass nämlich ein Gott gekommen ist in Gestalt eines Menschen, wie im Christentum, wo gesagt wird, Jesus sei Gottes Sohn.

Familienangehörige machen sich einen Schnitt in ihr Hemd. Wenn ein Elternteil gestorben ist, auf der linken Seite, bei Geschwistern auf der rechten Seite. Das Ritual bezieht sich nur auf Verwandte ersten Grades. Es gibt verschiedene Quellen, in denen beschrieben wurde, dass in der Trauer Kleidung zerrissen wurde. Es ist ein altes Ritual, um Trauer auszudrücken.

Bis zur Beerdigung sollte der Verstorbene nicht alleingelassen werden, es sollte immer jemand bei ihm sein und Gebete sprechen.

Bei der Beisetzung werden keine Blumen ins Grab gelegt.

Friedhöfe werden im jüdischen Glauben anders gesehen. In Deutschland sieht man oft Menschen, die auf einem Friedhof einfach spazieren gehen. Das machen wir nicht. Wenn man zum Friedhof geht, dann um einen Toten zu besuchen und zu beten. Tote sollen ihre Ruhe haben. Wir sagen z. B., dass es ein ganzes Jahr nach dem Sterben dauert, bis die Seele herausgegangen ist. Es gibt verschiedene Prozesse und Gebete, um die Leere, das heißt den Platz, wo die Seele war, auszufüllen.

Eine Feuerbestattung ist verboten. Einmal, wie schon erwähnt, weil die Seele länger braucht, um den Körper zu verlassen. Der zweite Grund ist: Gott hat die Welt in einer Vollkommenheit erschaffen. Tiere, Pflanzen, wenn sie sterben, kommen sie in die Erde und Neues entsteht. Wenn der Körper verbrannt wird und nicht in die Erde kommt, wird dieser Kreislauf unterbrochen. Wir dürfen uns nicht in diesen Kreislauf einmischen.

Stöcker: Gibt es noch etwas, was Sie Pflegenden und Betreuenden mitteilen möchten?

Mozes: *Ein respektvoller Umgang mit den sterbenden Menschen.*

Wenn jemand gestorben ist, sollte man achtsam und würdevoll sprechen. Wir glauben, dass, wenn der Mensch gestorben ist, seine Seele noch einige Zeit über seinem Körper schwebt. Wenn Gespräche geführt werden, sollten sie nur den Verstorbenen betreffen. Man sollte auch nicht in Gegenwart eines Toten Nahrung zu sich nehmen. Auch beim Gebet sollten keine Gebetsriemen benutzt werden.

Man darf nichts entfernen, was direkt zum Körper des Toten gehört. Es gibt bestimmte Reinigungsrituale, die nicht von den Pflegenden durchgeführt werden sollten, sondern von Mitgliedern der jüdischen Gemeinde. Dazu gehört, dass der Körper vor der Beerdigung sauber sein muss, auch von innen. Dies wird durch spezielle Rituale erreicht.

Zu beachten ist noch, dass, wenn z. B. bei Eintritt des Todes der Sterbende blutet, darf das Blut nicht, auch wenn es sich auf der Kleidung befindet, entfernt und entsorgt werden. Es muss mit beerdigt werden.

Zur Beerdigung gibt es für jeden Menschen die gleiche Kleidung, egal ob arm oder reich. Das macht dann keinen Unterschied mehr. Die Leiche wird in ein weißes Tuch komplett eingebunden. Augen und Mund werden mit Pulver verschlossen, um einen Flüssigkeitsaustritt zu vermeiden.

Bei einem Sterbefall ist es am besten, immer umgehend die jüdische Gemeinde zu informieren, da viele Juden keine Angehörigen mehr haben.

Stöcker: Herzlichen Dank für das interessante Gespräch.

Islam

Islam ist ein arabisches Wort, dessen Bedeutung Friede ist. Die Bedeutung von Imam ist „Glaube an Allah und an all die Worte, die richtig und zweifelslos Allah´s Worte sind". (El-Türk, 2003).

Anhänger des Islams nennen sich Moslime. Die Religion geht von dem Propheten Mohammed aus, ihre Anfänge werden auf das 7. Jahrhundert datiert und sind in Mekka zu finden. Mekka stellt das religiöse Zentrum dar. Der Islam ist die zweitgrößte Glaubensgemeinschaft auf der Erde.

Geistliches Oberhaupt einer islamischen Gemeinde ist der Imam – der Vorbeter – welcher den Koran auslegt, der die Glaubensgrundlage bildet. Die Pflichten sind genau vorgegeben:

1. Das Glaubensbekenntnis
   - „Ich bezeuge, dass es keinen Gott außer Gott gibt und dass Muhammad sein Gesandter ist."
2. Fünf Pflichtgebete
   - Vor dem Beten finden rituelle Waschungen statt.
   - Die Waschungen finden nur unter fließendem Wasser statt.
   - Freitagmittags ist gemeinsamer Gottesdienst mit Predigt.
3. Fasten/Ramadan
   - Während des Ramadans darf an taghellen Stunden nicht gegessen und getrunken werden.
   - Kein Rauchen!
   - Kein Geschlechtsverkehr!
4. Pflichtalmosen
   - Zur Hilfe für bedürftige Menschen
5. Pilgerfahrt nach Mekka
   - Einmal im Leben – der hajj

Die höchsten Feiertage sind das Fastenbrechen (Zuckerfest) am Ende des Ramadans sowie das Opferfest zum Andenken an das Opfer Ibrahims (Abrahams).

Der Ramadan ist der neunte Monat des islamischen Mondkalenders. In diesem Monat wurde der Koran herabgesandt. Die Fastenzeit beträgt 30 Tage. Die Grundlage des Islams ist der Mondkalender, daher hat das islamische Festjahr 354 Tage statt 365 Tage. Somit verschiebt sich der Ramadan um 10 oder 11 Tage.

Körpernahe Pflege

Achten Sie darauf, dass das Bett Richtung Mekka steht, das bedeutet eine Orientierung in die Richtung, in der die Stadt Mekka liegt.

„Richten Sie sich nach der Sonne. Sie wissen, dass diese im Osten auf- und im Westen untergeht. Nun liegt Mekka von deutschen Städten aus gesehen nicht genau im Osten, denn dann würden Sie nach Russland beten. Sie müssen eine südöstliche Richtung wählen. Manche Muslime können diese anhand der Sonne genau bestimmen." (Schröder, 2021)

Verwenden Sie bitte nur fließendes Wasser. Sollten Sie die körpernahe Pflege nur noch im Bett mit einer Waschschüssel durchführen können, nehmen Sie ein nassen Waschlappen und lassen damit das Wasser über die zu waschenden Körperteile fließen. Sie können auch ein Glas oder eine Kanne nehmen. Bitte achten Sie auf sehr gute Hygiene, Muslime dürfen nicht „unrein" ins Paradies gehen. Die Ganzwaschung soll vom Scheitel bis zur Sohle stattfinden, mindestens einmal pro Woche sollte gebadet werden.

Die Pflege sollte gleichgeschlechtlich stattfinden, sie kann auch von Angehörigen des Sterbenden übernommen werden.

Ernährung

Bekannt ist, dass Muslime kein Schweinefleisch essen. Bedenken Sie bitte auch Lebensmittel, die Schwein enthalten können, wo dies jedoch nicht immer offensichtlich ist. Dazu gehört z. B. Gelatine. Denken Sie bitte an Medikamente.

Kranke und sterbende Menschen müssen nicht fasten.

Sterbebegleitung

Der sterbende Mensch wird wahrscheinlich nie allein sein. Im Islam ist der Zusammenhalt in einer Familie sehr groß. Der Sterbende hebt einen Finger zum Himmel und spricht dabei das islamische Sterbegebet Shahada. Hat der Bewohner keine Kraft mehr, helfen Sie ihm. Als Nicht-Muslime dürfen Sie jedoch auf keinen Fall das Sterbegebet sprechen.

Sterbebegleitung und Tod im Islam
von Julya Ibrahim (Ibrahim, 2021).

„Der den Tod erschaffen hat und das Leben, dass Er euch prüfe, wer von euch der Beste ist im Handeln;

und Er ist der Allmächtige, der Allverzeihende."

Sure 64;2

Nach Eintritt des Todes

Wenn möglich sollte der verstorbene Mensch nur von einem Muslim berührt werden, ansonsten mit Handschuhen. Der Kopf wird Richtung Mekka gedreht. Die Arme auf die Brust legen, NICHT kreuzen.

Eine Bestattung wird nach 24 Stunden angestrebt. Viele Menschen des islamischen Glaubens haben zu Lebzeiten bereits eine Rückflugversicherung in die Heimat abgeschlossen.

Gespräch mit Tekin Kalayci

Stöcker: Können Sie sich und Ihre Tätigkeit bitte kurz vorstellen?

Kalayci: *Ich bin verheiratet und habe zwei Kinder. Als Beruf habe ich Schlosser gelernt. Da ich kein Theologe bin, habe ich Rücksprache zu unserem Theologen gehalten. Seit neun Jahren bin ich ehrenamtlicher Mitarbeiter und als Vorsitzender unserer Diyanet-Türkisch-Islamischen Gemeinde zu Schwerte e. V.*

Unsere Aufgaben, also die der ehrenamtlichen Mitarbeiter, sind:

- *Förderung der islamischen Religion*
- *Errichtung und Unterhaltung von Moscheen und Gebetsräumen*
- *Abhaltung von Gottesdiensten, Ausbildung von Geistlichen, Erteilung von Religionsunterricht*
- *Beerdigung und Pflege des Andenkens der Toten*
- *Vorbereitung der Muslime auf die Pilgerfahrt*
- *Begehung der islamischen Feiertage*
- *Förderung des Dialogs mit den nicht islamischen Religionsgemeinschaften und Weltanschauungen sowie die Förderung des religiösen Lebens in der Gemeinschaft*

Stöcker: Können Sie zusammenfassen, was der Islam ist?

Kalayci: *Das Wort Islam hat Bedeutungen wie „Erlösung finden, Sich-Ergeben, Sich-Unterwerfen, Sich-Hingeben oder Frieden schließen". Der Islam ist eine kollektive Bezeichnung der göttlichen Offenbarungen, die den Menschen von Allah durch die Propheten mitgeteilt werden und die die Menschen zum Glück im Diesseits und im Jenseits führen.*

Einst forderte der Erzengel Gabriel den Prophet Muhammad (Friede sei mit ihm) auf, ihm den Islam zu erklären, und der Prophet antwortete wie folgt: „Der Islam bedeutet, dass man Allah anbetet und nichts mit Ihm gleichsetzt; dass man das tägliche Ritualgebet (Salat) verrichtet, die Almosensteuer (Zakat) bezahlt und dass man eine Pilgerreise nach Mekka vollrichtet." (Buchari, „Der Glaube", 37).

In Anbetracht dieser Informationen können wir über den Islam Folgendes schlussfolgern:

1. *Der Islam ist Frieden und Vertrauen.*
   „O ihr Gläubigen! Nehmt alle gemeinsam den Frieden an! Seid friedlich (Islam) miteinander." (Sure al-Baqarah Vers 208)
2. *Der Islam ist die Religion des einen Glaube an einen Gott (Tawhid) und Anbetung.*
   „Dient Gott allein und gesellt Ihm keinen bei!" (Sure an-Nisa Vers 36)
3. *Der Islam ist die Hingabe.*
   „Als sein Herr zu ihm sprach: „Ergib dich Mir!", sagte er: „Ich ergebe mich dem Herrn der Welten!" (Sure al-Baqara Vers 131)

Stöcker: Wie findet eine Sterbebegleitung statt?

Kalayci: *Wenn möglich, ist es erwünscht, die sterbende Person in Richtung Mekka (Gebetsrichtung) und auf die rechte Seite zu drehen. Hierbei kann man ein Kissen als Stütze benut-*

Moschee Schwerte

zen, sodass das Gesicht und der Körper des Sterbenden zur Gebetsrichtung zugewendet sind.

Möchte man dem Propheten Muhammad (Friede sei mit ihm) in solchen Situationen Folge leisten, so kann die Person, deren Tod sich nähert, an die Worte der Einzigartigkeit Gottes (Kalima Tawhid) erinnert werden. In einer Äußerung des Propheten (Friede sei mit ihm) heißt es: „wer die Worte La ilaha illalah (Es gibt keinen Gott außer Allah (Kalima Tawhid) ausspricht, der wird das Paradies betreten." Man sollt hierbei den Sterbenden nicht drängen, diese Worte auszusprechen, man sollte die Kalima Tawhid und das Glaubensbekenntnis (Kalima Schahada) selber laut aufsagen. Es ist besonders wichtig, dass dies von einer nahestehenden Person durchgeführt wird. Des Weiteren ist es wünschenswert am Sterbebett die Suren Ya-Sin oder Ar-Rad zu rezitieren.

Wenn der Tod eintritt, werden die Augen des Verstorbenen geschlossen und sein Kinn mit einem Tuch zusammengebunden. Währenddessen sollte man Bittgebete wie „Im Namen Allahs und die Religion seines Gesandten ..." sprechen.

Im Anschluss sollten die Kleider des Toten vorsichtig entfernt werden. Der leblose Körper wird mit einem Tuch bedeckt und man legt etwas aus Eisen auf seinen Bauch, damit dieser nicht anschwillt. Danach wird die Totenwaschung durchgeführt. Solang die Waschung nicht beendet ist, sollte man an der Seite des Verstorbenen keine Koranrezitation durchführen. Außerhalb des Raumes, wo die Totenwaschung vollzogen wird, kann man den Koran für den Toten rezitieren.

Stöcker: Welche Symbole, Bräuche und Verhaltensweisen sind erwünscht?

Kalayci: *Es ist die Pflicht einer jeden muslimischen Gemeinde, einen Verstorbenen zu waschen, ihn in ein Leichentuch zu wickeln und für ihn das Totengebet zu vollrichten. Rituelle Zeremonien, die am siebten, vierzigsten und zweiundfünfzigsten Tag veranstaltet werden, sind eher kulturell bedingt und haben keine religiöse Grundlage. Solche Veranstaltungen werden im Islam als Bid´a (eine Neuerung ohne islamrechtliche Grundlage) angesehen und der Prophet Muhammed (Friede sei mit ihm) warnt die Muslime vor solchen Handlungen: „Jede Bid´ ah ist ein Irrtum." (Muslim, Dschumua, 43) Man kann jedoch für das Heil der Seele des Verstorbenen zu verschiedenen Anlässen Bittgebete aussprechen und in seinem Namen Almosen spenden (siehe Buchari, Wasaya, 19; Muslim, Zakat, 51).*

Stöcker: Worauf ist bei der Körperpflege zu achten und welche Personen dürfen sie durchführen?

Kalayci: *Solange es nicht notwendig ist, darf ein Muslim die Intimbereiche eines Pflegebedürftigen, der für sie/ihn islamisch gesehen ein Fremder ist, nicht sehen (An-Nur, 24/30-31). Demnach sollte die Pflege eines pflegebedürftigen Mannes in erster Linie von bestimmten engen Verwandten (Mahram: Verwandte, denen es verboten ist, religiös zu heiraten) erfolgen. Sollte dies nicht möglich sein, kann die Betreuung von männlichen Pflegekräften durchgeführt werden. Wenn unter all diesen erwähnten Personen keine Pflegekraft zu finden ist, wird es allerdings zur Notwendigkeit, dass ein pflegebedürftiger Mann von einer weiblichen Pflegekraft betreut wird. In einer solchen Situation gibt es keinen religiösen Ein-*

wand für die weibliche Pflegekraft, sich um die Intimpflege eines Mannes zu kümmern (Merginani, al-Hidaya, VII, 190). Dasselbe gilt auch für pflegebedürftige Frauen, die von Männern betreut werden müssen, weil es keine Alternative gibt.

Stöcker: Was ist nach Eintritt des Todes wichtig?

Kalayci: *Es gehört zu den Pflichten der Muslime, der Verstorbenen immer mit Güte zu gedenken, ihre Erinnerungen aufrechtzuerhalten, für die Seelen ihrer Verstorbenen den heiligen Koran zu rezitieren, für sie Bittgebete zu sprechen und in ihrem Namen Almosen zu geben. Wiederum machte der Prophet (Friede sei mit ihm) den Muslimen deutlich, wie wichtig es für Personen ist, nach ihrem Tod in guter Erinnerung zu bleiben.*

Während der Prophet (Friede sei mit ihm) sich mit einigen Gefährten zusammen aufhielt, ging ein Trauerzug an ihnen vorbei. Einige Gefährten erinnerten sich in guten Dingen an den Verstorbenen. Daraufhin sagte der Prophet (sav): „Es ist beschlossen."

Später ging ein weiterer Trauerzug an ihnen vorbei. Dieses Mal brachten die Gefährten ihre schlechte Erinnerung bezüglich des Verstorbenen zum Ausdruck. Wieder sagte der Prophet (Friede sei mit ihm): „Es ist beschlossen."

Daraufhin fragte Umar (Allahs Wohlgefallen ihm): „Was ist des beschlossen, oh Gesandter Allahs?" Der Prophet antwortete mit folgenden Worten: „Ihr habt einen der vorbeiziehenden Verstorbenen im Guten gedenkt. Aus diesem Grund wurde es beschlossen, dass er ins Paradies kommen wird. Den anderen habt ihr mit Schlechten gedenkt; so wurde es beschlossen, dass er in die Hölle kommt. Denn ihr (Gläubigen) seid die Zeugen Allahs auf Erden." (al-Riyadh as-Salihin, Nr. 952)

Stöcker: Worauf sollten Pflegenden und Betreuenden achten?

Kalayci: *Im Koran steht: „Wir haben den Menschen in der schönsten Form erschaffen."*

Seit Anbeginn der Schöpfung verdient jeder Mensch Respekt und Achtung. Aufgrunddessen sollten die Pflegekräfte die Pflegebedürftigen mit höchster Sensibilität und Respekt behandeln. Hierbei ist zu beachten, dass den Pflegekräften ihre Verantwortungen vollkommen bewusst sind und sie dementsprechend mit einer optimistischen Haltung dem Patienten Unterstützung geben.

Es ist wichtig, Verhaltensweisen zu vermeiden, die die Patienten in jeglicher Form verärgern oder verletzen könnten. Denn neben der medizinischen Behandlung spielt eine positive Einstellung der Patienten ebenfalls eine bedeutende Rolle.

Die Pflegekräfte sollten bestrebt sein, ein Teil der Bittgebete ihrer Patienten zu werden, indem sie ihnen die Fürsorge und Aufmerksamkeit schenken, die sie auch verdienen. Der Prophet (Friede sei mit ihm) macht uns mit folgendem Hadith darauf aufmerksam: „Seid erstrebt darin die Segenswünsche der Kranken zu erhalten; denn ihre Bittgebete werden erhört." (Ibni Madsche, dschanaiz 1).

Die Aufgabe der Erkrankten ist es wiederum Geduld zu bewahren. Ihnen muss bewusst sein, dass Schwierigkeiten und Herausforderungen ein Teil des Lebens sind. In solchen Zeiten wäre es nicht richtig, sich über seine Situation zu beschweren. Viel lieber sollte man Gott um Heilung bitten.

Gott stellt die Menschen auf die Probe, indem er ihnen verschiedene Hindernisse auf den Weg legt. Einige dieser Hindernisse können Krankheiten sein. So wie es wichtig ist, in ruhigen, glücklichen Zeiten sich an Gott zu erinnern und ihm seine Dankbarkeit zu erweisen, so sehr ist es auch wichtig, bei der Überwindung von Krankheiten Geduld zu zeigen. Denn alles, einschließlich der Krankheit, ist von Gott. Mit diesem Gedankengut sollte eine erkrankte Person versuchen die Situation zu bewältigen. Nicht zu vergessen ist, dass Krankheiten zu der Vergebung einiger Sünden führen. Es wird von Aischa (Allahs Wohlgefallen ihr) überliefert, dass der Prophet Folgendes berichtete: „Jedes Unglück, wie nur ein Dorn im Fuß, das einem Muslim wiederfährt, wird zu einer Sühne seiner Sünden."

Stöcker: Herzlichen Dank für das interessante Gespräch.

Hinduismus

Der Hinduismus ist die älteste Religion und stellt einen Sammelbegriff für viele verschiedene und vielfältige religiöse Lehren dar. Allen gemeinsam ist ein zyklisches Denken sowie die Vorstellung von einem Gesetz von Ursache und Wirkung, das Kosmos und menschliches Schicksal bestimmt, das sogenannte Karma. Der Hinduismus vertritt den Reinkarnationsgedanken.

Menschen, die dem Glauben leben, werden als Hindus (Einzahl: Hindu) bezeichnet, nicht zu verwechseln mit Hindi, das ist eine Bezeichnung einer Sprache im Norden Indiens. Eine schriftliche Quelle des Hinduismus ist der Veda (Übersetzung Sanskrit: Wissen).

Der Hindu kann einen oder mehrere Götter verehren. Grundlage einer sozialen Ordnung bildet das Kastensystem (Buß, 2019):

- Brahmanen – Priester
- Kshatriyas – Adelige oder Krieger
- Vaishyas – Händler und Bauern
- Shudras – Handwerker, Arbeiter und Diener

Wie Sie sehen, sind nicht alle Berufsgruppen vertreten. Das System ist heute nicht mehr haltbar.

Körpernahe Pflege

Außer der Berücksichtigung der normalen Scham gibt es keine Besonderheiten.

Ernährung

Die meisten Hindus sind Vegetarier, eher Veganer.

Sterbebegleitung

Beim Sterben werden Texte aus den Veden gelesen. Dies übernehmen in der Regel Angehörige oder Priester, Brahmanen. Nach Möglichkeit solle Wasser aus dem Ganges zur Verfügung stehen, was in Deutschland nicht (kaum) möglich ist.

Nach Eintritt des Todes

Der Tod ist etwas Unreines. Die nächsten Angehörigen sind im Grad der Verwandtschaft so lange verunreinigt, bis entsprechende Rituale durchgeführt wurden und der Leichnam verbrannt ist.

Traditionell wird nach Waschung des Leichnams der Tote zum Scheiterhaufen getragen. Der Verbrennungsort sollte nah an einem Fluss liegen. Getragen wird er von männlichen Verwandten oder Kastenzugehörigen. Ist der Schädel nach der Hälfte der Verbrennung noch heil, wird er zerschlagen, damit die Seele den Körper verlassen kann. Nach der Verbrennung wird die Asche in den Fluss gestreut. Um als Trauernde erkannt zu werden, lassen sich die männlichen Verwandten den Schädel rasieren. Die Familie führt in den nächsten dreizehn Tagen verschiedene Rituale durch.

In Deutschland wird der Leichnam wird von Angehörigen der Religion gewaschen und dann in ein Leichentuch gewickelt. In der Regel findet eine Feuerbestattung statt und die Asche wird in einem Fluss verstreut. Die Zeremonien übernehmen hinduistische Bestatter.

Gespräch mit Kathirgamathampy Kantharajah

Stöcker: Können Sie sich und Ihre Tätigkeit bitte kurz vorstellen?

Kantharajah: *Ich bin ehrenamtlicher Sterbebegleiter/Bestatter. Nach unserer hinduistischen Tradition ist die Durchführung einer Bestattung anderen Menschen verboten. Auch Priester dürfen das nicht durchführen. Von der Geburt bis zum Tod geht man nach vorne mit dem Uhrzeigersinn, rechtsherum. Beim Tod geht es linksherum, das heißt, es ist vorbei. Das bedeutet, in den Tempeln geschieht es mit der Uhrzeit, wir Bestatter machen es gegen der Uhrzeit. Deswegen ist das klar getrennt.*

Menschen, die in der Sterbephase sind, dürfen nicht in den Tempel, denn das ist nicht freundlich, sondern traurig.

Stöcker: Dann ist praktisch die Trauer getrennt vom Leben, vom Frohsein?

Kantharajah: *Das ist richtig. Trauer ist Trauer.*

Stöcker: Können Sie in vier bis fünf Sätzen den hinduistischen Glauben zusammenfassen?

Hinduistischer Tempel

Kantharajah: *Für den Hinduismus ist das Leben ist eine ein sehr großes, vielseitiges Buch. Bücher haben verschiedene Seiten, mit vielen Kapiteln. Wenn ein Mensch zum Beispiel etwas haben möchte, erreichen möchte und er hat es in diesem Leben nicht geschafft, dann wird die Seele wiedergeboren. Somit kann die Seele im nächsten Leben den Auftrag erfüllen. Wenn ich alles erreicht habe, das bestimmt der Gott, dann ist die Wiedergeburt beendet.*

Menschen haben so viel Wünsche, unendlich viele Wünsche, bis alles erreicht ist, das bedeutet, er wird wiedergeboren.

Stöcker: Das bedeutet, dann, wenn ich zufrieden bin, werde ich nicht wiedergeboren. Also wäre es das Ziel, zufrieden zu sein.

Kantharajah: *Bis heute haben wir 350 Billionen Jahre Wiedergeburt erreicht. Wir haben mal angefangen als kleinzelliges Lebewesen, im Kreislauf Tod – wieder geboren, Tod – wieder geboren, so haben wir 70 Trilliarden Zellen im Körper, die alle Erfahrung gesammelt haben. Wenn wir die nächste Erfahrung sammeln müssen, müssen zwei Körper zusammenkommen. Das heißt, ein physischer und ein psychischer Körper, ein Lebewesen entsteht. Dazu gibt es von Gott ein Programm. Das Universum ist der Gott für uns. Das Universum kalkuliert: Was hat der Mensch gemacht in früheren Leben, und in diesem Leben muss ich so viel Erfahrung sammeln und so lange leben.*

Der Mensch atmet am Tag 21.600-mal und in diesem Leben müssen wir soundsoviel Trilliarden mal atmen. Wenn die Zahl des Lebens erfüllt ist, gibt es eine Information von oben und die Lunge hört auf zu atmen. Die Lunge funktioniert nicht mehr, der Mensch stirbt.

Stöcker: Das zentrale Organ ist das die Lunge?

Kantharajah: *Ja, die Lunge. Vom Universum gibt es eine Information und die Lunge stoppt. Die anderen Organe – Nieren, Magen, Darm und alle weiteren Organe. Deswegen wird der Körper nicht sofort kalt, sondern erst langsam breitet sie sich aus.*

Wenn in meinem Körper eine Seele ist, hat die Seele Gewohnheiten. Aufstehen, frühstücken, zu Mittag essen, zu Abend essen usw. Ist der Tod eingetreten, sucht die Seele noch den Körper und möchte ihre Gewohnheiten weiter durchführen. Die Seele bleibt noch ein paar Tage

Stöcker: Ist das so, dass der Körper wie Haus für die Seele ist?

Kantharajah: *Genau, das ist eigentlich ihr Zuhause. Das ist so: Alles ist eins und eins ist alles. Das Universum ist die Quelle, es ist eine große Lichtquelle. Das sind dann lauter kleine Lichtpünktchen.*

Stöcker: Also ein kleines Licht und die Seelen, sind dann so kleine Fünkchen.

Kantharajah: *Genau, einer ist alle und alle aus eins. Die Seele bleibt also ein paar Tage. Deshalb müssen wir Hindus den Körper verbrennen. Das ist eine hinduistische Tradition, die von 99 % praktiziert wird. Für die Seele ist jetzt der Körper weg, jetzt bleibt nur die Asche.*

Die Asche wird dann als Seebestattung verstreut. So wird die Seele langsam immer ruhiger und im Universum wird geschaut, was wurde in diesem Leben gemacht und was ist unerfüllt. Wie lange wird das nächste Leben werden? Und die Seele geht in den nächsten Körper.

Stöcker: Das heißt die Seele sucht sich dann den Körper aus?

Kantharajah: *Die Seele und das Universum. Um die Aufgaben zu erfüllen, wird man in eine Familie hineingeboren. Das heißt, die Brüder und Schwestern sind uns irgendwie verbunden. Vielleicht habe ich meinem Bruder im vergangenen Leben etwas angetan und muss es jetzt bereinigen.*

Stöcker: Das heißt dann, wenn ich im Leben Kontakt habe/haben muss, habe ich im vergangenen Leben etwas übrig gelassen. Das muss jetzt erledigt werden?

Kantharajah: *Ja, stimmt. Zum Beispiel, wir sehen uns heute das erste Mal, aber das ist schon vorprogrammiert. Das wurde eingefügt.*

Bei den Hindus ist es eine unerklärbare Sache, wenn genau das so geschieht. Nichts ist dem Zufall überlassen, sondern alles gehört zu etwas Großem.

Stöcker: Der Buddhismus und der Hinduismus werden oft als sehr gleich empfunden? Stimmt das? Wie findet eine Sterbebegleitung statt?

Kantharajah: *Nein, es gibt Unterschiede. Die Seele hat im Körper gewohnt. Wenn die Atmung aussetzt, setzen die Funktionen aus und die Seele muss aus dem Körper raus. Dann ist die Seele versucht, in den Körper zu wollen.*

Deswegen schließen wir, nach Todesbestätigung durch einen Arzt, alle Körperöffnungen. Wir haben neun Körperöffnungen, die alle verbunden werden. Wir binden den Mund, Nase, Augen und Ohren zu. Die Füße/Beine werden so zusammengebunden, dass damit die Körperöffnungen im Intimbereich verschlossen sind. Sonst geht die Seele wieder zurück.

Wenn wir einatmen, nehmen wir Sauerstoff auf und beim Ausatmen geben wir Sauerstoff ab. Aber die Luft, die Energie, die wir einatmen, in den Körper, bearbeitet zehn verschiedene Bereiche. Beispielhaft geschieht das Blinzeln des Auges durch Luft, auch die Feuchtigkeit des Auges oder morgens das Aufstehen und das Wasserlassen, hat alles mit Luft/Energie zu tun. Luft ist das wichtigste Element im Universum. Neun Luftelemente arbeiten, wenn wir leben, das zehnte Luftelement, wenn man stirbt. Erst mal wird der Körper kalt. Wir haben im Körper fast zwei Millionen kleine Öffnungen/Poren. Es geht nicht nur Schweiß aus den Poren raus, sondern auch die Sonne und die Strahlen des Universums gehen in den Körper. Was wir essen, ist nur für den Körper. Die Strahlen geben die Energie für die Seele. Es ist Licht.

Wenn der Körper zu ist, entstehen im Körper viele Bakterien, die sich sammeln. Um die Bakterien zu töten, wird der Körper verbrannt.

Es kann sein, dass der Körper sich aufbläht. Die Körperöffnungen sind geschlossen und es kann nichts mehr raus. Deswegen verwenden wir eine ein gelbes Pulver, machen wir mit Sesamöl eine Paste. Damit bestreichen wir die Öffnungen, es hat eine antibakterielle Wirkung.

Das heißt, jede Aktion, die wie durchführen, ist eine Wissenschaft, z. B. das Wissen der antibakteriellen Wirkung verknüpft mit religiösem Glauben und Ritualen.

Weiteres Beispiel Glocken. Eine Glocke besteht aus sieben verschiedenen Materialien. Das Klingen, die Welle kommt in sieben Sekunden an der Ohrtrommel an. Sie wird eingesetzt, damit negative Gedanken gehen und positive Gedanken kommen. Wenn wir z. B. im Tempel sind und reden und der Priester die Glocke schlägt, sind wir erschrocken und dann sofort haben wir Belastendes vergessen und sind bereit zum Beten. Der Klang öffnet den Geist.

Zu der reinen Sterbebegleitung werde ich nicht dazu geholt. Das machen die Familien. Hindus sagen, das Sterben ist ein Teil des Lebensprogramms. Jeder Mensch hat seine eigene Begleitung.

Stöcker: Gibt es Symbole/Rituale, die von der Familie eingesetzt werden?

Kantharajah: *Wir haben Gebetsketten, Rrutratscha, mit 108 Perlen bzw. Nüssen eines Baumes.*

Warum 108? Ich hatte schon gesagt, der Mensch atmet 21.600, tagsüber zwölf Stunden, nachts zwölf Stunden. Wir beten morgens 108-mal und abends 108-mal, das heißt, die Hälfte von 21.600 ist 10.800, die letzten beiden Nullen weg, haben wir 108 Nüsse. Also jedes Atmen eine Zahl – Satz.

Wenn der Sterbende das nicht mehr kann, übernimmt das die Familie. Sie sitzen neben den Sterbenden und beten die Kette. Das dürfen auch Menschen, die nicht dem Hinduismus angehören. Wichtig ist die Wertschätzung.

Stöcker: Wenn der Menschen im Sterben liegt, braucht er noch z. B. einen kleinen Tempel oder eine Gottesfigur?

Kantharajah: *Kann man machen, jedoch normalerweise, wenn der Sterbeprozess eintritt, dies können wir am immer flacher werdenden Atem erkennen. Es kann sein, dass der Mensch andere Dinge sieht. Die ihn verwirren können und er ist mehr damit beschäftigt. Besser ist es, den sterbenden Menschen dann Ruhe zu geben oder lieber etwas singen.*

Stöcker: Auf was ist zu achten? Wie sollte die Körperpflege stattfinden, wer darf sie vornehmen?

Kantharajah: *Da gibt es keine Rituale, das, was nötig ist.*

Stöcker: Was ist bei der Ernährung zu beachten?

Kantharajah: *Die meisten Hindus sind Vegetarier.*

Stöcker: Warum sind die Kühe heilig? Was hat es mit dem Denken in Kasten auf sich?

Kantharajah: *Kühe sind die Ersatzmutter, sie geben Milch. Wenn eine Mutter ein Kind bekommt, wird es mit Milch ernährt. Das reicht nicht. Der richtige Ersatz ist nur Kuhmilch.*

Eigentlich gibt es keine Kasten. Es sind eigentlich Berufe, die ausgeübt wurden und werden. Es gibt andere Zweige, die dem Kastendenken zugehörig sind.

Stöcker: Gibt es noch etwas, was Sie Pflegenden und Betreuenden mitteilen möchten?

Kantharajah: *Wir Hindus müssen immer alles positiv sehen. Wir müssen darauf hinweisen, dass das Leben zum Tod gehört. Mein Karma ist gespeichert und muss viele Jahre funk-*

tionieren. Wenn, wie bereits gesagt, meine Atemanzahlen verbraucht sind, ist mein Leben vorbei. Wenn ich also weniger verbrauche, kann ich länger leben. Bedeutet auch, wenn ich mich aufrege, verbrauche ich Atmung, wenn ich gelassen bleibe, verbrauche ich weniger.
Ruhig atmen und man kann länger leben.

Stöcker: Wie findet die Beerdigung statt?

Kantharajah: *Im Leben ist alles gut und positiv, ist aber jemand tot, möchte man nichts damit zu tun haben. Sachen, die zur Beerdigung mitgebracht werden, werden weggeschmissen. Bei der Beerdigung nehmen wir einen Topf, mit einer Schnur zugebunden. Obendrauf kommt eine Kokosnuss, mit einem Gras wird eine Krone gemacht. Das heißt, der Topf ist der Körper, die Kokosnuss ist das Gesicht, das Gras sind die Haare. Daraus wird ein Ritual durchgeführt, dreimal gekreist und dann wird der Topf runtergeschmissen. Sowie das Leben vorbei ist.*

Stöcker: Vielen Dank für das interessante Gespräch.

Buddhismus

Grundlage bildet die Lehre von Siddharta Gautama (563 v. d. Z. – 483 v. d. Z.). Er hatte eine Erleuchtung um die wahre Wirklichkeit, seine Anhänger nannten ihn daher Buddha, den Erwachten. Die Lehre Buddhas drückt aus, dass Leben Leid ist. Dieses Leid kann mit Meditation und Müßiggang überwunden werden. Es heißt den mittleren Pfad zu gehen, die Mitte zwischen einem Leben in Luxus und Wohlstand auf der einen Seite und Armut und Askese auf der anderen Seite. „Buddha zeigte, dass alles im Leben aus bestimmten Ursachen und Bedingungen resultiert. Wenn die Ursachen aufhören, hören auch die von ihnen abhängigen Elemente auf zu existieren. Demnach existiert nichts dauerhaft und unabhängig von anderem." (Ambalu, 2014) Sondern alles ist miteinander verbunden.

Buddhas Lehre, der Dhamma, hat das zentrale Ziel, Leiden zu überwinden. Er beginnt mit vier Wahrheiten (Ambalu, 2014):

1. Alles im Leben ist unvollkommen und mit Leiden verbunden (Dukkha).
2. Die Ursache des Leidens ist Verlangen, dass Dinge in einer bestimmten Art existieren (Samudaya).
3. Löst man sich von dem Verlangen, kann das Leid beendet werden (Nirodha).
4. Der Weg zum Beenden des Verlangens führt über den edlen achtfachen (mittleren) Pfad (Magga).

Im Grunde geht es Buddha darum, Gier, Hass und Unwissenheit loszulassen, um sich frei und glücklich zu fühlen, um das Nirwana zu erreichen. Der achtfache Pfad beschreibt die Eigenschaften, die dazu benötigt werden:

1. Rechte Erkenntnis
2. Rechter Entschluss
3. Rechte Rede
4. Rechte Tat
5. Rechter Lebenswandel
6. Rechtes Streben
7. Rechte Achtsamkeit
8. Rechte Konzentration

Um den Geist zu reinigen, steht im Buddhismus die Meditation im Mittelpunkt.

Es gibt verschiedene Richtungen des Buddhismus. Der tibetische Buddhismus besitzt farbenfrohe und fantasievolle Rituale. Bekannter Vertreter ist der Dalai Lama.

Der Tod wird als Übergang in einen neuen Zustand verstanden. Der unzerstörbare Geist existiert nach dem Tod weiter. Der Buddhismus vertritt den Glauben der Reinkarnation.

Buddhistischer Pilgerort: Stadt Bodhgaya (Nordindien, wörtlich Erleuchtung)

Körpernahe Pflege

Um den Geist schon positiv auf seine kommende Reise vorzubereiten, sollte der Sterbende von Menschen versorgt werden, die ihm zugewandt sind.

Ernährung

Um Tiere nicht zu verletzen, versuchen Buddhisten vegetarisch zu leben. Sollten jedoch äußere Umstände dazu führen, dass Fleisch gegessen werden muss, ist es möglich.

Sterbebegleitung

Der Übergang soll für den Geist einfach sein und alles, woran er festhalten könnte, wird vermieden. Aus diesem Grund soll auch nicht geweint werden. Um eine positive Energie zu erreichen, sollen sich Anwesende an angenehme und schöne Erlebnisse mit dem Sterbenden erinnern und darüber erzählen.

Nach Eintritt des Todes

Nach Eintritt des Todes soll der Körper nicht berührt werden. Die noch vorhandenen Energien sollen Zeit bekommen, um zu fließen.

Die Bestattungsrituale sind je nach Ländern unterschiedlich. Bevorzugt wird eine Feuerbestattung, nach Wunsch sind auch andere Rituale möglich. Statt Blumen werden auf die Gräber Speisen, Getränke und Räucherstäbchen gelegt. Zum ersten Todestag wird zu Ehren des Verstorbenen gefeiert.

Gespräch mit Lisa Freund

Stöcker: Können Sie sich und Ihre Tätigkeit bitte kurz vorstellen?

Freund: *Ich bin mittlerweile schon im fortgeschrittenen Alter und im Ruhestand. Ich habe nicht im Pflegebereich gearbeitet, sondern im Bildungssektor. Parallel dazu engagierte ich mich in der Hospizarbeit, und zwar seit 1990, zu einer Zeit, als alle noch davonliefen, wenn sie nur das Wort Sterben oder Tod hörten. Ich wirkte am Aufbau der Hospizbewegung in Berlin mit, u. a. im Ricam Hospiz in Berlin. Ricam gründete vor über 20 Jahren das erste stationäre Hospiz in Neukölln, hat seit Kurzem ein Tageshospiz und betreibt ein großes ambulantes. Da bin ich noch heute tätig, wirke dort mit an der Ausbildung ehrenamtlicher Mitarbeiter und als Supervisorin. Darüber hinaus bin ich freie Autorin.*

Seit 1990 bin ich auf dem buddhistischen Weg. Geprägt hat mich der tibetische Buddhismus. Mittlerweile habe ich mich mit unterschiedlichen Traditionen innerhalb des Buddhismus vertraut gemacht.

Stöcker: Können Sie in vier bis fünf Sätzen den Buddhismus zusammenfassen?

Freund: *Als Basis für alle buddhistischen Wege, die sehr unterschiedlich sind, dienen die vier edlen Wahrheiten, die der Buddha Siddartha Gautama ungefähr 500 Jahre vor der Geburt von Christus nach seiner Erleuchtung formulierte. Zu den vier edlen Wahrheiten gehört die Erkenntnis, dass Leben aus Leiden besteht. Jeder von uns erfährt Leiden. Es gibt auch irdisches Glück, aber das ist nicht beständig. Es kippt immer schnell in Leidenserfahrungen um. Die zweite edle Wahrheit besagt, jedes Leiden hat Ursachen, die der Mensch herausfinden kann. Die wichtigste Aussage für mich ist: Es ist möglich, dieses Leiden zu beenden und Befreiung davon zu erlangen. Dies geht, indem ein Mensch sich für den spirituellen Pfad entscheidet. Auf diesem Weg erwirbt er mithilfe der buddhistischen Lehre Einsichten über die Natur des Geistes sowie die menschliche Existenz, übt sich in Meditation und Ethik und entwickelt eine achtsame, mitfühlende Haltung gegenüber allem Leben.*

Spirituelle Lehrer unterstützen ihre Schüler und übertragen die Lehren, indem sie ihre meditativen Erfahrungen und die Weisheiten des Dharma weitergeben. Letztlich bekommt man auf dem buddhistischen Weg einen gelassenen Blick auf körperliche, geistige und seelische Leiden, auf die Welt und das eigene Leben, entwickelt Mitgefühl und Wertschätzung und pflegt Innenschau, plant den Rückzug vom Trubel des Alltags ins Leben ein.

Das Ziel der spirituellen Schulung ist es, vollkommene Befreiung aus dem Leiden, d. h. die Erleuchtung, zu erlangen. Wer erleuchtet ist, hat Ursache-Wirkungs-Ketten, die in weltlichen Existenzen angesammelt werden (also Karma, der Grund für Leiden), erlöst. So ist es möglich, aus dem Kreislauf von Geburt und Wiedergeburt auszusteigen. Wer nicht erleuchtet ist, wird nach dem Tod wiedergeboren, z. B. als Mensch oder als ein anderes Wesen.

Jeder lebendige Körper ist aus buddhistischer Sicht nur ein Kleid beziehungsweise eine vorübergehende Behausung. Man bewohnt das Haus und am Lebensende zieht man wieder aus, als karmisches Wesen, das auf der Durchreise ist. Der Tod ist das Ende des Körpers, aber aus buddhistischer Sicht kein Ende des Geistes. Der Geist verlässt den Körper, reist weiter, wenn noch Karma abzuarbeiten ist. Also ist der Tod ein Übergang, eine Wandlung. Wer im Leben oder im Sterben erleuchtet wird, ist befreit vom Kreislauf der Wiedergeburten.

Elysium Digital

Die grundsätzliche Haltung des Buddhismus ist: Wir sind geistige Wesen in einem menschlichen Körper. In der Kultivierung des Geistes und des Herzens wie der Entfaltung von Mitgefühl, Achtsamkeit und Liebe wirken Buddhisten mit an der Schaffung einer Welt, in der Wertschätzung gegenüber allen Lebewesen und der Natur nicht nur im Denken, sondern auch im Handeln praktiziert werden.

All dies geht nicht ohne den spirituellen Pfad, die Lehren, den Lehrer und die Bereitschaft zum Üben, u. a. von Meditation. Buddhisten tauchen auf ihrem Weg ein in die Stille, nehmen sich Auszeiten, in denen sie sich von der Welt zurückziehen, um sich der Innenschau zu widmen und um geistig und seelisch – fern der Zerstreuung im Alltag – zu ihrem wahren Wesen zurückzufinden, sozusagen in die Erleuchtung hinein. Sie vertrauen: Wenn es in diesem Leben nicht klappt, dann vielleicht in einem der kommenden Leben.

Stöcker: Das heißt, ich muss als Mensch meine „Aufträge" abarbeiten?

Freund: *Keiner kommt drum herum. Jeder sitzt in seinem Film, hat seine besondere Persönlichkeit und seine Gedankenmuster, seine Art zu fühlen, ganz einzigartig. Es ist gut, sich selbst zu erkennen. So geschieht auf geistiger Ebene eine Erlösung von Mustern, Leiden. Über Innenschau Einsichten zu gewinnen sowie tatkräftig und mitfühlend in Verbindung zur Weisheit in der Welt aktiv zu sein, ist das Ziel. So wird Karma aufgelöst oder abgearbeitet. Das fühlt sich an wie Ballast abwerfen, durchatmen und – innerlich freier – Neues beginnen. Die Auferstehung nach der Krise. Wenn die Wolken am Gedankenhimmel sich auflösen, scheint die strahlende Sonne des Geistes, die erfreut, erfrischt, beglückt. Leider leben wir oft hinter dunklen Wolkenbänken oder im Nebel von Gedanken und Gefühlen, die karmische Ursachen haben. Aus buddhistischer Sicht haben wir jeden Moment die Wahl, uns für den Weg der Befreiung vom Leiden und dauerhaftes Glück zu entscheiden.*

Stöcker: Wie findet eine Sterbebegleitung statt?

Freund: *Zuerst wird immer nach dem Individuum geguckt. Buddhismus wurde in den Westen aus Asien importiert. Wir haben im Westen unsere eigene Kultur, unsere individuellen Ideale, die Demokratie, die Menschen- und Grundrechte, leben in einer aufgeklärten, wissenschaftsorientierten Gesellschaft. Die freie Entfaltung der Persönlichkeit, ihre Selbstbestimmung bis zuletzt sind hohe Werte.*

Als Erstes schaue ich: Wo steht der Mensch, an dessen Bett ich bin, mit seinen Gefühlen? Was braucht er gerade? Wie denkt er? Was wünscht er sich? Das Bedürfnis, dem Sterbenskranken würdevoll zu begegnen, seine Bedürfnisse mitfühlend zu erfüllen, zu seinem Geistesfrieden und seelischer Zufriedenheit ein Körnchen beizutragen, jetzt, wo die Zeit ausläuft, das ist ein wichtiges Anliegen. Wann empfindet der Kranke Freude? Was kann ich für sein Wohlbefinden, die Erfüllung seiner spirituellen Bedürfnisse tun? Welche Praktiken oder inneren Bilder helfen seiner Seele, wenn sie Flügel bekommt? Wie kann ich ein wenig dazu beitragen, dass er mit sich selbst Frieden schließt und mit der Familie? Das sind wichtige Fragen.

Vielleicht kann ich helfen, unerledigte Dinge, die Energiefresser sind, aus dem Weg zu räumen, indem ich beim empathischen Zuhören oder im Gespräch entlastend wirke oder einen Wunsch erfülle und die Augen des Kranken strahlen sehe. Wir können gemeinsam innehalten, buddhistische Texte lesen, Mantren rezitieren oder still miteinander meditieren, mit geschlossenen Augen und in den Herzen verbunden. Wir reden über das Sterben, den Tod, die Wünsche und Gedanken über das Hinübergehen. Das ist sehr intim. Wir besprechen, welche spirituellen Praktiken oder Rituale im Sterben und danach gewünscht werden. Wichtig ist es, den Raum zu geben für das Innehalten. Wenn ein Buddhist in einer Pflegeeinrichtung ist, ist es immer gut ihn zu erinnern, seine Gedanken ab und zu zur Ruhe zu bringen. Vielleicht hat er ein Mantra, das er hierfür gerne rezitiert, oder das sanfte Anschlagen eines Gongs lädt ihn zum Verweilen in Stille ein, oder der Blick auf die Natur, auf den Vogel, der zwitschert, tut ihm gut. Oder eine Geschichte, ein Gleichnis, ein weiser Satz machen darauf aufmerksam, dass es noch den inneren, unsterblichen Raum gibt, in dem alles vollkommen ist. Vielleicht mag der Kranke einen kleinen Buddha an seiner Seite oder das Abbild eines spirituellen Lehrers oder eines heiligen Gegenstandes im Blickfeld haben, mit einem Blümchen davor, Edelsteinen, eigenen Bildern. Das sind Boten aus der Welt der Unsterblichkeit des Geistes. Dorthin zu schauen gibt Kraft, Vertrauen, nährt die Hoffnung auf einen friedlichen Übergang, regt zur Innenschau an. Also dafür zu sorgen, dass ab und an Ruhe in den Raum kommt und nicht zu viel Aktivität, kann wichtig sein. Als Buddhist hat man ein Bedürfnis, sich zurückzuziehen. Es macht Sinn, öfter zu fragen, ob Besuch erwünscht ist.

Stöcker: Welche Symbole/Rituale werden eingesetzt?

Freund: *Tibetische Buddhisten kommen wahrscheinlich mit einer Mala, das ist eine Kette, die ein bisschen wie ein Rosenkranz aussieht. Sie besteht aus 108 Perlen. Oft liegt die Gebetskette mit im Bett. Die Perlen gleiten sanft durch Daumen und Zeigefinger, während der Kranke seine Mantras zählt, die er still oder klangvoll rezitiert, zum Beispiel „Om Mani Padme Hum". Es gibt Mantras, die Mitgefühl stärken, andere, die Angst lindern, und einige, die auf den Übergang vom Leben in das Reich des klaren Lichts vorbereiten. Wer Mantra-Rezitation liebt, legt Wert darauf, dass er entspannt rezitieren kann, ohne dafür schräg angesehen zu werden. Es sollte selbstverständlich sein, diese Mala haben und nutzen zu dürfen. Sie sollte dann auch nicht irgendwo herumliegen, z. B. auf dem Toilettenstuhl. Sie ist etwas Heiliges. Wenn gepflegt wird, sollte die Mala nicht unachtsam beiseitegelegt werden, sondern auf einem Tisch oder einen speziellen Ort würdevoll platziert werden. Damit wird Wertschätzung gezeigt. Wertschätzung dafür, dass die Mala, das Mantra, die Rezitation für etwas Heiliges, für die Verbindung zu einer geistigen Welt stehen.*

Stöcker: Worauf ist zu achten?

Freund: *Es gibt Menschen, die sich vielleicht nicht trauen zu sagen: „Ich hätte gerne einen kleinen Tisch. Darauf möchte ich meinen Mini-Altar aufbauen. Mein Buddha sitzt dort und daneben die Tara (indische Sternengöttin), mein Rosenquarz, ein Stein, die Mala und die Bilder von den Menschen, an die ich mich erinnere, und auch Abbilder von spirituellen Vorbildern." Wenn man weiß, die Person vor mir hat einen inneren Bezug zu buddhistischen Lehren, sollte man fragen, ob sie einen kleinen Platz für ihre Heiligtümer einrichten möchte und* *ob man ihr dabei helfen darf. Alles, was auf den Altar kommt, will achtsam und mit Sorgfalt behandelt werden. Ich beobachte bei Besuchen oft, dass sich die Kranken mit einer sterilen, kühlen Umwelt arrangieren, wenn sie in eine Pflegeeinrichtung kommen. Dabei sehnt sich ihr Herz nach der Präsenz und Inspiration ihres spirituellen Wesens, die eine Form hat, welche ins Formlose verweist. Symbole sind wichtig als Brücken in die geistige Welt. Gedacht und nicht ausgesprochen wird: Das passt nicht in den Betrieb. Gefürchtet wird Respektlosigkeit und Zurückweisung. Umso glücklicher ist ein Mensch, der sich in seiner ganz persönlichen Spiritualität angenommen fühlt.*

Einige Menschen bringen gerne eine Thanka mit, das ist das Rollbild eines Buddhas, das von bunten Brokat-Stoffen umrahmt wird. In der Mitte ist ein Buddha abgebildet, der stellvertretend für den Ursprungsbuddha steht, aber ganz anders und unterschiedlich aussehen kann. Vor dem Abbild ist ein kleiner Vorhang. Er kann zugezogen werden, wenn das Heilige vor dem Profanen geschützt werden soll. Wenn so etwas im Krankenzimmer aufgehängt wird, wirkt das anders, als wenn dort ein Christus ist. Die Thanka macht einen exotischen Eindruck. Es kann durchaus sein, dass Menschen ermutigt werden müssen und Unterstützung benötigen, die eine Thanka an der Wand haben wollen.

Ich gehe zu den Menschen, auch um Meditationen anzuleiten. Es kann durchaus sein, dass am Krankenbett manchmal mehrere Menschen aus einer buddhistischen Gemeinschaft zusammenkommen, weil es gewünscht wird. Dann wird gemeinsam meditiert. Das ist nicht immer still. In manchen Traditionen wird gesungen, Mantras oder Texte werden gesprochen. Das ist wie ein Vor-sich-Hinschnurren. Das sieht von außen merkwürdig aus. Hierfür ein Schild bereitzustellen, etwa mit der Aufschrift „Meditation – bitte nicht stören“, ist eine wertschätzende Geste. Während der Zeremonie wird das Zimmer zu einem heiligen Raum. Störungen, auch gut gemeinte wie Kaffee- und Kuchenangebote, tun da fast weh.

Man kann den Besuchern, die meditieren wollen, wertschätzend anbieten, sich anzumelden mit Zeitangaben. So können Vorbereitungen getroffen werden und eine entspannte Atmosphäre entsteht, was allen Beteiligten guttut. Kaffee- oder Teetrinken danach steigert das Wohlbefinden.

Wenn ich Sterbende besuche, versuche ich herauszubekommen, welche inneren Bilder oder Abbilder, welche Gebete, Texte oder Mantras gewünscht und ob eine entsprechende musikalische Unterstützung benötigt wird, z. B. in Form einer CD mit Mantra-Rezitation. Es ist wichtig, wenn kein Zugang zu Audios da ist, Wege zu finden, wie die Person hören kann, was sie möchte. Dies gilt auch für Meditationen oder Rezitationen, die allein vollzogen werden. Es macht Sinn zu fragen, ob Hilfsmittel benötigt werden, und diese zu organisieren.

Stöcker: Dürfen auch Menschen, die nicht dem Buddhismus angehören, Mantras und Texte mit dem Sterbenden sprechen?

Freund: *Ja, Buddhisten freuen sich darüber, wenn das jemand mitmacht, der keine Vorurteile hat. Also wenn jemand kommt und „Om Mani Padme Hum“ mit rezitiert, ist das vollkommen in Ordnung. Es geht immer um den Geistesfrieden der Person, die betreut wird. Sie soll die angebotene Unterstützung mögen. Am Lebensende soll möglichst der Geist in Frieden sein und alles, was möglich ist, geklärt werden. Dann kann das Loslassen einfach geschehen.*

Aus buddhistischer Sicht ist es wichtig, Ängste vor dem Tod zu besprechen und zu lindern, zu unterstützen, dass der Sterbende eine Vision haben darf, eine Hoffnung auf die Befreiung von körperlichem Leiden. Das Eingehen in einen himmelsgleichen, weiten Raum, das Vertrauen auf die Hilfe der Buddhas auf der Reise aus dem Körper, das Sich-Einlassen auf das Abenteuer der Überschreitung aller Grenzen, das Ziel, zu Füßen des Buddhas zu sitzen, wenn der Tod überstanden ist, oder im Nirwana zu verlöschen oder vom Buddha abgeholt zu werden, zum Regenbogen zu werden und vieles mehr – solche Vorstellungen können wir unterstützen.

Stöcker: Gibt es etwas besonders in Richtung Ernährung und Körperpflege zu beachten?

Freund: *Da sind Buddhisten ganz unterschiedlich. Viele leben vegan, etliche vegetarisch, andere essen auch Fleisch. Es gibt viele Mischformen. Da muss man einfach das Individuum fragen, was bevorzugt wird. Bezogen auf die Körperpflege empfehle ich, direkt zu fragen, ob es bestimmte Bereiche gibt, die besondere Rücksichten erfordern.*

Wenn der Mensch gestorben ist oder sich im Übergang zwischen Leben und Sterben befindet, dann sagt die buddhistische Tradition, dass es gut sei, ihn eine ganze Zeit nicht zu berühren. Es wird davon ausgegangen, dass jede Berührung des Körpers eine Reaktion erzeugt, die sich auch auf das Geistkontinuum auswirkt und unter Umständen hinderlich sein könnte beim Austritt des Geistes aus dem Körper. Es kann vorkommen, dass man die Hand unter die Hand des Sterbenden legt. Wenn der Sterbende die Hand wegzieht oder der Kontakt aufhört, gehen wir aus der Berührung, nehmen die eigene Hand zurück. Wir bleiben am Bett des Sterbenden mit Mitgefühl und Präsenz, ihm zugewandt entweder im Gebet oder in Gedanken, vor allem in der Herzensverbindung.

Wichtig ist zu klären, ob der Sterbende bestimmte Wünsche für den Übergang hat. Sollen Texte rezitiert werden, sollen Audio gespielt werden, soll ein Mantra gesprochen werden oder will er lieber Stille, möchte er alleine sein oder im Kreise ausgewählter, lieber Menschen Abschied nehmen? Einige bevorzugen in den letzten Stunden oder Tagen etwas mehr Distanz, was Berührung betrifft. Das kann bedeuten, den Kranken nicht mehr umkleiden, aufrichten oder waschen. Es gilt alle unnötigen körperlichen Eingriffe zu reduzieren. Getan wird nur das unbedingt Nötige, die Vorlage wechseln z. B. Das Ziel ist es, den Sterbeprozess in seinem Ablauf nicht zu stören. Darüber gibt es vor allem im tibetischen Buddhismus viel Wissen, fokussiert auf die Ablösung des Geistes und die körperlichen Prozesse am Lebensende. Auch hier gibt das Gespräch mit dem Kranken die Guideline vor.

Eine gute Symptomkontrolle ist auch für Buddhisten wichtig. Viele möchten möglichst wach sein, um innerlich mit der Auflösung im Sterben gehen zu können. Es gibt durchaus Buddhisten, die viel Angst haben und denen man – möglichst nach Absprache – mit zusätzlichen Medikamenten helfen sollte, Ängste zu lindern. Das kann auch mal bedeuten, dass zu viel Wachheit den letzten Weg erschwert.

Stöcker: Bei allem Respekt vor den Werten und Wünschen, nicht berührt zu werden, stellt sich für Pflegende die Frage, was ist mit der Intimversorgung, vor allem bei bestehender Inkontinenz?

Freund: *Es gibt keine starren Regeln. Möglichst unberührt heißt kurz vor dem Tod. Was ist kurz vorm Tod? Eine Minute, eine Stunde, drei Stunden, fünf Tage. Wir wissen ja nicht, wann jemand geht. In dieser Zeit, wo der Übergang passiert, kann durchaus auch Inkontinenzmaterial gewechselt werden. Im Vordergrund steht, was der Kranke will, und der ist nicht nur Buddhist.*

Stöcker: Was ist nach Eintritt des Todes wichtig?

Freund: *Wenn jemand gestorben ist, ist es aus buddhistischer Sicht wichtig, den Leichnam einige Zeit unberührt liegen zu lassen. Wenn dies vorher besprochen wurde (auch in Einrichtungen), wird dies meistens respektiert. Der Grund ist aus buddhistischer Sicht: Der Geist braucht einige Zeit, um den Körper zu verlassen. Das sollte ernst genommen werden. Weil der Sterbende, so-lange er noch im Körper wohnt, in tiefen, inneren Prozessen denkend, fühlend ist, macht er Erschütterungen aller möglichen Art durch, bis er den Körper verlässt. Man sollte seine Würde respektieren und diesen intimen Prozess nicht mit Berührungen stören. Die Idee ist, wenn der Geist den Körper verlässt, kann er entlang der Wirbelsäule nach oben wandern und über das Kronenchakra am Scheitelpunkt des Kopfes die Welt verlassen. Daher sollte der obere Schädel nicht bedeckt und nicht grob berührt werden. Die erste Berührung kann sanft an der Stirn, mit zwei Fingern über dem Haaransatz stattfinden. Das ist wie ein Impuls, der den Geist nach oben lockt, wenn er noch im Körper sein sollte. Man geht davon aus, dass der Geist unter günstigen Umständen über die Fontanelle am Schädel austritt und möglichst nicht aus einer der unteren Körperöffnungen entweichen sollte, deren Schwingungsenergien niedriger sind.*

Wenn der Geist den Körper verlassen hat, ist es nicht mehr so wichtig, was mit dem Körper passiert. Beerdigungen finden individuell nach den Wünschen des Verstorbenen und seiner Angehörigen statt. Der Körper ist aus buddhistischer Sicht dann nur noch unbelebtes Fleisch.

Stöcker: Gibt es noch etwas, was Sie Pflegenden und Betreuenden mitteilen möchten?

Freund: *Pflegende und Betreuende brauchen Wissen, was Menschen aus verschiedenen Religionen brauchen, um dann aus der Situation heraus entscheiden zu können. Nicht dogmatisch rangehen und immer den einzelnen Menschen sehen, mit seinen Entwicklungsprozessen, seinen Möglichkeiten und seinen Grenzen. Bei Buddhisten ist es wichtig zu wissen, dass Achtsamkeit und Innehalten wichtig sind. Es kann auch sein, dass am Lebensende der Mensch sich nicht an buddhistische Erkenntnisse halten will. Es sollte dafür gesorgt werden, wenn jemand Single ist und recht isoliert lebt, ihn zu fragen, ob jemand aus der spirituellen Gemeinschaft informiert werden soll.*

Wie gesagt, auf Wunsch einen kleinen Schrein einrichten, mit der Mala gut umgehen, spirituelle Wünsche ernst nehmen und bei Ritualen im Krankenzimmer nicht in Gelächter ausbrechen. Respekt haben, die Würde des Kranken bewahren, mitfühlend für ihn sorgen, seine individuellen, spirituellen Bedürfnisse erfragen und sie zum Maßstab nehmen, damit er seinen ganz persönlichen Weg gehen kann … das finde ich wichtig.

Stöcker: Herzlichen Dank für das interessante Gespräch.

Professionelle Verarbeitung

Interprofessionelle Zusammenarbeit

Die Berufsgruppen, die zusammenarbeiten, sind sehr vielfältig, teilweise gehören sie direkt zur Einrichtung, teilweise sind es externe Akteure. Dazu gehören:

- Pflegepersonal unterschiedlichster Ausbildungen
- Mitarbeiter des Sozialen Dienstes unterschiedlicher Ausbildungen
- Betreuungsassistenten
- Verwaltungsmitarbeiter
- Hauswirtschaft und Küchenmitarbeiter
- Reinigungsmitarbeiter
- Mediziner
- Physiotherapeuten
- Seelsorger
- Apotheker
- Ehrenamtliche Helfer
- und viele weitere

Unabhängig von der Berufsgruppe besteht in der stationären Langzeitpflege, im Krankenhaus und in der ambulanten Pflege immer der gemeinsame Nenner, denn der Empfänger der Pflege, Versorgung und/oder Beschäftigung steht mit seinen Wünschen und Bedürfnissen im Vordergrund.

Jede Berufsgruppe hat ihre Kernaufgabe zu erfüllen und wenn alle zusammen im Sinne des Betroffenen arbeiten, kann es für alle Beteiligten ein gutes Miteinander sein.

Miteinander arbeiten, statt gegeneinander arbeiten!

Denken Sie kurz über Ihren Arbeitsalltag nach, Sie werden am Befinden der Bewohner erkennen, wer im Dienst war, ohne den Dienstplan zu kennen. Somit kann es nicht immer am Bewohner liegen.

Wichtig ist, dass Menschen einen „roten Faden" in ihrem Leben haben und brauchen. Das gibt Sicherheit und Orientierung. Gerade der sterbende Mensch, der Angst hat, braucht Sicherheit. Geben Sie ihm die Sicherheit durch ein einheitliches Arbeiten, durch Verlässlichkeit und Ehrlichkeit. Geben Sie Orientierung durch Information, und zwar unabhängig von der Berufsgruppe.

Um den gemeinsamen Nenner zu finden und ihn im Sinne des sterbenden Menschen einzuhalten, gibt es die Dokumentation. Mehr erfahren Sie im Kapitel Fallbesprechungen und Dokumentation.

Fallbesprechungen und Dokumentation

Fallbesprechungen sollten regelmäßig stattfinden, nicht erst dann, wenn ein sogenanntes „Herausforderndes Verhalten" festgestellt wird.

Fallbesprechung bedeutet, dass der Bewohner und/oder eine bestimmte Situation besprochen wird. Im Rahmen der Sterbebegleitung finden Fallbesprechungen z. B. zu den Themen der Ernährung (PEG ja/nein), Schmerzbehandlung und/oder weiteren Risiken statt.

Wichtig ist, dass sie auch Ergebnisse herbeiführen und Maßnahmen überarbeitet werden und eingehalten werden sollten. Immer im Sinne des sterbenden Menschen und individuell für ihn. An erster Stelle wird er gefragt und entscheidet.

Können Sie keinen gemeinsamen Nenner finden, sollte über die bereits erwähnte Ethikkommission nachgedacht werden.

Es stehen verschiedene Methoden zu Verfügung, deren Phasen im Folgenden aufgeführt werden.

Benutzen Sie immer ein Flipchart-Papier. Teilen Sie es wie in der Abbildung in Bereiche ein. Ein Teil für Informationen zum Bewohner: Alter, Familienstand, ehemaliger Beruf und Situation, ein Teil für die Rahmenbedingungen bzw. organisatorischen Einflussfaktoren und welche Maßnahmen sich sich ergeben. Jedes Mitglied des Teams hat sich an die Absprachen zu halten und die Maßnahmen für den Bewohner durchzuführen.

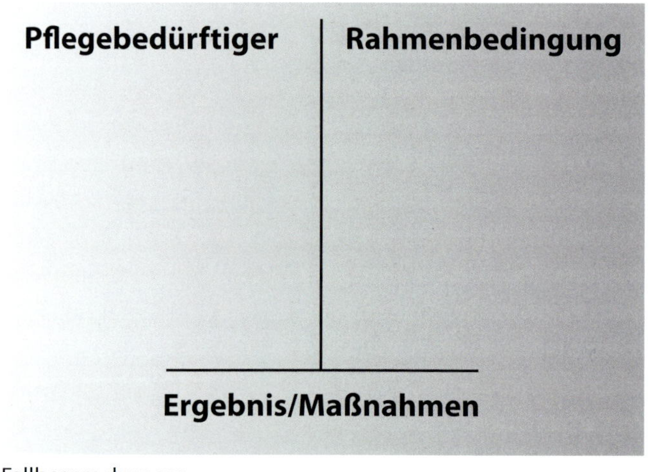

Fallbesprechungen

Kollegiale Beratung

1. Explorationsphase – Vorstellung des Falls durch den Fallgeber
2. Ergänzungen zum Fall
3. Nachvollziehbarkeit
4. Interpretation des Problems
5. Methodische Bearbeitung: Mögliche Lösungen für alle Mitarbeiter
6. Konkrete Handlungsschritte
7. Rückfrage an den Fallgeber
8. Nächstes Treffen

Serial-Trial-Interventions-Methode

1. Mögliche körperliche Ursachen ergründen
2. Mögliche psychosoziale Ursachen ergründen
3. Nicht-medikamentöse Maßnahmen zur Reduktion von Angst und Unruhe
4. Medikamentöse Maßnahmen mit dem Arzt besprechen
5. Wenn Maßnahmen aus den Schritten 3 und 4 keinen Erfolg zeigen, werden Psychopharmaka in Erwägung gezogen

Ethische Fallarbeit

Gemeinsame Nenner finden. Respekt der Autonomie, Alltagswahrscheinlichkeit.

1. Ist-Analyse – Wo stehen wir?
2. Ziel-Bestimmung – Wo wollen wir hin?
3. Methoden-Klärung – Wie erreichen wir das Ziel?

Dokumentieren nach dem Strukturmodell

Beim Einzug in die stationäre Pflegeeinrichtung führt eine Pflegefachkraft mit Herrn Silberschmidt und auf Wunsch in Anwesenheit seiner Frau das sogenannte SIS®-Gespräch.

1. Teil: Was bewegt Sie? Was brauchen Sie? Was können wir für Sie tun?

Jetzt bin ich hier bei Ihnen und werde bald sterben. Eigentlich wollte ich zu Hause sterben. Aber das möchte ich jetzt nicht mehr. Ich brauche eine – wie heißt das? – Rundumversorgung und das kann ich niemandem zumuten. Frau Silberschmidt weint im Gespräch und kann nicht sprechen.

Was ich mir wünsche? Leben, aber das können Sie mir nicht geben. Vielleicht helfen Sie mir Würde zu bewahren, ich war immer ein sorgender Familienvater für meine Trude und meine drei Kinder. Sie sind mir auch jetzt am wichtigsten.

2. Teil Themenfelder

Themenfeld 1: Kognition und Kommunikation:

Ich war zwar gesellig und habe mich auch gerne unterhalten, aber im Moment habe ich nicht so den Wunsch danach, außer mit meiner Familie. Wichtig ist meine Brille, es macht mir Angst, wenn ich nicht richtig sehen kann.

Bei allen Verrichtungen mit Herrn Silberschmidt ist es wichtig, auf seine Brille zu achten. Er äußert seine Wünsche adäquat. Im Vordergrund seiner Gesprächsinhalte steht seine Familie.

Themenfeld 2: Mobilität und Beweglichkeit

Wir haben immer gerne getanzt, meine Trude und ich. Jetzt habe ich keine Kraft mehr und verbringe die meiste Zeit im Bett und im Rollstuhl. Ich schaffe es aber nicht mehr allein.

Herr Silberschmidt benötigt Unterstützung beim Aufrichten, dazu reicht eine Strickleiter oder ein Bügel am Bett. Durch Unterstützung mit Kissen kann er im Rollstuhl sitzen.

Hilfsmittel zur Dekubitusprophylaxe im Rollstuhl durch Kräfteverlust, der verändert sich im Laufe des Tages, reduziert die Möglichkeit der Eigenbewegung. Positionswechsel im Bett individuell. Thrombose- und Pneumonieprophylaxe.

Themenfeld 3: Krankheitsbezogene Anforderungen und Belastungen

Ich möchte schmerzfrei sterben.

Herr Silberschmidt hat chronische Schmerzen mit einem Cut-off-Punkt von NRS 6. Es treten intermittierend Übelkeit, Erbrechen und Diarrhö auf.

Medikamentenmanagement wird komplett übernommen. Palliatives Netzwerk ist informiert.

Themenfeld 4: Selbstversorgung

Ich kann mich nicht mehr richtig waschen, mir fehlt die Kraft, und die Schmerzen sind bei Bewegungen noch schlimmer. Meine Haut juckt, ich möchte aber nicht riechen wie ein Lavendelbaum. Abends trinke ich gerne mal ein Bier und mag eigentlich die gute Küche meiner Trude, Erbsensuppe mit Würstchen. Aber ich habe kaum noch Appetit.

Herr Silberschmidt verliert zunehmend an Kraft und benötigt Unterstützung in den kompletten Bereichen der körpernahen Pflege und bei der Nahrungsvorbereitung. Auf seine Lieblingskost ist zu achten, abends bekommt er auf Wunsch eine Flasche Bier. Durch Veränderungen der Leberwerte nimmt der Juckreiz der Haut zu. Passende Lotionen werden von der Frau mitgebracht.

Übernahme der Körperpflege nach Zustand des Herrn Silberschmidt.

Themenfeld 5: Leben in sozialen Beziehungen

Ich brauche nur meine Familie.

Frau Silberschmidt kommt täglich zu Besuch. Die Kinder werden ebenfalls zur Begleitung abwechselnd bei ihrem Vater sein. Sie möchten ihn nicht allein lassen, auch nachts nicht. Sollte jemand nicht anwesend sein, wird die Begleitung durch Mitarbeiter des Wohnbereiches gesichert. Im Zimmer wird ein Gästebett zur Verfügung gestellt,

Themenfeld 6: Wohnen/Häuslichkeit.

Ich möchte nicht viel Nippes in meinem Zimmer, es lohnt sich nicht mehr. Wissen Sie, aber Sonne möchte ich spüren. Ich war immer gerne an der frischen Luft. Tanzmusik höre ich auch gerne, na ja, aber nicht so viel. Ich bin katholisch geboren, ob der liebe Gott mir alles verzeiht. Ein Kreuz wäre schön.

Das Zimmer wird, in Zusammenarbeit mit dem Sozialen Dienst / der Betreuung mit Herrn Silberschmidt und seiner Familie gestaltet. Es ist darauf zu achten, dass er viel Sonne in seinem Zimmer hat.

Diese beispielhafte SIS® ist eine Ist-Analyse in den ersten 24 Stunden, von dort aus baut sich alles Weitere auf, wird evaluiert und angepasst.

Das Strukturmodell, bestehend aus vier Elementen, wird mittlerweile von vielen Einrichtungen als Grundlage der Dokumentation genutzt.

Diese vier Elemente sind:

1. **S**trukturierte **I**nformations**s**ammlung® (SIS®)
2. Maßnahmenplan
3. Berichteblatt
4. Evaluation

Diese Elemente sind eng miteinander verbunden und nicht zu trennen (Stöcker M. , 2021).

Im ersten Element SIS® finden Sie drei Kernelemente. Zum einen die Eigeneinschätzung der pflegebedürftigen Person, zweitens sechs Themenfelder zur fachlichen Einschätzung und als Drittes die Matrix.

Nach dem Gespräch mit dem Bewohner und/oder den Angehörigen wird der individuelle Maßnahmenplan erstellt. Alle Abweichungen oder relevanten Beobachtungen schreiben Sie in das Berichteblatt.

In der Evaluation prüfen Sie, ob die durchgeführten Maßnahmen für den sterbenden Menschen erfolgreich sind.

Selbstfürsorge und Hilfen zur Verarbeitung für professionell Tätige

In ihrem Buch „Sterben können" schreibt Lisa Freund: „In der menschlichen Begegnung sind Mitgefühl und Mitleid manchmal schwer zu unterscheiden. Die Antriebskräfte von Mitgefühl sind Liebe und Weisheit, bei Mitleid ist es eher Angst, basierend auf der Erfahrung des Getrenntseins. Mitleid blockiert echten Kontakt. In einer mitfühlenden Begegnung schwingen wir miteinander. Es ist unsere Liebe, die das Wesen des anderen und seinen Schmerz berührt. Mitgefühl beruht auf Geben und Nehmen, ist wie ein Tanz, in dem wir viele Facetten unserer Menschlichkeit erfahren." (Freund, 2014)

Was machen Sie für sich? Wo laden Sie Ihren Akku wieder auf? Sie leisten jeden Tag eine wertvolle Arbeit, um den sterbenden Menschen würdevoll zu begleiten.

Eine wertvolle Unterstützung für Teams kann ein regelmäßiges Coaching sein. Dennoch schauen Sie, was Sie für sich persönlich umsetzen können.

Dazu gehören sportliche Aktivitäten, Hobbys oder Entspannungsverfahren. Nutzen Sie das Autogene Training, die Progressive Muskelrelaxation, Fantasiereisen, Entspannung durch Atmung, Meditation, Qi Gong, Yoga, Fünf Tibeter, Pilates, Mandalas oder vieles Weitere mehr.

Probieren Sie Möglichkeiten aus und bleiben Sie offen. Falls Sie eine Methode noch nicht kennen, testen Sie, ob sie Ihnen gefällt.

Berufliche Ausbildung

Auszubildende sollten sich frühzeitig mit dem Thema Tod und Sterben auseinandersetzen. Als Praxisanleiter sollten Sie das Gespräch gezielt aufnehmen. Eine Auszubildende berichtet: „Ich war ganz neu in der Ausbildung und im Wohnbereich. Im Spätdienst schickte mich eine ex. Pflegekraft in ein Zimmer. Ich sollte eine Bewohnerin waschen. Ich bin ins Zimmer und wollte mit der Bewohnerin sprechen, ihr erzählen, was ich machen möchte, aber sie war tot. Die Schwester hat mir nicht gesagt, dass ich eine Leiche waschen sollte. Es war auch das erste Mal, dass ich einen toten Menschen gesehen habe. Ich wollte meine Ausbildung abbrechen." Das darf nicht passieren.

Bereiten Sie die Auszubildenden darauf vor. Reflektieren Sie Ihre eigenen Einstellungen und Erlebnisse mit dem Sterben und führen Sie sie langsam in die Begleitung sein.

„Weiter beteiligen sich die Auszubildenden an der Durchführung eines individualisierten Pflegeprozesses bei schwerstkranken und sterbenden Menschen und setzen palliativmedizinische ärztliche Anordnungen um. Sie begleiten die zu pflegenden Menschen in ihrer letzten Lebensphase durch verständnisvolle Gesprächsführung und unterstützen z. B. Entscheidungsfindungsprozesse in dieser Lebenssituation durch eine partizipativ gestaltete Informationsgabe.

Bei sterbenden Menschen erkennen sie die Anzeichen des eintretenden / eingetretenen Todes, unterstützen An- und Zugehörige in der Phase des Abschiedsnehmens und übernehmen die pflegerischen Aufgaben in der Versorgung der Verstorbenen. Die Auszubildenden nehmen ggf. drohende Überforderungen wahr und nehmen Unterstützungsangebote an." (Muths, 2021)

Gespräch mit Ingar Schmitz

Stöcker: Können Sie sich und Ihre Tätigkeit kurz vorstellen?

Schmitz: *Ich bin 53 Jahre alt, habe 1990 mein Examen zur Krankenschwester abgelegt und dann ca. 15 Jahre als OP-Schwester gearbeitet. Im Jahr 2003 habe ich meine Fortbildung zur Lehrtätigkeit und Leitung an Schulen im Gesundheitswesen abgeschlossen und arbeite seitdem als Lehrerin für Pflegeberufe. In 2015 habe ich meine Ausbildung als Personal-*

und Businesscoach abgeschlossen und bin im Rahmen der Selbstständigkeit als Coach und Dozentin im Gesundheitswesen an verschiedenen Einrichtungen und Schulen mit diversen Themen unterwegs. Aus privatem Interesse habe ich alle Mimikresonanzkurse absolviert, bin Reikimeister und -lehrer und in praktischer Homöopathie ausgebildet.

Stöcker: Die generalistische Ausbildung ist noch sehr jung. Können Sie diese neue Ausbildungsform kurz beschreiben?

Schmitz: *In unserer Schule haben wir direkt im April 2020 mit dem ersten Kurs in der Generalistik begonnen und der spiralförmige Aufbau setzt sich sehr klar in unserem schuleigenen Curriculum, das an das Bremer Curriculum angelehnt ist, fort. Wir bilden selbstverständlich kompetenzorientiert aus. Gemeinsam mit unseren neun freigestellten zentralen Praxisanleitern sichern wir auch die fachpraktischen Unterrichtsinhalte sowohl als Unterricht an Patienten im Krankenhaus als auch als fachpraktisch-theoretischen Unterricht in unseren Demonstrationsräumen.*

Stöcker: Wie findet das Thema Palliative Care und Sterbebegleitung in den Ausbildungen statt?

Schmitz: *Ab Mitte 2. Ausbildungsjahr gibt es dazu Unterrichtseinheiten in den verschiedenen Lernfeldern. Die Einsatzplanung ist so gestaltet, dass unsere Auszubildenden zu diesem Zeitpunkt in der stationären Langzeitpflege und ambulanten Einrichtungen eingesetzt sind. Dort sind sie direkt mit dem Thema Sterben und Tod konfrontiert.*

In den Ausbildungen vor der Generalistik fand ein externes 4-tägiges Seminar zum Thema „Tod und Sterben" mit einer palliativ ausgebildeten Kollegin statt.

Stöcker: Gibt es für die Auszubildenden praktische Einsätze, z. B. in einem Hospiz?

Schmitz: *Wir haben Kooperationen mit zwei Hospizeinrichtungen. Die Auszubildenden können dort einen Einsatz absolvieren. Leider kann dort nicht jeder eingesetzt werden. Die Rückmeldungen der Auszubildenden sind nach ihrem Einsatz überwiegend positiv. Viele Unsicherheiten und Ängste zu dem Thema konnten genommen werden, die Mitarbeiter in den Hospizen kümmern sich vorbildlich um unsere Auszubildenden. In der Kinderklinik können einige Auszubildenden in der onkologischen Abteilung eingesetzt werden und werden auch dort sehr gut begleitet.*

Stöcker: Wie werden die Erfahrungen aus der Praxis theoretisch aufgegriffen?

Schmitz: *Im Rahmen der Praxisreflexion, die nach jedem Einsatz mit dem gesamten Kurs und der Kursleitung stattfindet, berichten die Auszubildenden über ihre Erlebnisse im Einsatz und dort werden auch stattgefundene Situationen thematisiert. Die Auszubildenden reflektieren die Situationen gemeinsam und werden so nochmals zusätzlich begleitet.*

Ergänzend gibt es ein Lernfeld, das die Situation Pallativpflege, Sterben und Tod in allen Altersgruppen in Fallarbeiten aufnimmt und durch weitergebildete Kollegen von den Stationen nachbespricht.

Stöcker: Wie findet aus Ihrer Sicht eine gute Sterbebegleitung durch Pflegende statt?

Ingar Schmitz

Schmitz: *In der Corona-Situation bekomme ich von den Kollegen die Rückmeldung, dass eine „gute Sterbebegleitung" fast gar nicht möglich ist, da sie sich um zu viele sterbende Menschen kümmern müssen. Schlimm finde ich, dass die Angehörigen nicht einbezogen werden können, das gehört für mich absolut dazu. Wichtig ist, sich beidseitig zu verabschieden. Manchen Angehörigen muss die Nachricht des Todes telefonisch mitgeteilt werden, das empfinde ich als ganz schrecklich, wer ist für sie zu Hause da? Ebenso die Möglichkeit, sich als Pflegeperson Zeit für eine Sterbebegleitung nehmen zu können, ist in der Akutpflege nicht (mehr) möglich. Es gibt zu wenig Pflegepersonal, und externe Menschen, die sonst verfügbar waren (sog. Grüne Damen) und sich um die Sterbenden gekümmert haben, dürfen unser Krankenhaus momentan nicht betreten. In den Hospizen ist die Lage etwas entspannter, da sie auf das Sterben „eingerichtet" sind.*

Stöcker: Was möchten Sie Pflegenden und Betreuenden noch mitteilen?

Schmitz: *Wir als Ausbildungsstelle können die Auszubildenden leider nur theoretisch auf dieses Thema vorbereiten. Manchmal mochten sie sich uns mit ihren persönlichen Erfahrungen zu diesem Thema nicht öffnen. Selbstverständlich wird das akzeptiert. Ich bin dankbar für die vielen empathischen Kollegen, die unsere Auszubildenden bei diesem schwierigen Thema sehr gut begleiten. Wir Lehrkräfte können uns immer auf sie und ihre Unterstützung verlassen. Dafür möchte ich mich persönlich bedanken.*

Stöcker: Herzlichen Dank für das interessante Gespräch.

Rechtliche Aspekte

Nach der Diagnosestellung sind Herr und Frau Silberschmidt sprachlos und wie gelähmt. Niemand weiß, was er sagen oder wie sie sich verhalten sollen. Es ist, als bliebe die Zeit gerade stehen. Nachdem Sie gemeinsam geweint und ihre Sprache wiedergefunden haben, war die erste Frage: „Wie sollen wir das unseren Kindern sagen? Und wie soll es weitergehen?"

Sie wollten gerne mit allen drei und der Schwiegertochter zusammensitzen, aber das ging leider nicht. So konnten nur Stefanie und Peter teilnehmen. Nachdem Herr Silberschmidt von seiner Diagnose erzählt hatte, konnte Stefanie nicht aufhören zu weinen. Sie schimpfte auch, dass es nicht sein könne, die Ärzte hätten sich geirrt. Sie schimpfte auch mit ihrem Vater, er sei zu spät zum Arzt gegangen, sie beschuldigte ihren Bruder, der als Krankenpfleger versagt habe, er hätte es sehen sollen, und am meisten beschimpfte sie sich selbst.

Herr Silberschmidt fragt seinen Sohn Peter, was zu tun ist. Peter erklärt ihm viel Medizinisches und fragt auch nach einer Patientenverfügung. Er verspricht, sich in den nächsten Tagen mit seinen Eltern zusammenzusetzen und mit ihnen nach und nach eine Vorsorgemappe zu erstellen. Jetzt ist Stefanie ganz verzweifelt.

Wie viele Ihrer Bewohner haben eine Vorsorgevollmacht und/oder Patientenvollmacht? In den letzten Jahren sind es zwar immer mehr geworden, jedoch immer noch nicht alle. Wie oft werden Sie in Entscheidungen einbezogen und wünschten sich klare Verhältnisse? Empfehlen Sie daher Ihren Bewohnern, mit deren Angehörigen die entsprechende Vorsorge zu klären.

Formulare Bundesministerium für Justiz und Verbraucherschutz

Welche Vollmachten und Verfügungen sind wichtig?

1. Vorsorgevollmacht
2. Patientenverfügung
3. Betreuerverfügung
4. Bank- und Postvollmachten
5. Testament
6. Entbindung von der ärztlichen Schweigepflicht

Die ersten drei Bereiche sind für den stationären (akut und langzeitig) und ambulanten Bereich entscheidend. Die weiteren sind mehr für den privaten Bereich wichtig.

Empfehlen Sie den Bewohner und Angehörigen, am besten so früh wie möglich, eine Vorsorgemappe erstellen. Nehmen Sie das bitte auch als Tipp für sich. Die Mappe sollte Folgendes enthalten:

- persönliche Angaben
- aktuelle Medikamente, am besten eine Kopie der Anordnung des Arztes
- Liste mit chronischen und akuten Erkrankungen, Diagnosestellung wann?

- Kopien der Arzt- und Krankenhausberichte sowie Untersuchungsergebnisse: Labor; Röntgen, MRT, CT usw.
- Allergien und Unverträglichkeiten
- die oben unter 1–6 aufgeführten Vollmachten und Verfügungen
- Versicherungsunterlagen
- Wünsche für die Pflege und Betreuung
- biografische Eckdaten

Vorsorgeverfügungen

Haben Sie Vorsorgeverfügungen? Eine Vollmacht? Eine Patientenverfügung? Ja? Sehr gut.

Falls nein, wieso nicht? Gehören Sie zu den Menschen, die sich immer wieder sagen „später"? Jedoch, Sie wissen, wie schnell sich das Leben ändern kann, und es geht auch nicht allein um Sie, sondern auch um die Menschen, die Sie lieben. Sollen sie wirklich im Notfall Entscheidungen treffen, die sie vielleicht in der belastenden Situation gar nicht treffen können?

Wenn sich ein Mensch nicht mehr äußern kann und sein Wille ist nicht festgelegt, müssen Ärzte und Pflegekräfte über den Willen mutmaßen.

Patientenverfügung

Was wünschen Sie sich, falls Ihnen etwas passieren würde und Sie keine Möglichkeit mehr hätten, Ihre Wünsche zu äußern? Wahrscheinlich, dass alles so geschieht, wie Sie es zulassen würden, wenn Sie es könnten. Also planen Sie es.

Durch eine Patientenverfügung hat jeder Mensch über 18 Jahre die Möglichkeit, für sich medizinische Maßnahmen zu bestimmen oder abzulehnen.

Was gehört in eine Patientenverfügung?

- Persönliche Daten
- Genaue Beschreibung, in welchen Situationen die Patientenverfügung wirksam wird
- Welche konkreten Maßnahmen sollen in den folgenden Situationen durchgeführt bzw. nicht durchgeführt werden:
  - Lebenserhaltung?
  - Organspende?
  - Ernährung?
  - Schmerzbehandlung?
- Welche konkreten pflegerischen Maßnahmen sollen stattfinden bzw. nicht stattfinden?
- Wünsche zur Sterbebegleitung
- Unterschrift und Datum

Selbstverständlich kann eine Patientenverfügung erweitert werden. Wenn Sie von Ihren Bewohnern die Patientenverfügung ausgehändigt bekommen, prüfen Sie diese auf Vollständigkeit und schauen Sie, ob sie unterschrieben ist. Zur Wiederholung: Sollte keine Patientenverfügung vorhanden sein, regen Sie eine an.

Der Gesetzgeber hat im § 1901a BGB die Patientenverfügung festgeschrieben.

(BGB, 2021)

§ 1901a Patientenverfügung
(1) Hat ein einwilligungsfähiger Volljähriger für den Fall seiner Einwilligungsunfähigkeit schriftlich festgelegt, ob er in bestimmte, zum Zeitpunkt der Festlegung noch nicht unmittelbar bevorstehende Untersuchungen seines Gesundheitszustands, Heilbehandlungen oder ärztliche Eingriffe einwilligt oder sie untersagt (Patientenverfügung), prüft der Betreuer, ob diese Festlegungen auf die aktuelle Lebens- und Behandlungssituation zutreffen. Ist dies der Fall, hat der Betreuer dem Willen des Betreuten Ausdruck und Geltung zu verschaffen. Eine Patientenverfügung kann jederzeit formlos widerrufen werden.

(2) Liegt keine Patientenverfügung vor oder treffen die Festlegungen einer Patientenverfügung nicht auf die aktuelle Lebens- und Behandlungssituation zu, hat der Betreuer die Behandlungswünsche oder den mutmaßlichen Willen des Betreuten festzustellen und auf dieser Grundlage zu entscheiden, ob er in eine ärztliche Maßnahme nach Absatz einwilligt oder sie untersagt. Der mutmaßliche Wille ist aufgrund konkreter Anhaltspunkte zu ermitteln. Zu berücksichtigen sind insbesondere frühere mündliche oder schriftliche Äußerungen, ethische oder religiöse Überzeugungen und sonstige persönliche Wertvorstellungen des Betreuten.

(3) Die Absätze 1 und 2 gelten unabhängig von Art und Stadium einer Erkrankung des Betreuten.

(4) Der Betreuer soll den Betreuten in geeigneten Fällen auf die Möglichkeit einer Patientenverfügung hinweisen und ihn auf dessen Wunsch bei der Errichtung einer Patientenverfügung unterstützen.

(5) Niemand kann zur Errichtung einer Patientenverfügung verpflichtet werden. Die Errichtung oder Vorlage einer Patientenverfügung darf nicht zur Bedingung eines Vertragsschlusses gemacht werden.

(6) Die Absätze 1 bis 3 gelten für Bevollmächtigte entsprechend.

Dennoch werden Sie in der täglichen Praxis immer wieder vor Problemen der Umsetzung stehen, wie z. B.

- Die Patientenverfügung ist zu alt.
- Die Formulierungen sind zu ungenau.
- Die Familie hat andere Ideen als der betroffene Mensch.
- Das Behandlungsteam wird sich nicht einig.

Am besten ist es immer, vor einer eingetretenen Situation alles zu regeln. Besprechen Sie vorher mit dem Bewohner, ggf. Betreuer und Angehörigen die Patientenverfügung. Keine Sorge, Sie sollen jetzt keine Rechtsberatungen durchführen. Fassen Sie den Sinn und Zweck und die wichtigen Kernelemente zusammen und informieren Sie die Beteiligten entsprechend. Auf der Internetseite des Bundesministeriums für Gesundheit finden Sie Broschüren zum Herunterladen (Gesundheit B. f., 2021).

Broschüren

Eine weitere Möglichkeit, das Thema transparent zu machen, sind Angehörigenabende.

Formulierungshilfen für Patientenverfügungen finden Sie beim Bundesministerium der Justiz und für Verbraucherschutz.

Textbausteine Patientenverfügung

Vorsorgevollmacht

Wie bereits beschrieben sind Patientenverfügungen nicht immer sehr genau. Es ist sinnvoll zu der Patientenverfügung eine Vorsorgevollmacht zu formulieren. So kann ein Bevollmächtigter im Sinne des Bewohners Entscheidungen treffen und Sie haben als Pflegende einen Ansprechpartner. Einen festen Ansprechpartner zu haben ist besonders wertvoll, wenn es innerhalb einer Familie viele Angehörige mit nicht immer einheitlicher Meinung gibt.

Bei der Vorsorgevollmacht muss konkret definiert werden, wer für Gesundheitsfragen zuständig ist. Pauschale Aussagen wie „für alle Angelegenheiten" sind leider nicht konkret (BGB, 2021).

§1901c Schriftliche Betreuungswünsche, Vorsorgevollmacht

Wer ein Schriftstück besitzt, in dem jemand für den Fall seiner Betreuung Vorschläge zur Auswahl des Betreuers oder Wünsche zur Wahrnehmung der Betreuung geäußert hat, hat es unverzüglich an das Betreuungsgericht abzuliefern, nachdem er von der Einleitung eines Verfahrens über die Bestellung eines Betreuers Kenntnis erlangt hat. Ebenso hat der Besitzer das Betreuungsgericht über Schriftstücke, in denen der Betroffene eine andere Person mit der Wahrnehmung seiner Angelegenheiten bevollmächtigt hat, zu unterrichten. Das Betreuungsgericht kann die Vorlage einer Abschrift verlangen.

Bestattungsplanung

Betreuung und Betreuungsverfügung

Eine Betreuungsverfügung richtet sich an das Betreuungsgericht, mit der Bitte, eine bestimmte Person als Betreuer einzusetzen. Sie können Ihrem Bewohner die Information geben, dass er dadurch einen Menschen seines Vertrauens konkret bestimmen kann. Selbstverständlich hat der Auserwählte die Möglichkeit, abzulehnen.

Sie sollten wissen, wer Betreuungsvollmachten hat und welche Bereiche betreut werden. Hat ein Mensch eine Betreuung, heißt dies jedoch noch lange nicht, dass er nichts mehr bestimmen darf. Eine Betreuung kann grundsätzlich jeder anregen, selbst der Nachbar. Sollten Sie also einen Bewohner ohne Betreuung (jetzt ist NICHT die Beschäftigung gemeint) haben, können Sie von Ihrer Einrichtung aus eine Betreuung anregen.

Unter normalen Umständen dauert es von der Antragstellung für eine Betreuung bis zur Festlegung sehr lange. Im Rahmen der Sterbebegleitung können Sie eine Betreuung im Eilverfahren bewirken. Das Gericht kann, mit entsprechenden Gründen, im Eilverfahren entscheiden und einstweilig anordnen. So kann ein vorläufiger Betreuer bestellt werden.

„Für die Totenfürsorge kann das Gericht keinen bestellen. Wer das Recht zur Totensorge hat, entscheidet sich nach dem zu Lebzeiten geäußerten Willen des Verstorbenen. Durch eine Vollmacht über den Tod hinaus können Sie Vorsorge treffen. Nach Gewohnheitsrecht sind die nächsten Angehörigen berechtigt und verpflichtet über den Leichnam und die Bestattung zu bestimmen." (Staufer Andreas & Hülsmeyer, 2012)

Beerdigungsverfügung

Sie können heute (fast) alles planen, auch die eigene Beerdigung. Für die Generation der älteren Bewohner ist dies meistens noch etwas befremdlich. Angehörige, die die Empfehlung bekommen, finden diese Idee meist sehr gut. Ist aber die eigene Mutter oder der Vater betroffen, ist die Begeisterung wieder rückläufig. Geben Sie den Menschen Zeit, sich damit auseinanderzusetzen, Zeit, zu erkennen, wie wertvoll diese Möglichkeit ist.

Geben Sie den Angehörigen die Empfehlung, mit einem Bestattungsinstitut Kontakt aufzunehmen. Einfach mal die Tür öffnen, betreten und die erste Hemmschwelle überwinden.

Gespräch mit Hans-Albert Wendholt

Stöcker: Können Sie sich und Ihre Tätigkeit kurz vorstellen?

Wendholt: *Ich habe in Münster studiert. Ich bin seit 1985 Rechtsanwalt und seit 1994 Notar.*

Stöcker: Einige Pflegebedürftige vertreten die Meinung, dass sich Ärzte und/oder Pflegende sowieso nicht an Patientenverfügungen und/oder Vorsorgevollmachten halten würden. Wie verpflichtend sind Patientenverfügungen und Vorsorgevollmachten für Ärzte und Pflegende?

Wendholt: *Bei Ihrer ersten Frage geht es sowohl um die Verbindlichkeit der Patientenverfügungen als auch um die der Vorsorgevollmachten. Grundsätzlich muss man zwischen beiden Dingen unterscheiden.*

Die Patientenverfügung ist eine Erklärung des Patienten selbst, während die Vorsorgevollmacht zwar zunächst einmal eine Erklärung des Vollmachtgebers ist, aber entscheidend ist, dass der Bevollmächtigte später Erklärungen für den Vollmachtgeber abgibt.

Kanzlei Wendholt und Krüger

Es wird immer wieder darauf hingewiesen, dass es immer noch Ärzte gibt, die eine Patientenverfügung nicht so ganz für verbindlich halten und sich darüber hinwegsetzen. Das kann an ihrer Ausbildung, an ethischen Grundsätzen oder der Angst vor Strafbarkeit liegen, aber auch daran, dass die gesetzliche Regelung aus juristischer Sicht nicht so ganz befriedigend ist. Gleichwohl wurde durch die Vorschrift des § 1901a BGB eine gewisse Rechtssicherheit geschaffen. Dennoch sind die Grenzen der Bindungswirkung einer Patientenverfügung bis heute nicht gänzlich geklärt.

Es gibt zwei Literaturmeinungen. Die wohl herrschende Meinung steht auf dem Standpunkt, dass die qualifizierte Patientenverfügung – der Gegensatz ist die einfache Patientenverfügung – eine unmittelbar verbindliche Willenserklärung ist. Sie bindet den behandelnden Arzt direkt; gleichzeitig verpflichtet sie einen Betreuer oder Bevollmächtigten, da dieser in der gesetzlichen Regelung einem Betreuer gleichgestellt wird, es sind aber auch alle anderen angesprochen, wie das Pflegepersonal. Die qualifizierte Patientenverfügung ist die im Sinne der Vorschrift des § 1901a Abs. 1 BGB, das heißt, da hat der Patient detaillierte Angaben gemacht, in welcher Lebenssituation welche Behandlung geschehen soll und welche nicht.

Eine einfache Patientenverfügung im Sinne von § 1901a Abs. 2 BGB, wo z. B. nur formuliert ist, „ich will nicht zwangsernährt werden“ oder „ich will in Würde sterben“, stellt dagegen nur eine Richtungsentscheidung dar; sie bedarf der Konkretisierung bzw. Umsetzung durch den Betreuer oder Bevollmächtigten. Ein Betreuer oder ein Bevollmächtigter müsste den Willen des Patienten erst einmal erforschen und diesen dann umsetzen.

Es gibt eine Gegenmeinung, die sagt, dass sowohl bei einer qualifizierten als auch bei einer einfachen Patientenverfügung ein Betreuer oder Bevollmächtigter eingeschaltet werden müsse, sodass dieser den Willen in eine konkrete Entscheidung umsetzt. Allerdings halten die Vertreter dieser Auffassung Patientenverfügungen ebenfalls für verbindlich und beachtenswert.

Die Rechtsprechung des Bundesgerichtshofs kann nach einem Beschluss vom 17.09.2014 so verstanden werden, dass eine qualifizierte Patientenverfügung eine unmittelbar verbindliche Willenserklärung enthalte.

Fazit: Die herrschende Meinung drückt aus, dass eine qualifizierte Patientenverfügung beachtet werden muss, dazu braucht man auch keinen Betreuer oder Bevollmächtigten.

Mit einer Vorsorgevollmacht soll eine gerichtliche Bestellung eines Betreuers vermieden werden. Eigentlich soll diese Vollmacht nur verwendet werden, wenn der Betreuungsfall eingetreten ist. Also zur Vorsorge! Die Vorsorgevollmacht sollte aus Gründen der Praktikabilität jedoch so formuliert sein, dass sie sofort wirksam ist. Als Alternative kann man bestimmen, dass sie erst dann wirksam wird, wenn der Notar dem Bevollmächtigten eine Ausfertigung der Vorsorgevollmacht ausgehändigt hat. Dann hat der Notar den „Schwarzen Peter“, denn es muss ihm gegenüber nachgewiesen werden, dass der Betreuungsfall eingetreten ist. Beispielweise kommt der Sohn des Vollmachtgebers zum Notar und möchte die Ausfertigung bekommen, um tätig zu werden. Dann muss der Notar prüfen, ob der

Betreuungsfall tatsächlich eingetreten ist. Es müsste vom Sohn also erst einmal nachgewiesen werden, dass wirklich ein Betreuungsfall vorliegt. Ist der Notar gerade nicht erreichbar oder ärztliche Atteste sind nicht lesbar oder nicht überzeugend, kann es schwierig werden. Daher wird aus praktischen Gründen vorgeschlagen, dass die Vorsorgevollmacht sofort wirksam ist. Die Erklärung, die der Bevollmächtigte abgibt, ist verbindlich. Da gibt es keine Probleme. Der Vorsorgevollmacht liegt ein Auftrag zugrunde. Beispielhaft sagt der Vater zum Sohn: „Kümmere dich um mich, wenn der Betreuungsfall eingetreten ist, und damit du deinen Auftrag erfüllen kannst, gebe ich dir die schriftliche Vollmacht." Laut Beurkundungsrecht bleibt die Originalurkunde beim Notar und der Bevollmächtige erhält eine sogenannte Ausfertigung. Wird diese Ausfertigung überreicht, ist die Vollmacht wirksam, also wirksam im Außenverhältnis, z. B. gegenüber Behörden, Firmen usw. In der Urkunde steht aber, dass der Vater den Sohn anweist (das sogenannte Innenverhältnis), von der Vollmacht erst Gebrauch zu machen, wenn der Betreuungsfall eingetreten ist; jedoch sagt er ausdrücklich, im Außenverhältnis ist diese Vollmacht wirksam. Der Sohn würde beispielhaft ein Auto zu einem Zeitpunkt kaufen, da der Betreuungsfall noch nicht eingetreten ist, dann würde er einen wirksamen Kaufvertrag herbeiführen, der für den Vater verpflichtend wäre. Jedoch hätte der Vater gegenüber dem Sohn einen Schadenersatzanspruch, weil der Sohn gegen die Weisung im Innenverhältnis verstoßen hätte.

Stöcker: Viele Betroffene meinen, eine Verfügung, einmal erstellt, gilt bis zum Lebensende. In welchen Zeitabschnitten muss sie aktualisiert werden?

Wendholt: *Von der Ärzteschaft kommt das Ansinnen, Patientenverfügungen müssten bestätigt werden. Juristen sagen: „Völliger Unsinn." Testamente liegen z. B. dreißig/vierzig Jahre beim Gericht. Da kommt keiner auf die Idee, zu sagen, das ist jetzt unwirksam. Wenn ich eine Willenserklärung abgegeben habe, dann habe ich sie abgegeben! Wenn sie wirksam war, dann bleibt sie auch wirksam! Durch einen Zeitablauf ändert sich nichts. Die Patientenverfügung ist keiner Befristung und keinem Verfallsdatum unterworfen.*

Weil jedoch das Ansinnen mancher Ärzte bekannt ist, empfiehlt es sich, in der Vollmacht zu erklären, dass bekannt sei, dass die Patientenverfügung im Abstand von einigen Jahren bestätigt werden solle. Wenn jedoch keine Bestätigung erfolgt sei, dürfe daraus jedoch keine Änderung des Willens abgeleitet werden. Ebenfalls dürfe aus Gesten, Blicken und anderen Äußerungen, z. B. im Wachkoma, nicht auf eine Willensänderung geschlossen werden. Eine solche Formulierung wird als qualifizierte Fortsetzungsklausel bezeichnet.

Stöcker: Müssen Patientenverfügungen/Vorsorgevollmachten immer von einem Notar beglaubigt werden?

Wendholt: *Eine qualifizierte Patientenverfügung muss schriftlich vorliegen, muss aber nicht vom Notar verfasst werden. Eine mündliche Äußerung gilt als einfache Patientenverfügung. Dann muss der mutmaßliche Wille erforscht werden. Abgesehen davon gibt es kein Formerfordernis.*

Bei der Vorsorgevollmacht gilt, dass sie grundsätzlich formfrei ist.

Frage ist jedoch: Was ist das Beste für die Praxis? Empfehlenswert ist, dass die Unterschrift wenigstens notariell beglaubigt wird. Damit wird der Nachweis geführt, dass die Unterschrift auch wirklich von der betreffenden Person stammt. Bei der Vorsorgevollmacht kommt es noch darauf an, ob mit ihr finanzielle Transaktionen bzgl. Grundbesitz durchgeführt werden sollen. Dann muss die Unterschrift des Vollmachtgebers in jedem Fall notariell beglaubigt sein, weil Erklärungen gegenüber dem Grundbuchamt notariell beglaubigt sein müssen. Zu empfehlen ist die notarielle Beurkundung. Durch den Beglaubigungsvermerk bestätigt der Notar nur, dass die Unterschrift von der betreffenden Person stammt. Bei einer Beurkundung bescheinigt der Notar zusätzlich, dass die betreffende Person zum Zeitpunkt der Beurkundung geschäftsfähig war. Dadurch ist ein evtl. Einwand „war schon geschäftsunfähig" nicht mehr möglich.

Stellen Sie sich vor, die Vollmacht geht verloren. Bei der bloßen Unterschriftbeglaubigung bekommt der Bevollmächtigte das Original der Vollmacht. Bei einer Beurkundung bleibt die Originalurkunde beim Notar und dem Bevollmächtigten wird eine Ausfertigung ausgehändigt. Bei der beurkundeten Vorsorgevollmacht können bei einem Verlust der Ausfertigung daher neue Ausfertigungen erstellt werden, sodass der Bevollmächtigte auch weiterhin für den Vollmachtgeber handeln kann.

Fazit: Eine Beurkundung hat einen höheren Beweiswert und es können Ersatzvollmachten ausgestellt werden.

Stöcker: Ein Bewohner hat in seiner Patientenverfügung das ausdrückliche Unterlassen von Wiederbelebungsmaßnahmen geäußert. In einer Pflegeeinrichtung tritt jetzt ein Notfall ein und der Bewohner müsste reanimiert werden. Läge keine Verfügung vor, würde die Pflegefachkraft wiederbeleben. Sie kennt den Wunsch des Bewohners. Muss sie dennoch wiederbeleben, bis der Arzt eintrifft, sodass der Arzt nur entscheiden kann? Oder kann sie diese Entscheidung selbst treffen? Muss überhaupt noch der Notarzt gerufen werden?

Wendholt: *Dies zeigt ein wenig das Problem der Frage eins und den dortigen Meinungsstreit. Die Verbindlichkeit der qualifizierten Patientenverfügung führt dazu, dass das Pflegepersonal tätig werden bzw. unterlassen kann. Diese Frage ist eher ein medizinisches Problem. Zu entscheiden ist nämlich aus medizinischer Sicht, ob die Situation, die in der Patientenverfügung beschrieben ist, wirklich vorliegt. Kann dies die Pflegekraft entscheiden? Weiß sie das? Das ist die vorrangige Frage. Das muss wohl erst ein Arzt entscheiden.*

Stöcker: Im § 1901a wird von Betreuer gesprochen. Welche Betreuungsform ist damit gemeint? Wie ist die Aussage zu verstehen, wenn ein Pflegebedürftiger keinen Betreuer hat?

§ 1901a Patientenverfügung:
(1) Hat ein einwilligungsfähiger Volljähriger für den Fall seiner Einwilligungsunfähigkeit schriftlich festgelegt, ob er in bestimmte, zum Zeitpunkt der Festlegung noch nicht unmittelbar bevorstehende Untersuchungen seines Gesundheitszustands, Heilbehandlungen oder ärztliche Eingriffe einwilligt oder sie untersagt (Patientenverfügung), prüft der Betreuer, ob diese Festlegungen auf die aktuelle Lebens- und Behandlungssituation zutreffen. Ist dies der Fall, hat der Betreuer dem Willen des Betreuten Ausdruck und Geltung zu verschaffen. Eine Patientenverfügung kann jederzeit formlos widerrufen werden. usw. …

Wendholt: *Es ist eigentlich der gerichtlich bestellte Betreuer gemeint. Aus Absatz 5 dieser Vorschrift ergibt sich jedoch, dass die Vorschrift auch für den Bevollmächtigten gilt. Insgesamt ist festzuhalten, dass die gesetzlichen Regelungen Fälle betreffen, in denen es tatsächlich einen Betreuer oder Bevollmächtigten gibt.*

Stöcker: Wie ist der aktuelle Stand zum Thema aktive Sterbehilfe?

Wendholt: *Sie ist nach wie vor verboten, § 216 StGB! Lediglich die passive Sterbehilfe ist seit dem Urteil des Bundesverfassungsgerichts vom 26.02.2020 erlaubt. Und auch die indirekte Sterbehilfe ist legal.*

Stöcker: Gibt es noch Empfehlungen, die Sie gerne Pflegenden mitteilen möchten?

Wendholt: *Eine Verknüpfung der Patientenverfügung und Vorsorgevollmacht ist empfehlenswert.*

Praxisorientierte Literaturempfehlung: Betreuungsrecht und Versorgungsverfügung von Müller/Renner, Carl Heymanns Verlag

Stöcker: Herzlichen Dank für das interessante Gespräch.

Zum guten Schluss

Sie haben sich intensiv mit Menschen in ihrer letzten Lebensphase beschäftigt. Haben die Inhalte Ihren Blickwinkel verändert oder auch einfach Ihre Arbeit bestätigt? Vielleicht hat es auch zum Nachdenken über den eigenen Tod angeregt. Haben Sie die Vorsorgeverfügungen, die Sie sich von Ihren Bewohnern wünschen?

Erfüllen Sie sich Ihre Wünsche? Achten Sie auf Ihre Balance? Irgendwann wird es zu spät sein.

Kennen Sie Spielplätze mit Wippen? Vielleicht haben Sie als Kind selbst darauf gespielt. Wenn Kinder wippen, kommt es vor, dass ein Kind mal kräftiger ist und das leichtere Kind auf der Wippe oben sitzen lässt, es kommt nicht runter. Als betroffenes Kind schwört man sich, beim nächsten Mal wird es umgekehrt sein. Oder zwei gleich kräftige Kinder versuchen genau die Balance zu halten und waagerecht zu bleiben, ohne mit den Füßen den Boden zu berühren. Alle drei Varianten waren temporär nett, aber auf Dauer macht Wippen nur Spaß, wenn die Wippe in Bewegung bleibt und es hin und her geht.

So ist das Leben. Ständig in Bewegung, rauf und runter. Die Extreme sind nur auf Dauer nicht aufzuhalten. Achten Sie auf sich und bleiben Sie im Leben in der Bewegung.

Schauen Sie sich auf YouTube das Video „Dein Museumtag – Big Five for Life" an. Das Video nimmt sie mit auf eine Reise in Ihr eigenes Leben. Wenn Ihr Leben ein Museum wäre, welche Bilder würden Sie dort vorfinden?

Lassen Sie aus Ihren Träumen Wünsche werden und aus Ihren Wünschen Ziele. Denn Ziele können erreicht werden.

Anhang

Literaturverzeichnis

Allensbach, I. (07. 03. 2021). statista. Von https://de.statista.com/statistik/daten/studie/951/umfrage/sterben-und-tod/ abgerufen

Althoff, I. &. (2014). Palliative Care in der Altenpflege. Hannover: Vincentz Network.

Ambalu, S. u. (2014). Das Religionen-Buch. Hong Kong: DK.

Becker-Ebel, J. C. (2017). Palliative Care in Pflegeheimen und -diensten. Hannover: Schlütersche.

BGB. (19. 04. 2021). dejure.org. Von https://dejure.org/gesetze/BGB/1901a.html abgerufen

Borasio, G. D. (2012). Über das Sterben. München: Beck.

Buß, J. (2019). Hinduismus. Weinheim: Wiley.

Buchholt, T. &. (2009). Basale Stimulation® in der Pflege alter Menschen. Bern: Huber.

Bundesamt, S. (19. 03. 2021). Statista. Von https://de.statista.com/statistik/daten/studie/240/umfrage/verteilung-der-sterbefaelle-nach-todesursachen/ abgerufen

DAK. (07. 03. 2020). statista. Von https://de.statista.com/statistik/daten/studie/625111/umfrage/umfrage-zu-bevorzugten-orten-zum-sterben-in-deutschland/ abgerufen

dejure.de. (02. 04. 2021). Von https://dejure.org/gesetze/SGB_V/37b.html abgerufen

dejure.org. (02. 04. 2021). Von https://dejure.org/gesetze/SGB_V/132d.html abgerufen

dejure.org. (02. 04. 2021). dejure.org. Von https://dejure.org/gesetze/StGB/216.html abgerufen

Department, S. R. (25. 04. 2021). Statista. Von https://de.statista.com/statistik/daten/studie/1102667/umfrage/erkrankungs-und-todesfaelle-aufgrund-des-coronavirus-in-deutschland/ abgerufen

Destatis. (25. 04. 2021). Statista. Von https://de.statista.com/statistik/daten/studie/158441/umfrage/anzahl-der-todesfaelle-nach-todesursachen/ abgerufen

Diagnosenthesaurus, D. -I.-1. (2013). ICD-10. APP ICD-10 Version 4.0.0.

DNQP. (2017). Dekubitusprophylaxe in der Pflege. Osnabrück: Deutsches Netzwerk für Qualitätssicherung in der Pflege.

DNQP. (2020). Schmerzmanagement in der Pflege. Osnabrück: Deutsches Netzwerk für Qualitätssicherung in der Pflege.

Eilert, W. D. (2020). Körpersprache entschlüsseln & verstehen: Die Mimikresonanz-Profibox. Paderborn: Junfermann.

Ekman, P. (2010). Gefühle lesen. Heidelberg: Spektrum.

El-Türk, N. (2003). Kurz zusammenfassend Islam. Ankara: Präsidium der religiösen Angelegenheiten.

Feil, N. &.-R. (2005). Validation: Ein Weg zum Verhältnis verwirrter alter Menschen. München: Reinhardt.

Freund, L. (2014). Sterben können. München: Knaur.

Genius. (19. 06 2021). Von https://genius.com/Herbert-gronemeyer-angst-lyrics abgerufen

Gesundheit, B. f. (02. 04 2021). Von https://www.bundesgesundheitsministerium.de/fileadmin/Dateien/5_Publikationen/Gesundheit/Flyer_Poster_etc/Hospiz-_und_Palliativgesetz.pdf abgerufen

Gesundheit, B. f. (19. 04 2021). Bundesministerium für gesundheit. Von https://www.bmjv.de/SharedDocs/Publikationen/DE/Patientenverfuegung.html abgerufen

Graefe, K.-H. &. (2016). Pharmakologie und Toxikologie. Stuttgart: Thieme.

Gramm, J. &. (kein Datum). Angehörige begleiten. Hamburg: Fernstudienzentrum ILS.

Grote-Westrick, M. &. (10 2015). Palliativversorgung. Spotlight Gesundheit, S. 1-8.

Guski, C. (01. 03. 2021). Talmud. Von https://www.talmud.de/tlmd/das-kaddisch-gebet/ abgerufen

Hess, P. (2008). Die heilende Kraft der Klangmassage. München: Südwest.

Hindrichs, S. &. (2017). Kognition/Kommunikation und Verhaltensweisen. Hannover: Vincentz.

Ibrahim, J. (01. 03. 2021). Islamisches Zentrum Gütersloh. Von https://www.izg-online.info/sterbebegleitung-im-islam/ abgerufen

Jordan, R. &. (17. 06. 2021). IDZ Institute. Von https://www.idz.institute/fileadmin/Content/Publikationen-PDF/Bd_35-Fuenfte_Deutsche_Mundgesundheitsstudie_DMS_V.pdf abgerufen

Köther, I. (2011). Altenpflege. Stuttgart: Thieme.

Kübler-Ross, E. (1971). Interviews mit Sterbenden. Freiburg: Kreuz.

Kast, V. (2013). Trauern. Breisgau: Kreuz.

Kleffner, D. (2011). Abschied hat viele Gesichter. Hagen: ardenkuverlag.

Kostrzewa, S. (2014). Palliativpflege. Landsberg: Mensch und Medien.

Krüger, D. (2018). Akupunktur bei psychischen Erkrankungen. Berlin: Springer.

Krohwinkel, M. (2013). Fördernde Prozesspflege mit integrierten ABEDLs. Bern: Huber.

Leduc-Weissenberger, M. (2009). Palliativpflege bei Demenz: Ein Handbuch für die Praxis. Wien: Sprringer.

Müller-Busch, H. C. (kein Datum). Sterben und Palliative Care gehen alle an: Eine Einführung. Hamburg: Fernstudienzentrum Hamburg.

Maslow, A. (1981). Motivation und Persönlichkeit. Hamburg: Rowohlt.

Muths, S. &. -F. (07. 03 2021). Bremer Curriculum. Von www.gesundheit.bremen.de abgerufen

Nübling, K. (2014). Aromatherapie für Einsteiger. Burgrain: Koha.

Nehls, M. (kein Datum). Palliativbegleitung: Kranksein, Sterben, Tod und Trauer als psychosoziale Herausforderung. Hamburg: Fernstudienzentrum.

Palliativmedizin, D. G. (2012). Betreuung schwerstkranker und sterbender Menschen im hohen Lebensalter in Pflegeeinrichtungen. Berlin: Deutsche Gesellschaft für Palliativmedizin e. V.

Palliativmedizin, D. G. (kein Datum). Charta zur Betreuung schwerstkranker und sterbender Menschen in Deutschland. Berlin: Deutsche Gesellschaft für Palliativmedizin 2010.

Palliativverband, D. G. (02. 04. 2021). Von https://www.charta-zur-betreuung-sterbender.de abgerufen

Parnia, S. (2015). Der Tod muss nicht ds Ende sein. München: Heyne.

Pflege, D. N. (2020). Expertenstandard Schmerzmanagement in der Pflege. Osnabrück: DNQP.

Radtke, R. (25. 04. 2021). Statista. Von https://de.statista.com/statistik/daten/studie/1013295/umfrage/durchschnittliches-sterbealter-in-deutschland-nach-geschlecht/ abgerufen

Radtke, R. (25. 04. 2021). Statista. Von https://de.statista.com/statistik/daten/studie/158441/umfrage/anzahl-der-todesfaelle-nach-todesursachen/ abgerufen

Reed Gach, M. (2020). Heilende Punkte. München: Knaur.

Richard, N. (2014). Integrative Validation. Bollendorf: Eigenverlag Carlo Richard.

Rilke, R. M. (12. 05. 2021). 20 Jahre gesprochene deutsche Lyrik. Von https://www.deutschelyrik.de/ich-lebe-mein-leben.html abgerufen

Rogers, C. (1983). Therapeut und Klient: Grundlagen der Gesprächspsychotherapie. Frankfurt: Fischer.

Schröder, C. (18. 04. 2021). Von Helpster: Die Ratgeber-Reaktion: https://www.helpster.de/himmelsrichtung-in-der-mekka-liegt-so-bestimmen-sie-sie-beim-gebet_85946 abgerufen

Schulz von Thun, F. (1998). Miteinander reden: Störungen und Klärungen. Hamburg: Rowohlt.

Schumann, H. W. (2016). Buddhismus. München: Bassermann.

Schweid, R. (2008). Sehnsucht nach Unsterblichkeit. Gütersloh: Gütersloher Verlagshaus.

Songtexte.com. (01. 03. 2021). Von https://www.songtexte.com/uebersetzung/elton-john/circle-of-life-deutsch-1bd6a500.html abgerufen

Stöcker, M. (2020). Pflege mit dem Strukturmodell. Weinheim: Wiley.

Stöcker, M. (2021). Pflege mit dem Strukturmodell. Weinheim: Wiley.

Stöcker, M. (2021). Praxislehrbuch Heilpraktiker für Psychotherapie. Stuttgart: Thieme.

Stöcker, M. (2022). Der Anti-Stress-Ratgeber für Pflegekräfte. Hannover: Schlütersche.

Staufer Andreas & Hülsmeyer, D. &. (2012). Patientenverfügung, Vorsorgevollmacht & Co. Weinheim: Wiley.

Streit-Gallo, H. (2007). Der Stoff, aus dem die Engel sin. Altenstadt: Grasmückverlag.

Thieme. (2015). I care: Pflege. Stuttgart: Thieme.

Thieme, H. (2015). I Care: Anatomie, Physiologie. Stuttgart: Thieme.

Trigilio, J. (2013). Katholizismus. Weinheim: Wiley.

Watzlawick, P. (1971). Menschliche Kommunikation. Bern: Huber.

Wipp, M. (2021). Das pflegerische Fachgespräch. Hannover: Schlütersche.

Wollner, I. (2012). Der neue Duftführer. Görisried: Wollner.

World Health Organization. (21. 02 2021). Von https://www.who.int abgerufen

Empfohlene Internetseiten

- Islamisches Zentrum Gütersloh e.V. https://www.izg-online.info/sterbebegleitung-im-islam/
- Robert-Koch-Institut Studie zur Gesundheit Erwachsener in Deutschland http://www.rki.de/.../Gesundheits.../Studien/Degs/degs_node.html
- Deutsche Gesellschaft für Palliativmedizin: https://www.dgpalliativmedizin.de
- Wegweiser: https://www.wegweiser-hospiz-palliativmedizin.de/de
- Menschen mit seltenen Erkrankungen: https://www.achse-online.de/de/
- Kultur Und Gesundheit: http://kultur-gesundheit.de
- Ethikrat: www.ethikrat.org
- Projektbüro Strukturmodell: www.ein-step.de

Hörbücher

- Tworuschka, Udo: Buddhismus
- Tworuschka, Udo: Christentum
- Tworuschka, Udo: Judentum
- Tworuschka Udo: Hinduismus
- Zeller, Eva-Christina: Das Lebensskript verändern

Apps

- ICD-10
- I Care – Wissen to go

Filme

- Das Beste kommt zum Schluss mit Jack Nicholson und Morgan Freeman von 2008
- Knockin on Heaven´s Door mit Till Schweiger und Jan Josef Liefers von 2009
- Halt auf freier Strecke mit Milan Peschel von 2012
- … und morgen Mittag bin ich tot mit Liv Lisa Fries von 2014
- Schmetterling und Taucherglocke mit Mathieu Amalric von 2008

Autorin

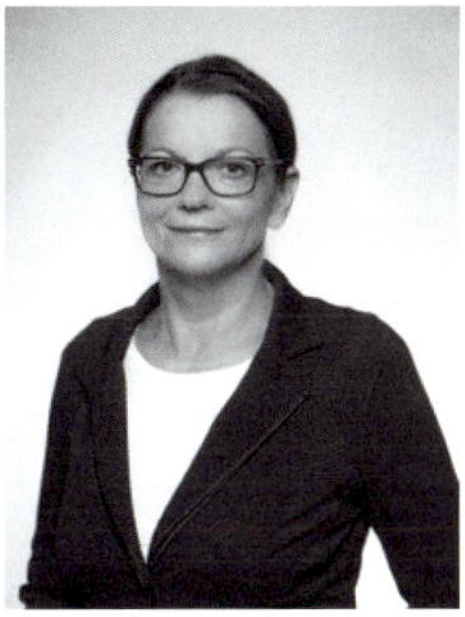

Margarete Stöcker ist Diplom-Pflegewirtin (FH), Master of Arts im Gesundheitswesen, Master of Science Prävention und Gesundheitspsychologie, Mimikresonanz-Trainerin. Des Weiteren ist sie Heilpraktikerin für Psychotherapie, emTrace®-Coach, Traumazentrierte Fachberaterin, Entspannungspädagogin und Weiteres. Im Jahr 2004 gründete sie das Bildungsinstitut „Fortbildungvorort" für Gesundheitsberufe. Sie wird in der Regel von ihrer vierbeinigen Co-Referentin Sina begleitet.